DES

DENTS DES MAMMIFÈRES,

CONSIDÉRÉES

COMME CARACTÈRES ZOOLOGIQUES.

Strasbourg, de l'imprimerie de F. G. Levrault, imprimeur du Roi.

DES

DENTS DES MAMMIFÈRES,

CONSIDÉRÉES

COMME CARACTÈRES ZOOLOGIQUES.

PAR M. F. CUVIER.

Le Cabinet d'anatomie formé par M. G. Cuvier,
au Jardin du Roi, pouvait seul donner l'idée et
fournir les matériaux de cet ouvrage.

F. G. LEVRAULT, Éditeur, à STRASBOURG,
et rue de la Harpe, N.º 81, à PARIS.
LE NORMANT, rue de Seine, N.º 8, à PARIS.
1825.

A LA MÉMOIRE

DE G. SAULNIER,

Enlevé par une mort prématurée à l'histoire naturelle, qu'il aurait agrandie par son savoir et honorée par son caractère, et dont la perte sera un sujet perpétuel de regrets pour tous ceux qui le connurent.

Reçois, mon cher Saulnier, au séjour heureux que tu habites, ce triste et public témoignage de l'estime et de l'amitié que je te portais, et qu'avaient su te mériter les nobles et aimables qualités de ton ame.

F. CUVIER.

DES

DENTS DES MAMMIFÈRES,

CONSIDÉRÉES

COMME CARACTÈRES ZOOLOGIQUES.

AVERTISSEMENT.

Les premiers résultats de ce travail sur les dents ont été publiés, en 1807, 1808 et 1812, dans les Annales du Muséum d'histoire naturelle, tomes X, XII et XIX, sous le titre d'Essai sur de nouveaux caractères pour les genres de mammifères. Frappé des irrégularités nombreuses que présentaient plusieurs groupes génériques de mammifères dans les meilleurs traités de zoologie, et de l'espèce d'arbitraire qui régnait dans le choix des caractères sur lesquels ces groupes étaient fondés, je sentais qu'un travail général était nécessaire pour établir la valeur relative de ces caractères et leur dépendance mutuelle. C'était en effet le seul moyen de fixer les véritables rapports des mammifères d'un même ordre, comme on l'avait déjà plus ou moins heureusement exécuté pour l'établissement des groupes supérieurs qui embrassent les genres : mais je sentais aussi qu'un tel travail était au-dessus de mes forces. Il ne pouvait être entrepris que par celui qui se trouverait dans la situation et qui posséderait les moyens d'étudier avec fruit les divers systèmes d'organes de la classe entière à laquelle les mammifères appartiennent; et j'étais loin d'être dans ce cas. Heureusement le hasard offre quelquefois à l'observation ce qu'avec tous les efforts de l'esprit le plus éclairé on chercherait vainement à pénétrer et à reconnaître. Aussi est-ce à une circonstance purement fortuite que je dois d'avoir aperçu toute l'étendue qu'on pouvait donner aux dents mâchelières pour déterminer les rapports naturels des mammifères d'un même ordre.

Mon frère nous avait chargés, M. DUVERNOY[1] et moi, de travailler au catalogue de sa collection d'anatomie; la description des squelettes m'était tombée en partage, et c'est en voyant la ressemblance parfaite qui existe entre le nombre, la forme et les relations des mâchelières du genre des chats, admis avec raison comme un de ceux dont les espèces présentent l'organisation la plus identique, que je conçus l'idée d'appliquer cette observation aux autres mammifères, c'est-à-dire, d'examiner si tous les genres, entre lesquels ces animaux avaient été partagés, présentaient le même

[1] G. L. DUVERNOY, qui a rédigé les trois derniers volumes des leçons d'anatomie comparée de mon frère.

phénomène. Cette recherche me fit reconnaître que
tous les genres manifestement naturels, et admis
comme tels par tous les naturalistes, étaient formés
d'espèces pourvues de màchelières absolument
semblables; que ceux qui comprenaient des espèces
dont les màchelières différaient, n'offraient point
ce caractère d'unité qui était le partage des premiers, et enfin, qu'en réunissant les espèces à
màchelières semblables on reformait des groupes
parfaitement analogues à ceux que l'on pouvait
considérer comme les plus parfaits. Cependant je
remarquai que les espèces de ces genres naturels
présentaient, dans la structure de leurs sens, des
variations qui ne pouvaient manquer d'exercer
une influence notable sur leur existence, et que
celles qui, sous ce rapport, se ressemblaient dans
un même genre, devaient être réunis en groupes
secondaires; qu'ainsi les chats dont les yeux ont
la pupille alongée et ne voient bien que la nuit
devaient être séparés de ceux qui ont la pupille
ronde et qui voient de jour; qu'il devait en être de
même des chiens et des renards, qui présentent
les mêmes différences que les chats, etc. Cette
observation sur un sens me conduisit naturellement à envisager dans le même point de vue les
autres sens, les organes du mouvement et ceux
de la génération qui me parurent devoir renfermer
toutes les modifications extérieures caractéristiques
des groupes immédiatement supérieurs à ceux des

espèces, c'est-à-dire à ceux qui comprennent les individus. Aussi l'on trouve, dans mes premiers Mémoires, quelques mots sur ces différens ordres de caractères qui, comme les dents, ont fait depuis l'objet de mes recherches, sans qu'il m'ait cependant été possible de porter cette partie de mon travail au terme où j'ai porté l'autre : c'est que toutes les fonctions et toutes les influences des dents se manifestent par leur structure et leurs rapports, et qu'il n'en est pas à beaucoup près de même des sens. D'ailleurs, pour étudier les organes des sens, même extérieurement, il faut posséder les animaux vivans ou du moins avant qu'ils soient altérés par les préparations qu'on leur fait subir pour les conserver ; tandis que les squelettes suffisent pour l'étude des dents.

Mon frère, ayant approuvé ces premières vues, voulut bien mettre à ma disposition tout ce qui s'y rapporte dans la vaste collection qu'il a formée au Jardin du Roi, et qui seule pouvait donner l'idée et fournir les matériaux de cet ouvrage. Aussi lui appartient-il autant qu'à moi.

En envisageant les mammifères sous de nouveaux rapports, je devais être conduit à des changemens dans leur classification ; outre les genres nombreux que j'ai formés, soit en divisant ceux qui avaient été établis sur des caractères vicieux, soit en parlant d'espèces nouvelles, j'ai encore été obligé de modifier quelques-unes de leurs divisions supérieures. Ainsi j'ai séparé les roussettes, animaux exclusivement frugivores, des chauve-souris qui ne se nourrissent que de matières animales. Le sous-ordre des plantigrades est venu se fondre dans les autres carnivores, qui se sont partagés en plusieurs familles. Le genre des phoques a pris l'importance d'un ordre par le nombre et la variété des genres qui le composent[1]. Les sarigues, les péramèles et les dasyures se sont réunis aux insectivores, etc., etc.; et je crois avoir été conduit à ces modifications par des motifs légitimes. En effet, tous les plantigrades entrent dans la série des genres de chacune des familles auxquelles ils appartiennent, et ils ne peuvent en être séparés sans rompre l'unité naturelle à laquelle ils concourent. D'ailleurs, les qualités de plantigrades et de digitigrades n'ont rien d'absolu; la famille des civettes, en commençant par les civettes proprement dites, et en finissant par les ictides, nous offre toutes les gradations entre les espèces qui ne marchent que sur l'extrémité des doigts et celles qui marchent sur la plante entière des pieds, et, sous ce rapport, les mangoustes n'appartiennent ni aux uns ni aux autres. Les apparences extérieures des phoques suffisaient seules pour annoncer que ces animaux devaient

---

[1] J'ai publié les détails de ce travail sur les phoques dans les Annales du Muséum d'histoire naturelle, tome XI.

être partagés en plusieurs groupes : le veau, le
lion, l'éléphant marin ne se ressemblent que par
leurs formes générales et leurs organes du mouvement; par tout le reste ils diffèrent autant qu'un
chien d'une hyène, qu'un raton d'un ours. Les
didelphes carnassiers n'ont guère d'analogies avec
les frugivores que par leur mode de génération,
tandis que par leur genre de vie, la structure
de leur tête, les formes de leurs dents et, pour
les péramèles et les dasyures, les organes du mouvement, ce sont de véritables insectivores. De
plus, les roussettes n'ont été jointes aux chauve-
souris, les plantigrades n'ont été séparés des
autres carnassiers, les phoques n'ont été conservés
en un seul genre, que parce qu'on donnait aux
organes du mouvement, dans la classification des
mammifères, une importance exclusive ou supérieure à celle de tous les autres systèmes d'organes;
et cependant, de quelque observation et de quelque raisonnement qu'on s'appuye, les rapports de
la dentition avec l'existence de ces animaux seront
toujours plus intimes et plus immédiats que ceux
des organes du mouvement, surtout lorsqu'on
ne considère ceux-ci que dans leurs modifications
secondaires. Car, comme je l'ai dit ailleurs, un
des premiers besoins des animaux, une des conditions les plus indispensables de leur existence,
est de réparer, au moyen de la nourriture, les
pertes qu'ils ont éprouvées par l'effet même de

l'emploi de leurs organes, de l'exercice de leur vie;
et cette nourriture doit nécessairement être ap-
propriée à leur nature. Il a donc fallu que chaque
espèce fût pourvue de systèmes d'organes propres
à agir sur les substances qui sont susceptibles
de la nourrir, afin d'en tirer ce qu'elles sont
destinées à lui fournir, et le premier de ces systèmes est celui qui comprend le canal intestinal
ou digestif. Mais ce canal, si propre à agir puis-
samment sur les matières alimentaires, a besoin
que ces matières lui soient transmises sous une
forme telle que leur action puisse avoir toute son
efficacité, et c'est principalement à cette fin que
les mammifères ont encore été pourvus, à l'entrée
de leur canal intestinal, d'un appareil particulier
d'organes, dont les dents, chez le plus grand nombre, constituent la partie essentielle; de sorte que
les dents sont en réalité des intermédiaires entre
les substances alimentaires et les organes alimenta-
teurs, c'est-à-dire, que ces organes se trouvent
seuls placés entre les dents et la nature intime
des êtres. Or, de quelque manière qu'on envisage
les organes du mouvement, on ne leur fera jamais
occuper un rang aussi élevé, aussi important.

Pour l'intelligence de nos descriptions et de nos
dessins nous croyons devoir donner les explications suivantes :

L'un des côtés des mâchoires ressemblant à l'autre côté, pour ne point répéter inutilement les

mêmes mots, nous donnerons le nombre entier des dents et celui de chaque espèce de dents; mais nous ne décrirons que celles d'un seul côté.

Nous emploîrons, autant qu'il dépendra de nous, des dénominations reçues. Toutefois, comme ces dénominations ont été établies sur le système de dentition de l'espèce humaine, et qu'elles ne sont pas toujours applicables aux dents des animaux, nous serons quelquefois forcés de les changer. C'est un inconvénient que nous n'avons pu éviter, et que nous nous efforcerons de corriger en donnant une explication nette de celles dont nous ferons usage.

Nous aurions désiré, voulant suivre dans la description des dents le système de classification naturelle des mammifères, de donner à chaque système de dentition un nom collectif, qui aurait été celui du genre ou de la famille formé par les animaux qui l'auraient présenté; mais l'un et l'autre cas sont sujets à des exceptions importantes. Pour éviter ces difficultés, nous nous bornerons à désigner chaque système de dentition par un numéro, sauf à indiquer ensuite les animaux qui s'y rapportent par leurs dents.

Et afin qu'on puisse se représenter exactement la figure des dents, nous les avons fait dessiner de face et de profil; et pour que l'on conçoive les rapports qu'elles ont entre elles dans chaque mâchoire, et d'une mâchoire à l'autre, nous donnons d'abord dans leur situation respective celles de chaque mâchoire isolée, et ensuite celles des deux mâchoires rapprochées de la manière dont elles le sont dans la mastication; et comme les mêmes numéros et les mêmes lettres indiquent toujours des objets semblables, nous donnons ici une explication qui servira pour toutes nos planches.

1. Dents de la mâchoire supérieure. { *a.* vues de face. / *b.* vues de profil.

2. Dents de la mâchoire inférieure. { *a.* vues de face. / *b.* vues de profil.

3. Dents des deux mâchoires dans leur situation réciproque.

Nous ferons de plus observer, au sujet de nos dessins, que, pour les dents vues de face et de profil, ce sont les postérieures qui sont en haut de la figure et les antérieures en bas, et que, pour les dents des deux mâchoires rapprochées, les antérieures sont à gauche et les postérieures à droite.

Je me suis borné dans cet ouvrage à donner la figure et la description des dents des mammifères connus qui existent aujourd'hui. Je n'ai pas cru devoir y joindre les dents des mammifères fossiles; d'abord parce que ces dents sont décrites et représentées dans un ouvrage qui se trouve entre les mains de tous les zoologistes, dans les Recherches de mon frère sur les animaux fossiles; ensuite parce que le système dentaire de ces animaux n'étant connu, chez le plus grand nombre du moins,

que par fragmens, je n'aurais pu le donner complet, comme le plan que j'ai suivi l'exigeait; et,
enfin, parce que ces animaux perdus, ne prenant
plus de part à l'harmonie générale, sont étrangers
à l'état présent du monde, et conséquemment à un
travail qui avait pour objet spécial la zoologie des
temps actuels, qui ne se lie encore que partielle-
ment à l'ancienne. Et comme sa publication par
livraisons séparées n'a point permis que chacune
de ses parties parussent en même temps, il en est
résulté que les changemens que j'ai proposés datent
de différentes époques plus ou moins rapprochées
de celle que porte son titre général. Ainsi ce que
j'ai dit de l'homme, des quadrumanes, des roussettes et du kinkajou, a paru en 1821. J'ai traité
des insectivores et des carnassiers en 1822; des
phoques, des didelphes frugivores, des rongeurs
et des édentés en 1823; des pachydermes, des soli-
pèdes, des ruminans et des cétacés en 1824.
Enfin, je le termine en Septembre 1825, par cet
avertissement et un discours préliminaire sur la
structure et le développement des dents.

DISCOURS PRÉLIMINAIRE

SUR

LA STRUCTURE ET LE DÉVELOPPEMENT DES DENTS.

Le point de vue zoologique, sous lequel nous envisageons les dents dans cet ouvrage, semblerait nous dispenser de traiter, comme nous nous le proposons ici, de la structure et du développement de ces organes: en effet, leur caractère zoologique, objet spécial de notre ouvrage, est un fait d'observation dont l'existence est indépendante de toute autre considération ; car, si les exemples que nous rapportons, et qui comprennent tous ceux que présente la classe entière des mammifères, ne démontrent pas qu'aucun genre naturel n'existe parmi ces animaux qu'autant que les espèces qui le composent, ont au moins des dents mâchelières semblables, tout ce que nous pourrions ajouter ne le démontrerait pas davantage : en histoire naturelle la constance des phénomènes est l'unique base de la vérité. Aussi n'est-ce point pour ajouter de l'autorité aux faits que nous avons rapportés, que nous traiterons des dents sous d'autres rapports; mais pour lier ces faits entre eux plus intimement, et rendre aussi complète qu'il est en nous, la connaissance d'organes dont nous n'avons décrit que les formes, et qui n'ont que des analogies plus ou moins éloignées avec tous les autres. D'ailleurs, si des observations faites dans d'autres vues n'ajoutent proprement rien à celles que cet ouvrage contient, elles peuvent

aider à les mieux faire comprendre; et ce motif seul nous
servirait de justification, si nous en avions besoin.

Définition des dents.

Depuis que l'anatomie se trouve être assez riche en
faits positifs, en observations exactes, pour ne plus se
restreindre à les généraliser, mais encore pour admettre
comme certaines, toutes les analogies, plus ou moins
éloignées, que l'esprit peut apercevoir entre eux, et
toutes les conséquences qu'il peut en déduire logique-
ment, le sens du mot dent a pris une extension qu'il
n'avait point autrefois. Aujourd'hui, dans un grand
nombre d'ouvrages, il embrasse, plus ou moins expli-
citement, toutes les parties qui se présentent à la surface du corps, et qui sortent du derme, comme les
poils, les ongles, les cornes, les écailles, etc. Ces
parties ont en effet plusieurs analogies avec les dents:
elles sont en quelque sorte les plus extérieures du
corps; elles résultent de l'excrétion d'organes qui pa-
roissent, à quelques égards, se ressembler: elles sont
mortes en ce sens, qu'elles sont dépourvues de vaisseaux
et que, l'étant aussi de nerfs, elles n'ont aucune sensi-
bilité. Mais ces rapports suffisent-ils pour qu'on puisse
les classer dans une seule et même catégorie, en n'envisageant les différences qui les distinguent que comme
de simples modifications d'un état normal quelconque?
J'avoue que j'ose en douter. On ne les connaît encore
qu'imparfaitement en elles-mêmes et dans les organes
qui les produisent, et cependant ce qu'on en sait, me
semble déjà suffire pour qu'on doive les envisager
comme essentiellement différentes. Les dents les plus
simples ont une base gélatineuse, dans les mailles de
laquelle se dépose un sel à base de chaux, ou elles ne

sont même composées que de gélatine, comme celles des ornithorinques. Que trouve-t-on de semblable dans les cornes ou dans les poils? La matière cornée n'est point encore pour nous la gélatine, les qualités physiques et chimiques de ces substances les séparent également; et je ne connais aucun fait, où la nature nous montre le passage d'une de ces matières à l'autre. Il faut donc que les organes qui produisent des substances si différentes, soient différens eux-mêmes; que les forces avec lesquelles ils agissent sur les corps élémentaires dont elles se composent, soient des forces spéciales et distinctes. Alors l'idée dans laquelle on veut les réunir, change entièrement de nature; elle prend une généralité beaucoup plus étendue que celle qu'on lui attribuoit, et ne comporte plus d'autre sens que celui des rapports que nous venons de rappeler, qui seuls existent réellement entre les dents et les poils, c'est-à-dire de se montrer en partie hors de la peau.

· Les dents ne seront donc encore pour nous que ce qu'elles sont dans la plupart des traités d'anatomie : le nom propre de ces organes n'aura guère dans notre ouvrage que son sens vulgaire; il désignera des corps généralement durs et d'apparence calcaire, produits par la sécrétion d'un organe spécial, qui garnissent les parties antérieures du canal alimentaire, à l'aide desquels la plupart des animaux saisissent, retiennent ou divisent les alimens dont ils se nourissent, et que quelques-uns emploient comme des armes offensives ou défensives.

- C'est d'ailleurs de ces organes là seulement que la nature de notre travail nous conduit à parler, et comme nous n'avons eu pour objet que les dents des mammifères, nous pouvons encore restreindre la définition

que nous venons d'en donner, en ajoutant que les dents
chez ces animaux ne se développent jamais que sur les
bords des os maxillaires, ce qui est loin d'avoir lieu
pour les classes inférieures des animaux vertébrés, pour
les reptiles et les poissons.

De la structure générale des dents.

On a eu long-temps l'idée que les dents étaient des
os; qu'elles se produisaient de même, et avaient la
même structure. Ce n'est guère que depuis les recherches de mon frère sur les dents d'éléphant, que cette
idée paraît être abandonnée. Il y a en effet de
nombreuses et d'essentielles différences entre les dents
et les os; cependant il y a plus d'analogie entre ces
deux genres de corps qu'on n'en semble vouloir admettre aujourd'hui; et assurément il y en a plus
qu'entre les dents et les poils, ou les cornes. D'abord
les matières constituantes sont absolument les mêmes,
et lorsqu'on remonte, par la pensée, jusqu'à la première formation de ces matières, on voit que dans les
os comme dans les dents elles sont en définitif excrétées
et déposées par des vaisseaux propres; et sous ce point
de vue les dents seraient des os dont les vaisseaux,
réunis en une seule masse, déposeraient autour d'elle
la matière osseuse, et les os des dents, dans l'intérieur
desquelles les vaisseaux divisés feraient en quelque
sorte circuler cette matière.

Quoi qu'il en soit, toutes les dents, à leur origine,
et la plupart durant toute leur vie, se composent d'un
organe excréteur et d'un corps excrété. Le premier, l'organe excréteur, toujours caché dans la partie inférieure
de la dent, ou dans son intérieur, quand elle est formée, se compose de trois ou au moins de deux autres

organes, et est essentiellement formé de vaisseaux et de nerfs, qui communiquent immédiatement avec le reste de l'organisation. Le second, le corps excrété, n'est qu'interposé dans le premier; il est composé d'un nombre plus ou moins grand de substances, est dépourvu de vaisseaux et de nerfs, et privé de tout rapport immédiat et nécessaire avec les autres organes.

Ce dernier corps, d'apparence calcaire, se forme toujours de deux parties: l'une externe, qu'on appelle fust ou couronne, et l'autre, plus ou moins cachée, qui est la racine. Le point intermédiaire est désigné par le nom de collet.

La couronne peut être composée de matières différentes, superposées les unes aux autres. Dans les dents où elle est la plus compliquée, on en obtient trois par l'analyse mécanique. La plus centrale est l'ivoire, la suivante l'émail, et la plus extérieure a été désignée par le nom de cortical, et ces trois matières se combinent de quatre manières différentes. Il y a des dents composées d'ivoire, d'émail et de cortical; d'autres ne se composent que d'ivoire et d'émail; d'autres, d'ivoire et de cortical, et d'autres, enfin, d'ivoire seulement.

Quant à la racine, elle est réelle ou apparente: dans le premier cas, elle n'est formée que d'ivoire, comme chez l'homme, les carnassiers, les ruminans; ou elle se compose d'ivoire et de cortical, comme chez les cachalots: dans le second, n'étant qu'une continuation de la couronne, elle a tous les caractères qui sont propres à celle-ci; telles sont les racines des défenses proprement dites, des incisives de tous les rongeurs, des molaires des lièvres, des cochons d'Inde, des cabiais, etc.

De l'organe excréteur ou capsule dentaire.

L'organe excréteur, que nous désignerons avec plusieurs anatomistes par le nom de capsule dentaire, paraît être une dépendance ou une production des nerfs et des vaisseaux maxillaires; non pas qu'il soit sans relation avec les parties contiguës; il est même lié avec les gencives, mais beaucoup moins, il me semble, que quelques auteurs ne l'ont dit. Il est certain que l'organe excréteur des dents de remplacement est tout-à-fait indépendant de ces parties, long-temps après sa formation, et qu'il ne se lie avec les gencives que secondairement, ce qui me fait présumer qu'il en est de même pour la capsule de la première dentition, que je n'ai pu examiner assez près de sa naissance pour constater ce fait.

Cet organe, par sa structure et ses fonctions, correspond aux substances ou aux matières composantes des dents; de sorte qu'il est plus simple dans les dents qui ne sont composées que d'une substance, que dans celles qui se composent de deux ou de trois; et il en est de même de ses formes et de son développement par rapport aux formes et au développement des dents : les uns sont toujours les conséquences des autres.

La capsule dentaire la plus compliquée, celle où se forment les dents composées de trois substances, se compose elle-même de trois organes excréteurs très-distincts : l'un central, qui porte le nom de *bulbe* et qui produit l'ivoire; le second, qui se présente sous forme de membrane, qui dépose l'émail, et que pour cela je nommerai *membrane émaillante*, et la troisième, qui enveloppe toutes les autres parties et que je ne désignerai que par le nom de *membrane externe;* elle produit le cortical ou l'ivoire extérieur. Nous allons considérer ces trois organes d'une manière plus intime.

Le Bulbe, qui sécrète l'ivoire par sa face externe, paraît être entièrement composé de nerfs et de vaisseaux. On voit un ou plusieurs troncs artériels qui le parcourent de bas en haut, en se ramifiant à l'infini pour arriver à ses extrémités, où leurs divisions forment quelquefois des houpes ou des franges d'une finesse presque imperceptible. C'est la partie des dents la plus facile à étudier, lorsqu'elles commencent à se former : elle se trouve injectée naturellement, n'est point exposée à être atteinte pendant la destruction des parties osseuses, au milieu desquelles les dents se trouvent renfermées, et il suffit d'une très-légère macération pour enlever ce bulbe de l'étui d'ivoire qui le contient. Il paraît être de nature homogène, et sa forme est toujours celle qu'aura la dent ; il en est le moule ; c'est sur lui qu'elle se modélera.

La Membrane émaillante, produisant l'émail par sa face interne, enveloppe entièrement le bulbe et en suit tous les contours, toutes les formes, excepté à la base du bulbe, correspondante au collet de la dent, où elle aboutit et se termine. Je n'y ai jamais vu de vaisseaux ; elle est translucide et cassante, lorsqu'elle a de l'épaisseur et qu'elle est prête à déposer l'émail ; mais bientôt elle s'amincit, devient d'un blanc laiteux et très-élastique ; enfin, elle finit par disparaître tout-à-fait, quand elle n'a plus de fonctions à remplir, c'est-à-dire quand la membrane externe, déposant le cortical, remplit les siennes. La translucidité de cette membrane, son extrême minceur ensuite, enfin son entière oblitération sur les dents dont le fust est formé, ont sans doute été cause que jusqu'à présent elle n'avait point été reconnue ; mais elle est très-facile à distinguer des parties contiguës sur les molaires de ruminans, et surtout sur les postérieures, au moment de la naissance de ces animaux ; et une fois qu'elle a été observée, on la retrouve facilement sur toutes les dents émaillées.

La MEMBRANE EXTERNE est, comme le bulbe, de nature essentiellement vasculeuse, et pourrait même être considérée comme un bulbe extérieur : elle est homogène, quant à sa structure intime ; mais ses deux faces n'ont pas toujours les mêmes formes, et elles ne remplissent pas les mêmes fontions. Par sa face interne elle dépose le cortical, suit tous les contours de la dent, est en saillie dans les dents composées, où celles-ci présentent des creux, et les parties qui garnissent les cavités ne sont point comme de simples membranes, du moins quand la matière corticale doit se déposer ; elles ont l'épaisseur même de ces cavités, ce qui leur donne toutes les apparences de bulbes. Avant cette époque elle est partout assez mince sur ces dents composées, et ce qui précède est sans doute commun à la plupart des dents ; mais il est à présumer que cette membrane externe est constamment d'une grande épaisseur dans les capsules des dents dont l'ivoire doit être recouvert d'une grande épaisseur de cortical, comme je conjecture qu'est celui des molaires de cachalots. Sa face externe est constamment simple ; elle n'est que protectrice, enveloppe uniformément tout le système où se produit la dentition, et tant qu'elle est entière, sa forme est plus ou moins sphérique. Elle est percée à son sommet par l'évolution de la dent ; mais ses bords s'attachent aux gencives et en deviennent en quelque sorte la continuation.

Ces trois parties composantes d'une capsule dentaire sont intimement unies, se confondent à la partie inférieure de cet organe, au point où les vaisseaux et les nerfs principaux s'y introduisent, du moins jusqu'au moment où les racines commencent à se développer et à se distinguer de la couronne. Il paraît que c'est de ce point que ces parties naissent d'abord toutes trois; car c'est de là que partent tous les vaisseaux essentiels qui les parcourent et les nourrissent, ainsi que les nerfs qui les animent : dans tout le reste de leur étendue elles sont, dès leur première origine, véritablement indépendantes. La membrane externe s'enlève sans porter la moindre atteinte à l'émaillante, qui se détache de même sans efforts de la couche d'émail qu'elle a déposée; et le bulbe peut être tiré des ses cônes d'ivoire, comme une lame peut l'être de son fourreau, ou, si l'on rompt ces cônes, il se trouve libre et découvert sans aucun déchirement.

Mais cette capsule n'est pas toute formée avant la sécrétion des dents, dans celles du moins qui ont des racines; on ne l'aperçoit jamais dans son entier et telle qu'elle se montrerait si l'on pouvait l'envisager à la fois comme elle est à son sommet, lorsque la couronne commence, et comme elle est à sa base quand les racines se déposent. Elle ne se développe que successivement et à mesure que les différentes parties doivent se former, en commençant par le sommet de la couronne et en finissant par l'extrémité de la racine.

Le bulbe et la membrane émaillante paraissent déposer simultanément les matières qu'ils sécrètent : la première molécule d'ivoire reçoit la première molécule d'émail. Ce n'est que plus tard que la membrane externe dépose le cortical, et pour ainsi dire à l'époque

où le fust est tout-à-fait formé , et où le bulbe et la
membrane émaillante cessent de travailler à cette partie
de la dent ; car le bulbe et la membrane externe doivent encore donner naissance aux racines.

Cette analyse détaillée de la capsule dentaire la plus
compliquée , nous permettra de passer rapidement sur
celles qui , n'étant destinées qu'à sécréter l'ivoire et
l'émail , l'ivoire et le cortical , ou l'ivoire seulement,
le sont nécessairement moins.

Les capsules qui ne doivent produire que des dents
formées d'ivoire et d'émail , ne sont pas, pour cela,
privées de membrane externe ; mais cette membrane
paraît être plus simple, et toujours assez mince , au lieu
d'être épaisse , comme dans les dents précédentes, lorsqu'elle est prête à déposer le cortical. Elle ne s'enlève
qu'avec peine et par lambeaux , et semble n'être destinée qu'à protéger le travail de la dentition , qu'elle enveloppe de toute part. La membrane émaillante se présente dans ces capsules avec tous les caractères que nous
lui avons précédemment reconnus. Le bulbe ne diffère
pas non plus de ce que nous l'avons vu dans les dents
formées de trois substances.

Quant aux dents qui se composent d'ivoire et de cortical , comme les molaires des cachalots, outre le bulbe,
qui ne manque jamais , on trouve sans doute encore la
membrane externe plus ou moins épaisse , suivant que
le cortical doit être épais lui - même ; et il est à présumer que dans les dents qui ne sont formées que d'ivoire,
cette membrane externe, n'étant destinée qu'à protéger
la dentition , aura la minceur que nous lui avons trouvée sur les dents émaillées sans cortical.

Du corps excrété, ou de la dent proprement dite.

C'est Tenon qui a commencé à étudier plus exactement les différentes couches de substances dont les dents se composent; mais il s'est borné à reconnaître l'époque relative de leur formation et quelques-uns de leurs caractères physiques, et c'est lui qui, le premier, a caractérisé la matière corticale.

Nous avons vu que la capsule dentaire de la dent la plus compliquée produisait, dans la formation de celle-ci, trois substances bien distinctes, que l'analyse mécanique séparait nettement l'une de l'autre. Il nous reste à les considérer en particulier.

L'ivoire forme la partie essentielle et fondamentale de la dent; recouvrant l'organe qui le sécrète, il se dépose de dehors en dedans, et il ne paraît pas être de nature absolument identique dans toutes les dents : pour quelques-unes, les défenses des éléphans, par exemple, il se dépose par couches concentriques, de sorte qu'elles sont formées de cônes qui s'emboîtent les uns dans les autres, et dont le nombre est d'autant plus grand que cette défense est plus longue : c'est ce que nous font voir les défenses fossiles; car cette division des cônes ne me paraît pas encore avoir été opérée artificiellement. D'autres dents ont un ivoire beaucoup plus homogène; mais les différences de contexture que cette substance présente, sont très-nombreuses. Ainsi, ces mêmes défenses d'éléphant montrent sur leurs tranches transversales des portions de cercles disposés régulièrement, qui se coupent les uns les autres, et forment un guilloché, auquel on reconnaît toujours l'ivoire proprement dit : les dents de l'homme, des singes, des carnassiers, ont un ivoire d'apparence soyeuse, qui semble formé de fibres ; celles des cétacés, les défenses des hippopotames, etc., ont leur ivoire mate et de la contexture la plus uniforme, celles des oryctères semblent formées de fibres longitudinales et parallèles qui rappellent la structure du jonc, etc. Ces caractères tiennent sans doute à la structure des bulbes qui sécrètent ces différens ivoires; structure que l'expérience n'a point encore déterminée, mais qu'elle parviendra sûrement à reconnaître, lorsqu'elle soumettra ces bulbes à ses observations.

Cette partie centrale, la plus importante et la plus considérable du fust des dents, est principalement formée d'une substance gélatineuse très-compacte. La matière calcaire qui lui donne son apparence extérieure, n'est que déposée entre ses mailles et n'en fait que la plus petite portion. On l'enlève au moyen d'un acide affaibli, et la gélatine reste pure avec toutes les formes qu'avait l'ivoire. Cette matière calcaire, la seule véritablement morte de la dent, est un phosphate.

L'ÉMAIL se dépose dans un sens contraire à l'ivoire, c'est-à-dire de dedans en dehors et toujours immédiatement sur lui, et il paraît le faire par une sorte de cristallisation. Lorsqu'on l'examine sur la tranche d'une dent, on le voit sous forme d'aiguilles brillantes, perpendiculaires à la surface de l'ivoire. Ces deux substances ne font point corps l'une avec l'autre, quoiqu'elles soient assez intimement unies. L'émail peut se détacher de l'ivoire sans que celui-ci soit entamé, et réciproquement. Mais ce qui distingue fondamentalement ces deux substances, c'est que l'émail n'a point, comme l'ivoire, la gélatine pour base ; s'il contient quelques traces de cette matière, c'est une fort petite quantité : il se compose essentiellement de fluate de chaux ; aussi sa nature toute pierreuse lui donne-t-elle une dureté extrême et qu'on ne retrouve dans aucune autre partie des dents.

Le CORTICAL se dépose, comme l'émail, de dedans en dehors; mais il ne parait sur les dents qui ont de l'émail, qu'après que celui-ci est entièrement formé; et je conjecture qu'il se dépose comme l'émail sur l'ivoire, dans les dents qui ne se composent que d'ivoire et de cortical. Sa nature intime est absolument la même que celle de l'ivoire, aussi pourrait-il porter à juste titre le nom d'ivoire extérieur: la gélatine fait sa base principale, et c'est entre les mailles de cette substance que le phosphate calcaire se dépose. Les couches que forme le cortical, sont plus ou moins épaisses; il est d'une extrême minceur sur les faces saillantes des mâchelières de ruminans, et beaucoup plus épais dans les creux qui sont au sommet de leur fust: mais où il me parait se déposer en plus grande abondance, c'est dans la formation de la couronne des dents de cachalots; il y égale l'ivoire en épaisseur et en quantité; car la substance plus blanche qui enveloppe la partie centrale de ces dents, n'est point de l'émail, comme quelques auteurs l'ont cru, mais un véritable ivoire extérieur.

Ordinairement le cortical ne parait contenir que de la gélatine et du phosphate de chaux; mais dans quelques cas il renferme de plus une matière colorante : c'est ce que nous montrent les dents de plusieurs ruminans et les incisives des castors, des pacas, des agoutis, des porc-épics, etc. En effet, la couleur de la partie antérieure de ces dents dépend d'une lame très-mince de véritable matière corticale, ainsi que je m'en suis assuré par plusieurs expériences spéciales, et elle ne devient brune que sur la partie de la dent qui est hors des gencives; tant qu'elle est cachée dans l'alvéole,

elle est d'un vert noirâtre : on dirait que cette couleur
est due au fer et que le changement qu'elle éprouve
par le contact de l'air, est une véritable oxidation.

Les détails où nous venons d'entrer sur la structure
de l'organe qui produit les dents, et sur la composition
de celles-ci, n'ont été constatés que sur les dents d'un
assez petit nombre d'animaux, et ce n'est que par
analogie que je les suppose propres à toutes celles qui
ont été décrites dans cet ouvrage. En effet, on n'a guère
étudié, sous le double rapport de la capsule dentaire et
des substances dont les dents sont formées, que les dents
de l'homme, celles de quelques carnassiers, de quelques rongeurs et de quelques ruminans, celles des chevaux et celles de l'éléphant des Indes. Il est donc à
présumer qu'une étude particulière des autres dents
portera à étendre ou à restreindre quelques-unes des
propositions que je viens d'établir.

De la formation des racines.

Ce qui précède, rend, jusqu'à un certain point, raison de la formation de la couronne des dents : le bulbe
dentaire est le moule de cette couronne ; la matière
qu'il sécrète, se déposant à sa surface, ne peut manquer de présenter les saillies, les creux, les angles qu'il
présente lui-même, d'avoir, en un mot, toute sa con-
figuration ; mais rien, jusqu'à présent, dans la structure de ce bulbe, n'explique la formation des racines.

On entend communément par racine, cette partie
de la dent qui est contenue dans les alvéoles ; mais il
est essentiel, comme nous l'avons déjà dit, de distinguer les racines proprement dites, qui commencent au
collet de la dent, vont en diminuant petit à petit, et
se terminent en une pointe plus ou moins obtuse, plus

ou moins irrégulière, de celles qui ne diffèrent point de la couronne, ni par la structure ni par la forme. Ces dernières ne sont point de vraies racines; c'est la couronne elle-même qui en fait l'effet par son prolongement inter-alvéolaire.

Lorsque le moment d'être produites est arrivé pour les véritables racines, la membrane émaillante cesse d'être active, et s'oblitère même entièrement. Le bulbe et la membrane externe continuent seuls à croître pour produire les racines qui correspondent ordinairement, par leur nombre et leur situation, aux tubercules principaux de la couronne, et paraissent être d'autant plus nombreuses que les vaisseaux maxillaires ont envoyé plus de troncs principaux dans le bulbe. En effet, j'ai quelque raison de penser que ces vaisseaux et leurs branches, une fois que la couronne est déposée, se prolongent inférieurement en bulbe, ou plutôt que le bulbe continue à se développer sous leur influence restreinte aux points qui les environnent immédiatement, de sorte que les racines des dents ne seraient que la couronne de ces mêmes dents oblitérées, et, sous ce rapport, réduite à un état rudimentaire; car on pourrait en concevoir la continuation, si le système vasculaire ne s'oblitérait pas lui-même. En effet, les dents sans vraies racines, chez lesquelles la capsule ne cesse point de reproduire une couronne, ne sont telles que parce que la vitalité de leur bulbe, sa force productrice, ne va pas en s'affaiblissant, et que cet organe se conserve toujours actif et fécond, comme il l'était à son origine; aussi voit-on que les dents qui ont des racines, les prennent à des époques plus ou moins éloignées de leur naissance. Chez les animaux herbivores, et entre autres les chevaux, la vitalité du bulbe se con-

serve plusieurs années, tandis qu'elle cesse au bout
de très-peu de temps chez les carnassiers; et à cet
égard les animaux nous offrent une grande variété
d'exemples.

Plusieurs faits capitaux viennent à l'appui de ces
idées. Lorsque la capsule dentaire n'est encore occupée
qu'à déposer la couronne, on observe, au point où les
membranes qui la composent se réunissent et se confondent, un disque uniforme, chargé d'une infinité de
vaisseaux, qui se distinguent par là de toutes les autres
parties. C'est de ce point que la capsule continue à
croître uniformément, jusqu'à ce que la couronne ait
acquis toute sa hauteur. Alors ce disque change d'aspect; des portions isolées de ses vaisseaux disparaissent,
et ceux qui restent, forment de petits cercles, séparés
l'un de l'autre, plus ou moins nombreux, qui sont les
points d'où les racines se développeront; et pendant ce
travail la membrane externe se détache du bulbe sur
tous les points intermédiaires des cercles partiels. Dès
ce moment la couronne se termine par le dépôt d'ivoire
qui se fait en dessous d'elle et du bulbe, et entre les
racines; et comme ce dépôt part de points différens de
la circonférence de la dent, c'est à la face interne des
racines qu'il vient se réunir. Les petits cercles continuent aussi à diminuer, quelquefois même ils se divisent après un certain accroissement de la racine, ce
qui forme des racines plus ou moins bifurquées, et ils
finissent par disparaître graduellement, d'où résulte la
terminaison en pointe ou en lame mince de toutes les
racines. Par ce développement le bulbe reste enfermé
dans la couronne, réduit à de petites dimensions, et
les racines se trouvent percées dans toute leur longueur
par les vaisseaux et les nerfs qui les ont formées, et

qui tiennent au bulbe d'une part, et de l'autre aux vaisseaux et aux nerfs maxillaires.

De l'évolution des dents et de leur sortie des gencives.

On trouve déjà, dit-on, les premières traces de la capsule dentaire dans les premiers jours de la vie du fœtus. Ce qui est certain, c'est que chez presque tous les mammifères les dents sont en grande partie formées à l'époque de leur naissance; il faut qu'elles puissent servir même avant que la lactation soit entièrement terminée. Mais les physiologistes ne sont pas d'accord sur ce qui se passe dans les parties que les dents traversent pour sortir des gencives. On a supposé un conduit qui communiquait de la capsule hors des mâchoires, et qui ne faisait que s'agrandir par l'effort de la dent et l'élasticité de ces parties. D'autres ont pensé que la dent déchirait tout ce qui s'opposait à son passage, et ont même attribué à cet effet une partie des accidens qui accompagnent quelquefois la dentition.

La première de ces idées n'expliquerait point la sortie des dents de seconde dentition, qui, chez plusieurs mammifères, se développent immédiatement sous les dents de lait, de sorte qu'elles ne peuvent paraître qu'après la chute de celles-ci. En serait-il autrement pour les premières dents? Outre que ce conduit ne s'aperçoit point, il est peu vraisemblable que la nature ait employé deux moyens pour l'évolution de ces organes; et l'on est en droit de penser que, si des dents peuvent être soustraites à l'obstacle que leur opposent d'autres dents, placées directement au-dessus d'elles, elles peuvent aussi surmonter la résistance que leur font éprouver les membranes et les cartilages au moment où elles doivent sortir des mâchoires pour satisfaire aux nouveaux besoins du jeune animal. Il y a plus, les dents de formes très-compliquées, dont la couronne se termine par plusieurs tubercules qui laissent entre eux des vides profonds, se présentent hors des gencives par plusieurs points à la fois, par les sommets de leurs tubercules, et dans ce moment les gencives garnissent encore les intervalles que ces tubercules séparent. Comment l'idée d'un conduit s'appliquerait-elle à la sortie de ces dents?

Quant au déchirement, il est encore moins admissible que le canal, dont nous venons de montrer l'invraisemblance : on n'aperçoit pas, dans l'apparition des dents, la moindre trace d'un tel phénomène, et aucune analogie ne nous paraît devoir justifier cette seconde supposition. La nature nous semble avoir un moyen plus sûr et plus conforme à ses vues de sagesse et de conservation, pour opérer l'effet que ces hypothèses tendent à expliquer; elle nous le montre dans un grand nombre de circonstances, de sorte que la loi générale qui en résulte, trouve, dans le cas particulier qui nous occupe, une de ses applications les plus exactes.

En effet, une des vérités les mieux établies par l'expérience, c'est que la nutrition de toute partie organique s'affaiblit dès que cette partie éprouve l'action mécanique continue d'un corps étranger quelconque; et elle peut s'arrêter tout-à-fait, si cette action acquiert une certaine intensité. Il semble que, dans cette circulation perpétuelle qui constitue la vie, les nouvelles molécules ne puissent plus remplacer les molécules exhalées, lorsqu'une telle action comprime les parties d'où se sont échappées celles-ci. On dirait que la place manque aux premières, ou que la force assimilatrice qui

doit les attirer, a tout-à-fait cessé d'agir; dès-lors cette
partie s'oblitère, et les molécules qui l'auraient nourrie,
n'arrivent pas jusqu'à elle, se dissipent, ou vont se
réunir aux parties voisines.

C'est sans doute un phénomène de cette nature qui
a lieu dans l'évolution des dents; tout l'annonce d'ailleurs, quand on suit leur développement. Lorsque la
couronne d'une dent commence à se former, et à plus
forte raison avant cette époque, toute la partie des
gencives qui doit plus tard s'entr'ouvrir, est épaisse et
remplie de vaisseaux : à mesure que la dent grandit,
cette partie s'amincit; un moment vient où elle ne consiste plus qu'en un derme compacte et sec, qui disparaît bientôt lui-même pour lui laisser un libre passage. Mais pourquoi la compression qui résulte de l'accroissement des dents, se fait-elle contre les gencives,
plutôt que dans le sens opposé? Quoique la dent ne
commence à se former que du côté de sa couronne,
il n'y a pas dans cette circonstance de raisons suffisantes
pour qu'elle tende à sortir exclusivement par ce côté.
La réaction d'une dent croissant dans la direction de
sa racine, est semblable à son action dans la direction
de sa couronne; et si la consistance des parties envi-
ronnantes devait entrer pour quelque chose dans cette
question, au lieu de percer les gencives, la dent des-
cendrait du côté où seront les racines; car les parties
inférieures de la capsule et de son bulbe offriraient bien
moins de résistance que la densité des gencives. Outre
le développement de la capsule qui se fait par sa partie
inférieure, serait-ce encore à l'impulsion que la circulation imprime aux organes dentaires qu'on pourrait
attribuer la direction naturelle des dents? Car l'agran-
dissement de la capsule me paraît loin d'être suffisant

pour expliquer ce phénomène; la compression des gencives sur la dent naissante serait même suffisante pour
l'arrêter, et c'est au contraire la vie de la gencive qui
doit être suspendue. A cette époque de la formation
des dents, la vitalité de leur capsule est portée à un
très-haut degré, le sang s'y jette avec une grande
force, l'irritabilité y devient extrême, et de là vraisemblablement les effets trop souvent déplorables de
la dentition pour les jeunes animaux.

Des mouvemens secondaires des dents dans leurs alvéoles.

La sortie des dents hors de leur alvéole, par l'effet
de leur sécrétion, de leur accroissement, n'est pas le
seul mouvement que ces organes présentent; il s'en
produit d'autres encore dont le but est beaucoup plus
facile à reconnaître que la cause : la plupart ont pour
objet immédiat la division des alimens.

Le premier de ces mouvemens est celui de la couronne des dents à racines distinctes hors des alvéoles.
La capsule de toutes ces dents, renfermée entié-
rement dans les maxillaires, a sa partie inférieure,
qui correspond au collet de la dent, bien au-dessous
du bord dentaire de ces os; et quand ces dents sont
entièrement formées, ce collet est de niveau avec ce
même bord, c'est-à-dire que la partie inférieure de
la couronne, qui a, en quelque sorte, été formée au
fond des maxillaires, finit par se trouver à leur bord
supérieur.

Cette ascension de la couronne me paraît d'abord
due au développement de la partie de la capsule qui
doit donner naissance aux racines, développement qui
n'a lieu qu'après la formation de la couronne; et ensuite

à ce choc ascendant de la circulation, auquel nous avons attribué la sortie des dents, et qui se maintient à un haut degré, tant que la capsule dentaire conserve sa force sécrétante. D'ailleurs à cette période de développement la gencive n'oppose plus de résistance à l'accroissement des dents.

Un second mouvement nous est présenté par les mâchelières des chevaux, et il est peut-être propre à celles de tous les animaux herbivores et des ruminans. Il consiste dans la sortie de ces dents, même quand elles sont entièrement formées, et qu'elles en ont qui leur sont opposées et contre lesquelles elles agissent dans la mastication. Ce mouvement a été reconnu et mis hors de doute par Tenon, qui n'a point cherché à en reconnaître la cause. Serait-il dû au travail de l'ossification des maxillaires, travail qui ne paraît cesser qu'avec la vie des animaux? En effet, un troisième mouvement des dents nous montre cette ossification, tendant sans cesse à expulser ces organes de leurs alvéoles. C'est quand une dent n'en a plus d'autres qui lui soient opposées, alors elle est poussée hors des maxillaires. Aucune force ne comprimant le travail des os, les alvéoles se remplissent, et les dents sont chassées de la place qu'elles occupent, comme le seraient des corps étrangers.

Ce mouvement, nuisible pour la plupart des animaux, a un avantage pour ceux qui, broyant leurs alimens, sont forcés par là d'user et de raccourcir leurs dents; car, quoique la détrition des dents chez ces animaux soit souvent très-inégale, ces organes n'en restent pas moins au niveau l'un de l'autre par leur sommet, de telle sorte que le broiement de la nourriture peut s'opérer jusqu'à la plus extrême vieillesse.

Mais comment rendre raison d'un mouvement tout

contraire aux précédens, qui nous est offert par les incisives ou dents antérieures des rongeurs? La partie de ces dents qui tient lieu de racines, est beaucoup moins avancée, dans les os qui les contiennent, chez les jeunes animaux que chez les vieux. Ces dents vont en reculant par l'extrémité où est leur bulbe, à mesure que l'animal se développe, et en avançant par l'autre extrémité. C'est ce que j'ai constaté sur des lapins et des cochons d'Inde, sans pouvoir trouver autrement l'explication de ce singulier phénomène, qu'en supposant que le bulbe continue à s'agrandir par sa partie postérieure, sous l'influence des nerfs et des vaisseaux qui y portent la vie, et ce phénomène pourrait être commun à toutes les dents qui ont le caractère des défenses.

On éprouve moins de difficultés à se rendre compte d'un autre problème que présentent les incisives des rongeurs; c'est leur courbure et l'espèce particulière de courbe qu'elles affectent. Pour produire une dent arquée, il suffit que sa capsule le soit; mais, si la courbe de la capsule restait toujours la même, ces dents, qui peuvent croître indéfiniment quand aucun obstacle ne les arrête, présenteraient, dans ce cas, dont on a de fréquens exemples, un cercle régulier. Au lieu de cette courbe, les incisives des rongeurs en présentent une qui approche de la spirale, et ce sont les premières portions de la dent qui sont renfermées dans celles qui les suivent: il faut donc nécessairement que la capsule productrice de ces dents change de courbure, et qu'elle se redresse à mesure que ces animaux avancent en âge, jusqu'à un point, peut-être, où elle ne se modifie plus; et ce qu'il n'est pas inutile de faire observer, c'est que ces changemens sont les mêmes aux incisives des deux mâchoires; car ces dents, à toutes les époques de la vie, conservent entre elles les mêmes rapports.

Du développement relatif des dents, des dentitions successives et des phénomènes particuliers qu'elles présentent.

L'apparition des dents hors des gencives chez les mammifères coïncide ordinairement avec l'époque où le lait commence à ne plus suffire pour la nourriture du jeune animal, mais il est très-rare qu'elles se développent toutes en même temps; il y a à cet égard de très-grandes différences, et la nature, dans beaucoup de cas, ne s'est point bornée à donner à chaque animal, une fois pour toutes, les dents qui lui sont propres: il est peu de mammifères, il n'en est même peut-être point du tout, où quelques-uns de ces organes ne soient renouvelés, c'est-à-dire, que certaines espèces de dents tombent, et sont reproduites ou plutôt remplacées, une ou plusieurs fois, par des dents qui se développent successivement dessous, devant ou derrière elles.

Ces premières dents, qui font place à des dents nouvelles, sont désignées par les noms de dents de première dentition ou de dents de lait, et celles qui leur succèdent, sont nommées dents de remplacement. Mais ces dénominations, fondées sur ce qui s'observe dans l'espèce humaine, ne doivent point être prises dans un sens rigoureux, quand elles s'appliquent aux autres mammifères; car chez eux nous verrons des dents de lait tomber avant la naissance, ou long-temps après l'âge adulte. Afin d'éviter toute méprise, nous n'emploirons que les mots de première, seconde, troisième dentition, etc., nous fondant principalement sur l'ordre de l'apparition des dents.

Cette succession des dents, l'influence qu'elles exercent les unes sur les autres par leur accroissement, ainsi que sur les os où elles se développent, la coïncidence de leur apparition avec celle de plusieurs autres parties et avec de nouveaux besoins, les rapports de formes et de nombre entre les dents des diverses dentitions, etc., donnent à cette branche de l'histoire des dents une importance toute particulière, et seraient de riches sources d'observations utiles ; malheureusement on a commencé à peine à y puiser. Cependant, sous le rapport zoologique, les connaissances du système dentaire aux différens âges est presque indispensable, et notre travail ne sera véritablement complet que lorsque nous aurons pu donner les figures des dents des jeunes mammifères, comme nous avons donné celles des adultes. Pour suppléer autant qu'il est en nous à cette omission involontaire, nous allons exposer les observations qui ont été faites sur ce sujet.

Mais, avant d'entrer en matière, je dois rappeler que les seuls os d'où sortent les dents chez les mammifères, sont les intermaxillaires et les maxillaires ; que les dents qui sortent des premiers, quel que soit le point où elles naissent, sont nommées incisives ; que celles qui sortent des seconds, sont des canines ou des mâchelières, et que celles-ci se partagent en fausses molaires, en molaires carnassières et en molaires tuberculeuses, lesquelles se divisent elles-mêmes en tuberculeuses simples, en tuberculeuses vraies et en tuberculeuses composées.

Dans l'espèce humaine, la première dentition a généralement lieu du sixième ou huitième mois à deux ans ou deux ans et demi, et elle commence ordinairement par la mâchoire inférieure. C'est la première[1] incisive qui se montre d'abord, et bientôt après paraît la seconde, c'est-à-dire que vers la fin de la première année toutes les incisives sont développées. La première dent qui perce les gencives après les incisives, est une mâchelière; ce n'est qu'après celle-ci que la canine, placée au devant d'elle, se montre, et, enfin, cette première dentition se termine par une seconde mâchelière. On doit remarquer que ce sont des molaires, et non des fausses molaires, qui suivent immédiatement la canine, ce qui est contraire à ce qui s'observe dans la dentition définitive de l'espèce humaine. Mais nous aurons occasion de faire encore remarquer plusieurs fois ce phénomène, qui nous révélera une des lois les plus générales de la nature.

Lorsque l'enfant est entre sa sixième et sa huitième année, les phénomènes de la seconde dentition commencent par le développement d'une troisième molaire, plus forte que celles dont nous venons de par-

---

[1] Dans les détails où nous allons entrer, et pour éviter des répétitions inutiles, nous ne parlerons jamais que d'un côté de l'une ou de l'autre des mâchoires, et ce que nous dirons pour ce côté, sera sous-entendu pour l'autre, qui lui ressemble entièrement sous tous les rapports; ensuite nous commencerons toujours à compter les dents de l'extrémité antérieure de toutes les parties qui portent ces organes: ainsi la première incisive, chez les mammifères, est celle qui se trouve la plus voisine de la suture par laquelle les intermaxillaires s'unissent, etc.; et nous devons faire remarquer que nous ne pouvons nous occuper que de la marche ordinaire du développement des dents, et non point des cas extraordinaires, comme de ces dents développées avant la naissance ou dans l'extrême vieillesse, etc.

ler , et même que celles qui la suivront. Ensuite , toutes les dents de la première dentition tombent exactement dans l'ordre où elles ont paru : les incisives et les canines sont remplacées par des dents de mêmes espèces qu'elles, mais plus fortes et plus larges ; au contraire, les deux premières molaires ne sont remplacées que par des fausses molaires. Tout ce travail se termine vers la douzième année , et bientôt l'avant-dernière mâchelière se montre. Enfin, la dernière de ces dents, qui porte le nom de dent de sagesse , et qui pourrait caractériser une troisième dentition , se fait apercevoir quelques années plus tard ; on l'a vue même ne paraître que vers la trentième année.

Toutes ces dents de seconde dentition sont formées, suivant les belles observations de M. Serres, par les vaisseaux et les nerfs d'un second canal dentaire particulier , qui se développe au-dessous du premier et qui le remplace quand celui-ci s'oblitère à l'époque de la chute des dents qu'il avait formées; et il est permis de supposer que quelque phénomène analogue a lieu chez les animaux à l'époque où ils changent de dents.

Lorsque les dents de première dentition tombent, il se trouve que la plupart d'entre elles n'ont plus leurs racines, et que souvent la partie inférieure de leur couronne est teinte en noir et couverte d'aspérités, qui semblent être l'effet d'une sorte de corrosion ; mais nous ne nous arrêterons point , pour le moment, à ce phénomène curieux, afin de ne pas interrompre ce qui nous reste à dire sur les différentes dentitions.

Les singes et les sajous présentent à peu près les mêmes observations que l'espèce humaine. Les makis et les insectivores n'ont point été étudiés sous le rapport qui nous occupe ; mais il n'en est pas de même de quelques carnivores : les deux dentitions des chiens et des chats ont été reconnues.

La première dentition du chat consiste, à la mâchoire supérieure, en trois incisives, une canine, une fausse molaire rudimentaire, une carnassière et une petite tuberculeuse, et à la mâchoire inférieure, en trois incisives, une canine, une fausse molaire et une carnassière.

Dans la seconde dentition les incisives et les canines sont remplacées sans aucun changement important et par des dents semblables à elles. Il en est encore de même des deux premières fausses molaires ; mais les carnassières sont remplacées par de secondes fausses molaires, et toutes deux se développent immédiatement après celles-ci, de sorte que, de secondes mâchelières qu'elles étaient à la première dentition, elles passent au troisième rang à la deuxième, c'est-à-dire qu'à la mâchoire supérieure la carnassière a pris la place de la tuberculeuse, qui dans cette seconde dentition s'est montrée la quatrième ou la dernière, et que la carnassière de la mâchoire inférieure s'est développée là où ne se trouvait aucune dent à la première dentition.

Le chien offre des phénomènes tout-à-fait analogues. Dans sa première dentition il a aux maxillaires supérieurs, trois incisives, une canine, une fausse molaire, une carnassière et une grosse molaire tuberculeuse ; et aux maxillaires inférieurs, trois incisives, une canine, deux fausses molaires et une carnassière.

Comme chez les chats, les incisives et les canines se renouvellent sans changemens importans, à la seconde dentition, aux deux mâchoires. Vient ensuite immédiatement après la canine, à la mâchoire supérieure, une fausse molaire rudimentaire où il n'y avait point de dent à la première. La fausse molaire de cette première dentition est remplacée par une dent semblable à elle; la carnassière, par une troisième fausse molaire, et la tuberculeuse, par une carnassière. Enfin, cette tuberculeuse et une seconde plus petite se développent après la carnassière. A la mâchoire inférieure se montre, comme à la supérieure, une fausse molaire rudimentaire après la canine. Les deux fausses molaires de la première dentition sont remplacées par des dents qui leur ressemblent, et la carnassière par une fausse molaire. Cette carnassière reparait ensuite, avec une grosse tuberculeuse et une tuberculeuse rudimentaire, là où aucune dent ne s'apercevait à la première dentition.

Il résulte de là que les chats et les chiens, à la seconde dentition, outre un plus grand nombre de dents, ont leurs carnassières beaucoup plus éloignées des canines qu'à la première.

Cette observation peut s'appliquer à tous les autres carnassiers; et le but de la nature, dans cette espéce de transposition des dents les plus importantes à tous les animaux qui se nourrissent de chair, semble évident: elle a voulu, pour rendre l'action de ces dents toujours puissante, les rapprocher du point d'appui des mâchoires, à mesure que l'accroissement de ces parties de la bouche tendait à les en éloigner.

Les rongeurs, n'ayant point diverses sortes de mâchelières, ne présentent point les changemens qui s'observent chez les carnassiers. Excepté chez les cabiais, leurs dents de la seconde dentition se développent immédiatement sous celles de la première, et les unes ressemblent entièrement aux autres. Sur ce point les cabiais ressemblent aux éléphans et aux phacochæres.

On n'a point encore vu si les incisives tombent et sont

remplacées. Ce qui a été constaté par mon frère, c'est que toutes les espèces de rongeurs qui n'ont que trois molaires, n'ont qu'une seule dentition, et qu'il n'y en a une seconde que pour les espèces qui ont au-delà de ces trois dents, c'est-à-dire pour toutes celles de ces dents qui surpassent ce nombre et qui sont situées antérieurement dans les mâchoires; et un fait bien remarquable, que mon frère a également constaté, c'est que les dents de la première dentition des cochons d'Inde tombent lorsque ces animaux sont encore dans le sein de leur mère. Chez les espèces du genre Lièvre c'est peu de jours après la naissance que ces dents tombent; et ce phénomène se présente encore pour les incisives rudimentaires, qui, comme on sait, se développent derrière les incisives principales de tous les animaux de ce dernier genre.

Nous passons immédiatement aux pachydermes, les édentés n'ayant jusqu'à ce jour offert aucune observation dont nous puissions faire usage dans le point de vue sous lequel nous considérons actuellement les dents.

La première dentition de l'hippopotame consiste en deux incisives et une canine à chaque maxillaire, en trois fausses molaires et trois molaires supérieures, et en deux fausses molaires et trois molaires inférieures. Les incisives et les canines des deux mâchoires n'éprouvent aucun changement. La première des trois fausses molaires supérieures tombe et n'est point remplacée; les deux suivantes sont remplacées par des dents de même nature qu'elles, et à la première molaire succède une fausse molaire; mais à ce moment-là même se développe une molaire postérieure, de sorte que, malgré la chute de la première de ces dents, leur

nombre reste toujours le même. La première fausse molaire inférieure tombe sans reparaître ; les deux qui la
suivent sont remplacées par des dents semblables à
elles ; et c'est alors que, comme à la mâchoire supérieure, la dernière molaire se développe.

Nous retrouvons donc chez l'hippopotame ce que nous
avons observé chez les carnassiers, et par les mêmes raisons, sans doute, la première molaire de la première
dentition est remplacée par une fausse molaire à la
seconde.

Les phacochæres présentent un mode de changement
nouveau qui est semblable à celui du cabiais ; leur dernière mâchelière ayant un mouvement d'arrière en
avant, il arrive que, lorsqu'elle est entièrement développée, les deux petites dents qui la précédaient ont disparu, et elle occupe seule le maxillaire.

Les éléphans ont aussi le mode de dentition des cabiais et des phacochæres. Leurs mâchelières commencent
à se montrer par leur partie antérieure et elles vont en
s'avançant d'arrière en avant, d'où il résulte que d'abord
ces animaux n'ont qu'une mâchelière à chaque maxillaire, puis deux, puis une seule, puis deux encore, etc. ;
et il paraît que ce mouvement est l'effet du développe-
pement successif de huit dents. La première, qui paraît
bientôt après la naissance, n'est point encore tombée
lorsque la seconde se montre. Vers deux ans celle-ci
reste seule ; ce qui dure jusqu'à l'apparition de la troisième, qui finit par rester seule à son tour vers la
sixième année, et c'est à neuf ans que celle-ci disparaît
pour faire place à la quatrième, etc., et il est à remarquer que toutes ces dents se montrent d'abord par leur
partie antérieure, qui par là est beaucoup plus tôt
usée que la postérieure.

En passant aux chevaux, nous retrouvons le mode de remplacement que nous avons observé d'abord; des dents de seconde dentition, se développant immédiatement sous celles de la première qui doivent tomber, c'est-à-dire sous les incisives, les canines et les trois premières mâchelières; et ce que ces dents nous offrent de particulier, c'est que celles de la première dentition sont plus étroites que celles qui leur succèdent. Les dernières mâchelières paraissent quand les premières tombent.

Les ruminans présentent des phénomènes analogues: toutes les incisives et les canines de la première dentition font place à des dents de même nature qu'elles, et des six mâchelières qui se trouvent dans chaque maxillaire, les trois premières tombent et sont remplacées par d'autres dents de même espèce, mais moins compliquées. C'est qu'alors aussi les mâchelières postérieures, très-compliquées, se développent; ce qui nous rappelle encore ce que nous avons vu chez les carnassiers, etc.

Chez tous ces animaux la plupart des dents de la première dentition, au moment de leur chute, présentent la même observation que celles de l'homme. Leurs racines ont disparu, et aux irrégularités de chacune de ces dents, à leur face inférieure, on dirait qu'elles ont été corrodées, comme le serait un mélange de différentes substances, moins accessibles les unes que les autres à l'action du corrosif; et des taches ou une teinte noire se font apercevoir dans toute l'étendue de cette face, qui présente des traces si manifestes d'une sorte de corrosion. Elles rappellent très-bien la couleur de la carie des dents; ce qui a souvent été remarqué.

Plusieurs hypothèses ont été imaginées pour rendre raison de ce singulier phénomène.

L'idée d'un dissolvant s'est naturellement présentée; mais comment aurait-il épargné les parties voisines, et surtout la dent de seconde dentition ?

L'action mécanique de la seconde dent sur la première a aussi été supposée, et de toutes les explications c'est assurément la plus malheureuse. Une dent n'aurait pu en user une autre qu'en s'usant elle-même, et la dent de seconde dentition est toujours dans le plus grand état d'intégrité lorsque la première tombe.

Enfin, on a attribué ce singulier effet à la force d'absorption, et il paraît qu'aujourd'hui c'est l'opinion le plus généralement adoptée, et, je pense, avec raison. Mais, comment n'a-t-on pas été conduit, par des analogies qui me semblent toute-puissantes, à attribuer la carie des dents à la même cause ? Beaucoup d'observations m'ont convaincu que cette cruelle maladie, dans un grand nombre de cas du moins, n'a pas d'autre origine : elle est la conséquence d'un état particulier du bulbe, qui reste dans la dent; état plus ou moins durable et qu'on parviendrait peut-être à modifier ou à changer entièrement par le secours de remèdes qui lui seraient appropriés.

Des différentes formes des dents et des relations qu'elles ont entre elles.

Ce que nous avons dit jusqu'à présent de la complication des capsules dentaires , de la variété des substances dont beaucoup de dents se composent, des soins qu'a pris la nature de pourvoir au remplacement de celles qui sont destinées à tomber, des diverses places qu'elles occupent, des noms qu'elles ont reçus, laisse

déjà apercevoir l'importance de ces organes et la diver-
sité des fonctions qu'ils doivent remplir ; mais on acquiert une idée beaucoup plus étendue de leur destination, quand on les étudie dans leurs formes, dans les
relations qu'elles ont entre elles, dans leurs rapports
avec le naturel des animaux, etc. : aussi nous reste-t-il
à les faire rapidement envisager sous ces divers points
de vue.

Lorsqu'on rassemble sous ses yeux toutes les espèces
de dents, on voit qu'elles se réunissent sous un assez
petit nombre de formes principales. D'abord chez les
unes, comme nous l'avons déjà dit, on n'observe aucune
différence entre la racine, c'est-à-dire la partie renfermée dans les os qui portent les dents, et la couronne
ou la partie qui est hors de ces os. Ces dents n'ont
point de racines dans l'acception qu'on donne à ce mot ;
c'est, à proprement parler, la couronne qui se continue
jusqu'à la capsule dentaire, laquelle ne produit jamais
que la couronne, tant qu'elle reste libre et active ; circonstance qui a lieu chez quelques animaux durant tout
le cours de leur vie. Chez d'autres, au contraire, les
racines sont très-distinctes de la couronne : elles sont
simples ou complexes, et ne présentent pas en général,
dans leurs formes, la constance que l'on rencontre toujours dans les formes de la couronne ; ce qui s'explique
naturellement par leur mode de formation.

Considérant ensuite les dents par leur couronne seulement, nous voyons que toutes peuvent se réunir sous
trois formes principales, lesquelles se modifient presque à l'infini, se transforment les unes dans les autres,
de telle manière qu'il est presque impossible de déterminer rigoureusement le passage d'une forme à l'autre ;
aussi n'envisageons-nous cette division que comme un

moyen purement artificiel de parler de ces formes sans trop d'obscurité et de confusion, en nous restreignant dans les limites où nous devons le faire. Toutes les couronnes des dents seront donc pour nous coniques, tranchantes ou tuberculeuses.

Les dents coniques varient depuis le cylindre plus ou moins comprimé, terminé par une pointe plus ou moins obtuse, jusqu'à l'ovale. Les unes sont droites, d'autres arquées, d'autres anguleuses, et ce sont celles qui présentent la forme elliptique qui sont les moins communes: on les observe chez les cachalots. Celles qui sont coniques, sont les plus nombreuses. Nous considérons comme telles les canines des carnassiers, les défenses des éléphans, des hippopotames, etc. Enfin, les cylindriques nous sont offertes par les mâchelières des édentés pourvus de dents, etc.

Parmi ces dents on en trouve de deux modes de composition seulement: les unes ne sont que d'ivoire et de cortical, telles que les molaires du cachalot; car, quoique la partie extérieure de ces dents soit d'une teinte plus blanche que celle du centre, elle n'est point formée d'émail, comme on a pu le croire; elles ne sont l'une et l'autre que d'ivoire; et il en est de même des défenses d'éléphant. D'autres sont revêtues d'émail, comme les canines des carnassiers, etc.

C'est dans cette classe de dents que se rencontre le plus grand nombre de celles qui sont dépourvues de racines et qui, à cause de l'usage qu'en font les animaux, prennent le nom de défenses; et parmi celles dont la racine est distincte de la couronne, il n'en a encore été observé qu'un très-petit nombre à plusieurs racines, comme les canines des taupes, par exemple.

Les dents tranchantes se présentent sous une forme

simple ou sous une forme composée. Nous comptons au nombre des premières les incisives des rongeurs, qui appartiennent autant à la première classe qu'à celle-ci ; celles des quadrumanes, des carnassiers, des ruminans, etc., et au nombre des secondes, les fausses molaires et les carnassières des animaux carnivores : encore s'en trouve-t-il plusieurs parmi les premières qui se rapprochent autant des dents coniques que des tranchantes.

Les dents de cette classe se composent toutes d'ivoire et d'émail, et quelques-unes ont du cortical ; ces dernières sont les incisives des rongeurs, qui présentent encore cette singulière anomalie de n'avoir d'émail qu'à leur face antérieure. Elles sont à racines simples ou multiples ; et ce sont celles des rongeurs seuls qui, par leurs racines, ont le caractère des défenses, c'est-à-dire qu'elles ne se terminent point en racines proprement dites.

Les dents tuberculeuses sont celles qui présentent les formes les plus variées, et toutes sont des mâchelières. Nous considérons comme simples, celles des quadrumanes, les arrière-molaires de quelques carnassiers, les mâchelières des écureuils, des marmottes, des rats, celles du babiroussa, etc.

Les vraies tuberculeuses seront celles des insectivores, etc.

Les composées, celles d'un très-grand nombre de rongeurs, tels que les castors, les pacas, les agoutis, les lièvres, les anœmas, etc.

Les tuberculeuses simples se forment toujours d'ivoire et d'émail, et toutes sont à plusieurs racines.

Il en est de même pour les tuberculeuses proprement dites.

Parmi les tuberculeuses composées il n'en est peut-

être point qui, outre l'ivoire et l'émail, n'aient encore
le cortical, et parmi elles on en trouve à plusieurs racines, comme celles des castors, des éléphans, des chevaux, des ruminans; et sans racines, comme celles des
lièvres et des apéréas, des lagomys, des kérodons, etc.

L'usage que font les animaux de ces dents de formes
diverses, est très-varié. Pour les uns elles sont de armes
puissantes, à l'aide desquelles ils attaquent leur proie
ou l'ennemi qui les menace, ou bien se défendent
quand ils sont attaqués. Pour d'autres elles semblent
plus particulièrement destinées à retenir la proie qu'ils
ont saisie. Celles-ci sont employées à diviser comme des
tenailles, celles-là à couper comme des ciseaux. Plus
loin c'en sont qui moudent comme les meules d'un
moulin, qui triturent comme des pilons dentelés contre
des mortiers dentelés eux-mêmes, ou qui broient par
un choc simple, une simple pression; et toutes ces
formes et ces actions diverses ont pour fin les substances
très-variées qui peuvent servir à la nourriture des animaux; nourriture qui est déterminée par la nature
même de ces animaux, qui établit leurs rapports avec
les autres êtres et l'influence principale qu'ils sont destinés à exercer sur la terre. Aussi rencontre-t-on ces
différentes espèces de dents combinées entre elles de
plusieurs manières. Des dents coniques, des dents tranchantes et des dents tuberculeuses se trouvent réunies
chez plusieurs carnassiers. Chez le plus grand nombre
des ruminans nous ne voyons que des dents tranchantes
et des tuberculeuses. Les éléphans et les hippopotames
n'ont que des dents tuberculeuses et des défenses coniques. Les dents coniques sont les seules que nous ob-
servions chez les édentés, les cachalots, et il n'y a que
des dents tranchantes et des dents coniques chez le

phoque commun, etc. Nous ne finirions pas, si nous voulions énumérer toutes les combinaisons des diverses formes de dents; ce que nous venons de dire, où il n'a été question de ces formes que dans le point de vue général sous lequel nous avons été forcé de nous restreindre, suffira pour faire sentir tout ce que nous pourrions ajouter si nous entrions dans des détails; mais de là sort une des considérations les plus importantes pour la zoologie, l'emploi des dents, comme un des signes les plus certains de la nature des animaux et des rapports qu'ils ont entre eux; signes qui sont un des fondemens de la science, puisqu'ils le sont de sa méthode, ou, autrement, de l'ordre des faits et de leurs liaisons, conditions indispensables à l'existence de toute science.

Telle est, je crois, la substance de toutes les recherches qui ont été entreprises et publiées sur la structure et le développement des dents. J'ai fait, ce qui a dépendu de moi, pour avancer la connaissance de ces organes, non moins importans par leurs fonctions que par leurs rapports ou leurs formes; mais, si j'ai ajouté quelques observations à celles qui avaient déjà été acquises, je reconnais que de bien importantes seraient encore nécessaires pour répondre aux principales questions que ce sujet fait naître. Pour cela un grand nombre d'animaux de tout âge et de toutes espèces serait indispensable, et ce n'est qu'à l'aide de beaucoup de temps et de circonstances heureuses, qu'on parviendrait à obtenir de telles richesses. Ce qui est connu, pourra du moins diriger dans les nouvelles recherches: c'est, relativement aux sciences, un des mérites les plus réels de nos connaissances bornées; heureux encore, lorsque nous savons distinguer la lumière qu'elles nous présentent, et en suivre les traces, pour ne pas nous égarer dans la sphère infinie qu'embrasse, pour ainsi dire, chacun des phénomènes de la nature. [1]

---

1 La forme de ce discours ne m'ayant pas permis de citer les ouvrages qui ont été publiés sur les dents, considérées d'une manière scientifique, parce qu'il aurait fallu que j'accompagnasse de longues explications ce que j'en aurais rapporté, je réunis dans cette note tous ceux, dont j'ai eu connaissance, et qui ont contribué à me diriger dans mon travail, et à le rendre plus complet.

HUNTER: *Natural history of the teeth*; in-4.° *London*, 1771.

LEWIS: *Essay on the formation of the teeth*; in-8.° *London*, 1772.

BROUSSONNET: Considérations sur les dents en général; Académie des sciences, 1787.

TENON: Mémoire sur une méthode particulière d'étudier l'anatomie; Académie des sciences, an 6.

CUVIER: Leçons d'anatomie comparée; tome II. Paris, an 8.

BLAKE: *An essay on the structure and formation of the teeth*, *etc. Dublin*, 1802.

FOXE: *The natural history of the human teeth*; in-8.° *London*, 1803.

DELABARRE: Dissertation sur l'histoire des dents; in-4.° Paris, 1806.

CUVIER: Sur les mâchelières des éléphans, etc.; Annales du Muséum d'histoire naturelle, tome VIII, 1806.

SERRES: Essai sur l'anatomie et la physiologie des dents, etc.; in-8.°, Paris, 1817.

BLAINVILLE: *Dents*; Nouveau Dictionnaire d'histoire naturelle. Paris, 1817.

Rousseau : Dissertation sur la première et la seconde den-
    tition; in-4.° Paris, 1820.

Oudet : Expériences sur l'accroissement continué et la re-
    production des dents chez les lapins; in-8.°; Paris, 1823.

Geoffroy Saint-Hilaire : Système dentaire chez les mam-
    mifères et les oiseaux, etc.; in-8.°; Paris, 1824.

Desmoulins : *Dents*; Dictionnaire classique d'histoire na-
    turelle. Paris, 1824.

AVERTISSEMENT.

Pour l'intelligence de nos descriptions et de nos dessins nous croyons devoir donner les explications suivantes :

* L'un des côtés des mâchoires ressemblant à l'autre côté, pour ne point répéter inutilement les mêmes mots, nous donnerons le nombre entier des dents et celui de chaque espèce de dents ; mais nous ne décrirons que celles d'un seul côté.

* Nous emploierons autant qu'il dépendra de nous, des dénominations reçues. Toutefois, comme ces dénominations ont été établies sur le système de dentition de l'espèce humaine, et qu'elles ne sont pas toujours applicables aux dents des animaux, nous serons quelquefois forcés de les changer. C'est un inconvénient que nous n'avons pu éviter et que nous nous efforcerons de corriger en donnant une explication nette de celles dont nous ferons usage.

* Nous aurions désiré, voulant suivre dans la description des dents, le système de classification natu-

relle des mammifères, de donner à chaque système de dentition un nom collectif qui aurait été celui du genre ou de la famille formé par les animaux qui l'auraient présenté ; mais l'un et l'autre cas sont sujets à des exceptions importantes. Pour éviter ces difficultés nous nous bornerons à désigner chaque système de dentition par un numéro, sauf à indiquer ensuite les animaux qui s'y rapportent par leurs dents.

* Pour qu'on puisse se représenter exactement la figure des dents, nous les avons fait dessiner de face et de profil ; et pour que l'on conçoive les rapports qu'elles ont entre elles dans chaque mâchoire, et d'une mâchoire à l'autre, nous donnons d'abord dans leur situation respective celles de chaque mâchoire isolée, et ensuite celles des deux mâchoires rapprochées de la manière dont elles le sont dans la mastication ; et comme les mêmes numéros et les mêmes lettres indiquent toujours des objets semblables, nous donnons ici une explication qui servira pour toutes nos planches.

1. Dents de la mâchoire supérieure. { *a.* vues de face.
                                         { *b.* vues de profil.

2. Dents de la mâchoire inférieure. { *a.* vues de face.
                                         { *b.* vues de profil.

3. Dents des deux mâchoires dans leur situation réciproque.

Toutes ces dents sont renfermées dans la même di-

(3)

mension en longueur, quelle que soit la taille des animaux auxquels elles appartiennent ; et nous nous
sommes arrêtés à ce parti moyen par l'impossibilité où
nous étions de les représenter d'après une échelle commune. Pour faire connaître leur juste dimension, nous
avons soin d'indiquer le rapport du dessin avec la grandeur naturelle des dents qu'il représente.

Nous ferons de plus observer, au sujet de ces dessins ,
que, pour les dents vues de face et de profil, ce sont les
postérieures qui sont en haut de la figure, et les antérieures en bas ; et que, pour les dents des deux mâchoires rapprochées, les antérieures sont à gauche, et
les postérieures à droite.

* Cet ouvrage, purement didactique, ayant pour objet
spécial de donner les moyens de comparer les formes
des dents, nous nous attacherons, dans nos descriptions ,
à suivre le même ordre, à employer les mêmes mots et
dans le même sens, et les mêmes tournures de phrases ,
afin de faciliter les comparaisons et de faire saisir sans
effort les ressemblances ou les différences que nous aurons à présenter.

Enfin, avec la dernière livraison paraîtra le discours
préliminaire, où nous exposerons les généralités qui ré-
sulteront des observations consignées dans le cours de
l'ouvrage, et la théorie de la formation et du développe-

ment des dents, et nous terminerons notre travail par
une synonymie latine des noms de genres et d'espèces
que nous aurons employés.

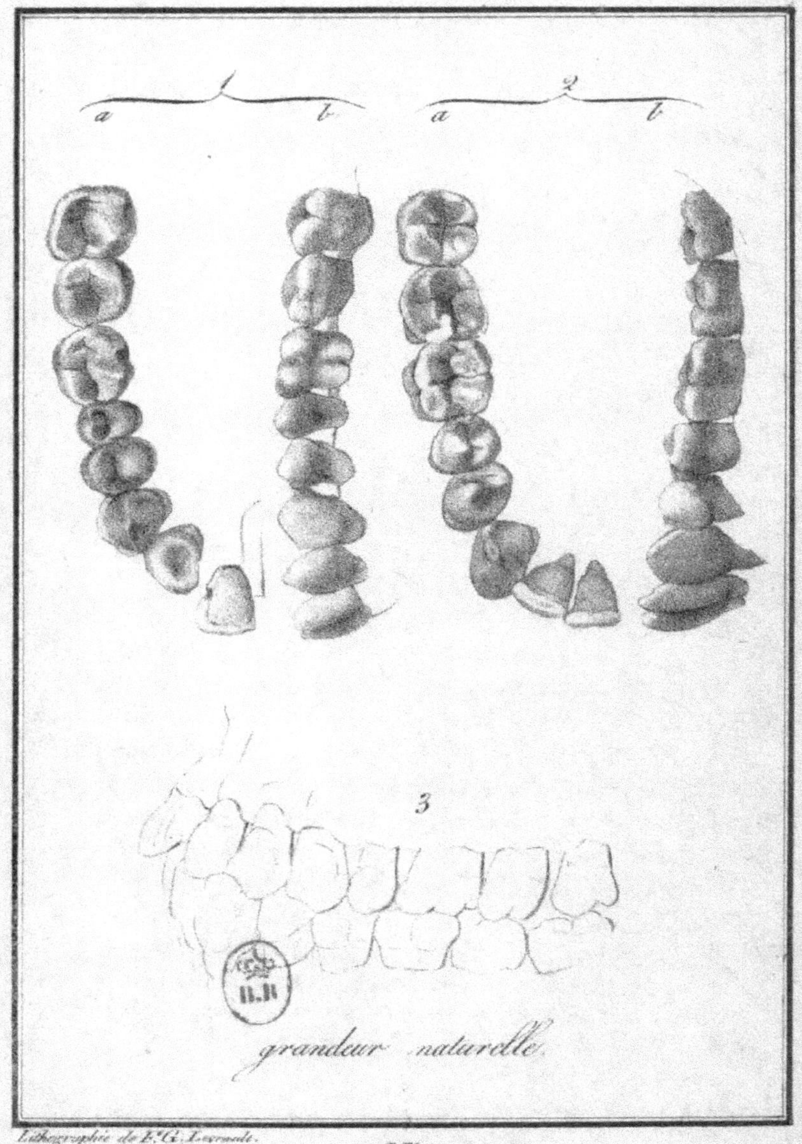

a
b
a
b
1
2
3
grandeur naturelle
Lithographie de F. G. Levrault.
N.º 1.

DENTS SIMPLES

A RACINES DISTINCTES DE LA COURONNE (1).

HOMME, QUADRUMANES ET POTTO.

Nº I.

HOMME.

$$32 \text{ DENTS.} \begin{cases} 16 \text{ SUPÉRIEURES.} & \begin{cases} 4 \text{ Incisives.} \\ 2 \text{ Canines.} \\ 10 \text{ Mâchelières.} \end{cases} \\ 16 \text{ INFÉRIEURES.} & \begin{cases} 4 \text{ Incisives.} \\ 2 \text{ Canines.} \\ 10 \text{ Mâchelières.} \end{cases} \end{cases}$$

A LA MACHOIRE SUPÉRIEURE, la première incisive est
terminée inférieurement par une ligne droite ; sa forme
est celle d'un coin, et elle est plus large que la seconde.
Celle-ci, plus étroite que la précédente, se termine
par deux lignes qui forment entre elles un angle ouvert,
c'est-à-dire, par une pointe obtuse. La face externe de
ces deux dents est arrondie, et leur face interne présente une légère excavation. La canine a extérieurement la forme de la seconde molaire ; mais elle en diffère, parce qu'à sa face interne elle présente une partie saillante au lieu d'une dépression, ce qui lui donne
une épaisseur que l'autre n'a point. La première et la
seconde machelière, que nous désignerons par le nom
de fausses molaires, à cause de leur *minceur* comparée

(1) Les dents simples sont celles dont la couronne est uniformément revêtue d'émail ; et les racines distinctes de la couronne sont
celles qui n'ont pas la même forme qu'elle, et ne sont point émaillées.

à l'épaisseur des suivantes, se ressemblent entièrement pour la forme et pour la grandeur. Vues extérieurement, on les distingue peu de la seconde incisive et de la canine; mais, à leur couronne, elles présentent deux tubercules très-épais et très-obtus, un à leur bord interne, et l'autre à leur bord externe, qui sont séparés par un sillon profond. La mâchelière qui suit, et qui est une véritable molaire (1), est la plus grande de toutes les dents de cette mâchoire; à son bord externe, elle est divisée en deux parties égales, formant deux tubercules très-obtus, par un sillon peu profond, qui ne s'avance que jusqu'au milieu de la couronne, et qui, arrivé là, se partage en deux branches très-légères, lesquelles forment, avec le sillon principal, le même angle à peu près que celui qu'elles forment entre elles; à son bord interne, elle est aussi divisée, mais inégalement, par un sillon placé beaucoup plus près de son bord postérieur que de son bord antérieur, de sorte que le tubercule produit dans cette partie par le sillon est plus fort que celui de l'autre partie; et les tubercules de ce bord interne ont leur sommet bien plus rapproché de la partie moyenne de la dent que ceux du bord opposé. Les deux mâchelières suivantes, de même grandeur et de même forme l'une que l'autre, présentent à leur bord externe deux tubercules égaux, formés par un sillon qui partage la dent jusqu'à sa partie moyenne, et qui se divise, dans cette partie, en deux branches, comme le sillon externe de la grande molaire; mais ces branches s'étendent quelquefois jusqu'aux bords antérieurs et postérieurs de la dent. Leur bord interne ne se compose que d'un seul tubercule,

(1) Nous désignerons par vraies molaires, ou simplement molaires, toutes les dents couvertes de tubercules, et évidemment propres à broyer ou à triturer les alimens.

mais très-obtus , et ces deux parties antérieures et postérieures sont séparées par un enfoncement profond.

A la mâchoire inférieure , la première incisive est d'un tiers plus étroite que celle de la mâchoire opposée, et également terminée par une ligne droite ; la seconde , à peu près de la même largeur que la précédente , se termine par une pointe, comme la dent analogue de l'autre mâchoire ; mais cette pointe est plus rapprochée de la première incisive que de la canine. Celle-ci ressemble à la canine que nous avons déjà décrite ; seulement elle est moins épaisse. Les deux premières mâchelières, ou les fausses molaires, auraient également beaucoup de ressemblance avec les analogues de la mâchoire opposée , si elles n'étaient pas un peu plus petites , si leur tubercule externe n'était pas beaucoup plus épais que le tubercule interne, et si une saillie transversale , à leur partie moyenne, ne partageait pas en deux le sillon qui les partage elles-mêmes , et forme leurs deux tubercules principaux. La mâchelière qui vient ensuite , et qui est aussi la plus grande dent de cette mâchoire, est divisée en quatre parties principales , ou quatre gros tubercules , par deux sillons qui se coupent à angle droit au milieu de la dent ; et ces tubercules présentent des inégalités irrégulières , produites d'une part par quelques dépressions isolées, et d'autre part par des branches légères des sillons principaux. Les deux mâchelières suivantes , plus petites que la précédente , présentent les mêmes divisions principales, c'est-à-dire, quatre tubercules et deux sillons ; mais celui qui coupe la dent transversalement aux mâchoires , est plus profond que celui qui vient d'une direction opposée , et qui se fait quelquefois à peine sentir sur la moitié postérieure des dents. Ces trois dernières dents sont de vraies molaires.

Dans leur position réciproque, les dents inférieures, jusqu'aux incisives moyennes, sont plus avancées antérieurement que les supérieures, c'est-à-dire, que la partie postérieure des premières correspond à la partie antérieure de leurs analogues à la mâchoire opposée, ce qui semble donner la raison des dimensions étroites des incisives moyennes inférieures comparées aux incisives moyennes supérieures, et toutes sont opposées couronnes à couronnes, excepté les incisives qui sont opposées face à face : les inférieures par leur face antérieure, à la face postérieure des autres.

Ces dents ont été dessinées et décrites d'après la tête d'un Mosambique qui les avait toutes dans l'état de conservation le plus parfait; et le système de dentition qu'elles présentent n'a encore été observé que sur l'homme.

N.° II.

ORANG-OUTANG.

Tout porte à penser que l'orang-outang a le même nombre de dents que l'homme; mais c'est une conjecture qu'il n'a pas encore été possible de vérifier, puisque l'orang-outang adulte n'est point connu d'une manière certaine. Les dents dont nous donnons la figure ont été prises d'une tête d'orang très-jeune, où les dernières molaires se trouvaient cachées, et qui n'avait encore, antérieurement, que des dents de lait.

A la machoire supérieure, la première incisive était très-large et en forme de coin; la seconde se terminait par deux lignes qui formaient un angle ouvert, et le

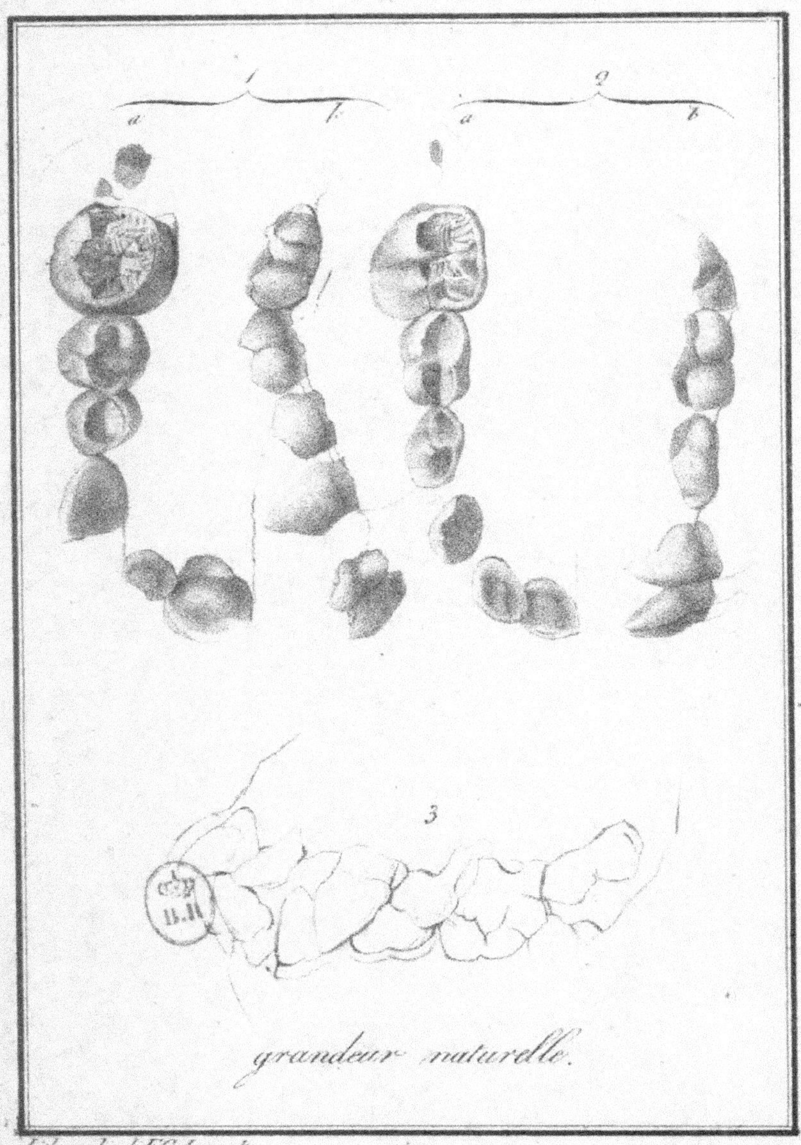

grandeur naturelle.

N.º 2.

sommet de l'angle se trouvait plus rapproché de la première incisive que de la canine. Entre la seconde incisive et la canine se trouvait un intervalle vide; et cette dernière dent se terminait en pointe, et était plus épaisse que les incisives; mais elle les dépassait peu par sa longueur. Trois molaires, suivent immédiatement la canine; la première, qui est une fausse molaire, et la plus petite, est partagée longitudinalement par une dépression légère, et, étant usée obliquement à son bord antérieur et à son bord postérieur, il en résulte deux tubercules très-mousses, un au bord interne et l'autre au bord externe; la seconde présente deux tubercules principaux sur son bord interne et deux sur son bord externe, qui résultent d'une dépression longitudinale, et de deux sillons transversaux, l'un au bord externe qui partage la dent en deux parties à peu près égales, et l'autre au bord interne, plus rapproché du bord postérieur que du bord opposé; la troisième, qui est la plus grande, a la même forme que la précédente; mais comme elle n'a point encore été usée par la mastication, elle présente, au lieu de tubercules et de dépressions ou de sillons très-lisses, ces mêmes parties couvertes de rides. Ces deux dernières dents sont des molaires.

A la machoire inférieure, les deux incisives sont à peu près de même forme et de même grandeur; la canine se termine en pointe; et après un petit intervalle vide viennent trois molaires, moins épaisses que larges; la première, qui est une fausse molaire, a un tubercule à sa partie moyenne, formé par des plans obliques, un en avant et l'autre en arrière, et comme ces plans sont creusés en gouttière, et qu'ils se réunissent au sommet du tubercule, ils la partagent légèrement en deux parties a peu près égales; la seconde, plus grande que la précédente, et qui est une molaire, présente deux tubercules très-obtus à sa face externe, et deux à sa face interne, formés par des sillons transverses et une dépression longitudinale tout-à-fait semblable à ceux de la seconde molaire supérieure ; la troisième ou la dernière de celles qui sont développées, qui est également une molaire, est un peu plus grande que la seconde ; du reste elle lui ressemble entièrement par ses formes générales, et on y observe des rides semblables à celles qui couvrent les dents analogues de la mâchoire opposée.

Dans leur position réciproque, ces dents se trouvent dans les mêmes rapports que celles de la mâchoire de l'homme.

N° III.

PONGO.

<table>
<tr><td rowspan="6">32 DENTS.</td><td rowspan="3">16 supérieures.</td><td>4 Incisives.</td></tr>
<tr><td>2 Canines.</td></tr>
<tr><td>10 Mâchelières.</td></tr>
<tr><td rowspan="3">16 inférieures.</td><td>4 Incisives.</td></tr>
<tr><td>2 Canines.</td></tr>
<tr><td>10 Mâchelières.</td></tr>
</table>

La tête d'après laquelle nous décrivons ces dents, la seule que possède le cabinet d'anatomie du Muséum d'histoire naturelle, est celle d'un squelette regardé jusqu'à présent comme appartenant à une espèce de grand singe de Bornéo, différent de l'orang-outang, et auquel on a donné le nom de pongo. Mon frère conjecture que ce singe est l'orang-outang adulte. Dans ce cas, cette espèce aurait le même nombre de dents que l'espèce humaine.

A la machoire supérieure, la première incisive est

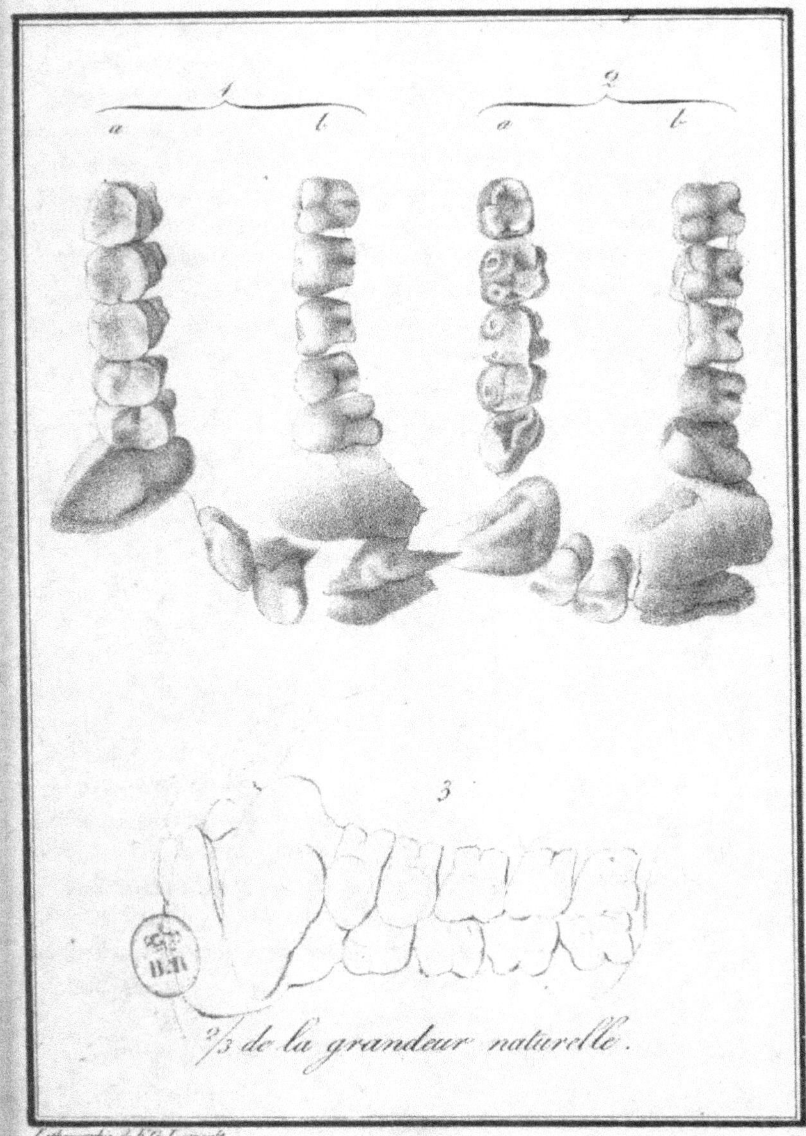

2/3 de la grandeur naturelle.

N.º 3.

semblable à celle du même ordre que nous avons décrite précédemment ; la seconde se termine aussi en
pointe , mais sa face antérieure est tournée en dedans, du côté de la première incisive , par l'effet de la
canine très-grosse avec laquelle elle se trouve en rapport , et contre l'action de laquelle elle ne peut point
réagir. La canine , qui est séparée de la seconde incisive par un espace vide , est très-longue , très-forte ,
très-épaisse et creusée en dessous par son action sur la
dent qui lui est opposée. La première et la seconde mâchelière (fausses molaires), sont partagées en deux parties , par un sillon longitudinal , et usées obliquement à
leur bord antérieur et à leur bord postérieur , d'où il
résulte deux tubercules mousses, l'un au côté externe et
l'autre au côté interne. Les trois machelières qui suivent
(molaires), un peu plus grandes que les deux premières,
et à peu près d'égale grandeur entre elles, présentent des
couronnes à surface unies , mais plutôt par l'effet de l'u-
sure que parce qu'elles seraient unies naturellement.
Cependant, lorsqu'on les examine avec attention, on
croit remarquer, dans les légères inégalités qu'elles
présentent, les restes des tubercules et des sillons dont
nous avons parlé en décrivant l'avant-dernière molaire
de l'orang - outang ; et on y reconnaît certainement,
dans plusieurs points, des traces de rides semblables à
celles que nous avons fait remarquer sur la dernière
molaire du même orang.

A LA MACHOIRE INFÉRIEURE , les deux incisives se ressemblent par la grandeur ; mais la première se termine
par une ligne droite, et la seconde par une ligne oblique, qui commence vers la première et se termine vers la
canine; celle-ci très-forte, très-longue et très-aiguë, l'est
cependant un peu moins que celle de la mâchoire oppo-

sée ; et sa forme est rendue triangulaire par une côte relevée qui se trouve sur sa face interne , et qui est produite,
en partie , par l'action de la canine et de la seconde
incisive supérieures ; la première mâchelière, ou fausse
molaire, usée obliquement en avant et en arrière , présente un tubercule conique très-épais d'avant en arrière;
mais, ce qui la rend particulièrement remarquable, c'est
le plan oblique qu'elle offre à la canine supérieure , à sa
partie antérieure et externe, partie qui est soutenue par
une racine très-forte, et contre laquelle l'animal doit agir
avec une grande puissance pour couper et déchirer.
Nous retrouverons cette disposition, mais bien plus développée , chez les guenons , les macaques et les cynocéphales. La mâchelière suivante (seconde fausse molaire) est un peu plus petite que les trois qui viennent
après, lesquelles sont à peu près de même grandeur; elles
ont toutes des couronnes très-unies, qui nous portent à
rappeler les observations que nous avons faites à l'occasion des dents analogues de la mâchoire supérieure.

Dans leur position réciproque , ces dents se trouvent
dans les mêmes rapports que celles de la mâchoire de
l'homme.

Le pongo est la seule espèce sur laquelle ce système
de dentition ait été observé.

N° III bis.

GIBBONS.

	16 SUPÉRIEURES.	4 Incisives. 2 Canines. 10 Mâchelières.
32 DENTS.	16 INFÉRIEURES.	4 Incisives. 2 Canines. 10 Mâchelières.

A la machoire supérieure , la première incisive est

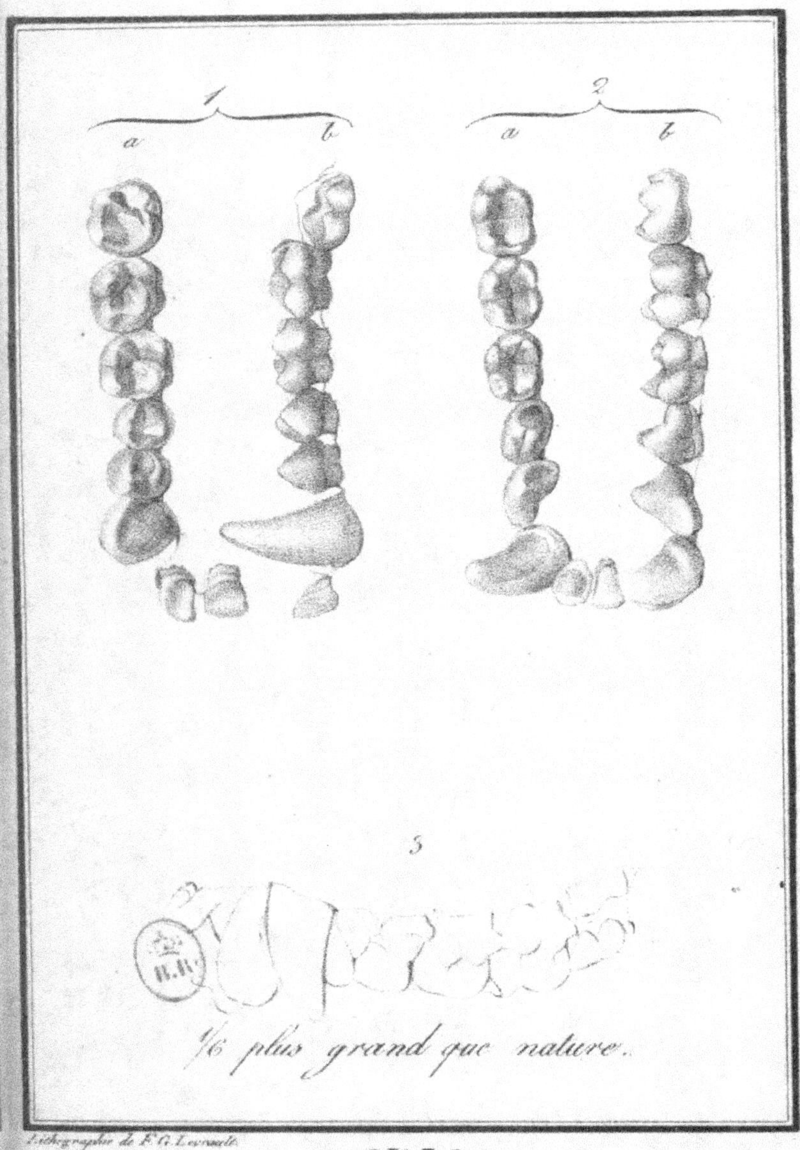

Lithographie de F. G. Levrault.

N.° 3 bis.

large, terminée par une ligne droite, usée obliquement en dedans, et coupée transversalement par
l'impression de l'incisive inférieure ; la seconde est
plus petite que la première, et usée obliquement
du côté de la canine. Celle-ci, plus large qu'épaisse,
est tranchante à son bord postérieur, et elle présente
deux sillons longitudinaux à sa face interne, séparés l'un
de l'autre par une côte saillante ; le sillon postérieur
est plus large et plus profond que l'antérieur. Les
deux mâchelières suivantes sont deux fausses molaires ; la seconde est un peu plus grande que la
première ; mais toutes deux se composent de deux
tubercules mousses, l'un au bord externe, et l'autre
au bord interne, plus petit que le premier. Les trois
molaires qui viennent après, et qui vont en grandissant de la première à la dernière, ont la même
forme ; elles se composent de quatre tubercules, deux
d'égale grandeur au bord externe, et deux au bord
interne, le postérieur beaucoup plus petit que celui
qui le précède ; ces tubercules sont formés par des
sillons qui partagent inégalement la dent.

A la machoire inférieure, la première incisive est
petite, et terminée par une ligne droite ; la seconde
est arrondie à sa face externe, terminée en pointe,
et renforcée à sa face interne, par une côte longitudinale qui l'épaissit dans sa partie moyenne. La canine est plus égale dans ses dimensions que celle
de l'autre mâchoire, et elle est terminée postérieurement par un talon ; mais sa face interne présente
aussi les deux sillons et la côte que nous avons vus
à l'autre. La première fausse molaire, placée obliquement, n'a qu'une seule pointe ; la seconde en
a deux, l'une interne et l'autre externe, situées plus

près de son bord antérieur que de son bord postérieur. Trois molaires suivent, qui vont en augmentant de grandeur et qui se ressemblent. Elles présentent cinq tubercules, deux à leur partie antérieure,
et trois, disposés en triangle, à leur partie postérieure.
C'est la première fois que de semblables molaires se
présentent.

DANS LEUR POSITION RÉCIPROQUE, ces dents sont dans
les mêmes rapports que celles que nous avons décrites précédemment.

Ce type de dentition nous a été donné par le sia-
mang, et il se retrouve chez le wouwou et l'ounko,
trois espèces à peu près nouvelles, dont nous devons la
connaissance aux recherches de MM. Duvancel et Diard,
à Sumatra, et dont nous donnerons bientôt les figures
dans notre Histoire naturelle des Mammifères (1).

N° IV.

SEMNOPITHÈQUES.

$$
32 \text{ DENTS.} \begin{cases} 16 \text{ supérieures.} \begin{cases} 4 \text{ Incisives.} \\ 2 \text{ Canines.} \\ 10 \text{ Mâchelières.} \end{cases} \\ 16 \text{ inférieures.} \begin{cases} 4 \text{ Incisives.} \\ 2 \text{ Canines.} \\ 10 \text{ Mâchelières.} \end{cases} \end{cases}
$$

Jusqu'à présent ces quadrumanes avaient été con-
fondus dans le genre des guenons. Cependant j'avais déjà
exprimé des doutes sur l'exactitude de ce rapprochement, en donnant la description de l'entelle dans l'histoire des mammifères. Je fondais ces doutes sur le

____

(1) Histoire naturelle des mammifères, par MM. Geoffroy Saint-
Hilaire et Frédéric Cuvier.

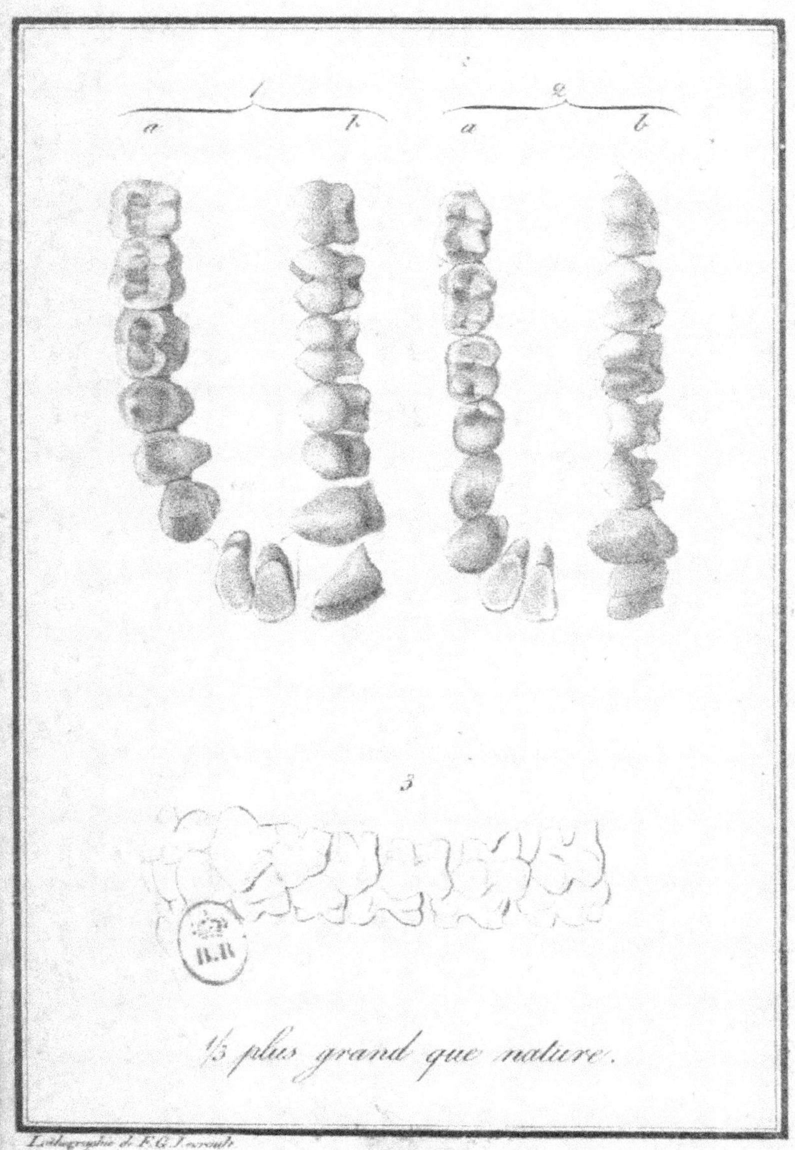

N.° 4.

naturel de cet animal, et sur les proportions de ses membres ; ils sont aujourd'hui confirmés par les caractères particuliers qu'offrent les dents de plusieurs quadrumanes des Indes-Orientales, qui se distinguent aussi, comme l'entelle, des autres singes à queue, par une grande douceur de caractère, une grande intelligence et des mouvemens lents tout-à-fait opposés à la vivacité et à la pétulence des guenons.

A LA MACHOIRE SUPÉRIEURE, les deux incisives sont à peu de chose près de la même grandeur et de la même forme. La canine, qui les suit presque immédiatement, les dépasse de peu, se termine en pointe et présente une forte usure à sa face interne, ce qui rend ses bords en quelque sorte tranchans. La première et la seconde mâchelière (fausses molaires) ne présentent ordinairement qu'une pointe à leur face externe et un plan oblique à leur face interne. Les trois mâchelières suivantes se composent chacune de quatre tubercules formés par un sillon transversal très-profond, et un sillon longitudinal qui l'est moins et qui coupe le premier à angle droit ; ces trois dents sont de même grandeur à très-peu près, et sont de vraies molaires.

A LA MACHOIRE INFÉRIEURE, les deux incisives sont semblables, mais un peu moins larges que celles de l'autre mâchoire. La canine pointue, mais un peu moins forte que celle qui lui est opposée, ne présente aussi qu'un plan uni et oblique à sa face interne. La première mâchelière qui suit immédiatement, ne se compose ordinairement que d'une seule pointe épaisse et obtuse ; quelquefois cependant on voit à la partie postérieure de cette pointe un petit talon ; la seconde mâchelière paraît avoir les caractères de la première ; elle lui ressemble : seulement la surface de sa couronne est plus plate, et toutes deux sont de fausses molaires. Des deux qui suivent, la première est la plus petite ; et l'une comme l'autre se composent de quatre tubercules formés comme ceux des machelières qui leur sont opposées, et que nous venons de décrire. Enfin, la dernière, qui est la plus grande, outre ces quatre tubercules, en a un cinquième, en forme de talon, à sa partie postérieure.

Dans leur position réciproque, ces dents se trouvent dans les mêmes rapports que celles des mâchoires de l'homme, de l'orang-outang et du pongo.

C'est d'une tête de maure que nous avons tiré le type de ce système de dentition. Il paraît que, dans quelques autres espèces, les canines sont beaucoup plus longues. Ce genre nouveau se compose de la maure, de l'entelle, du cimepaye, du tchincou et du crro ; les trois dernières espèces sont nouvelles.

Nº V.

GUENONS.

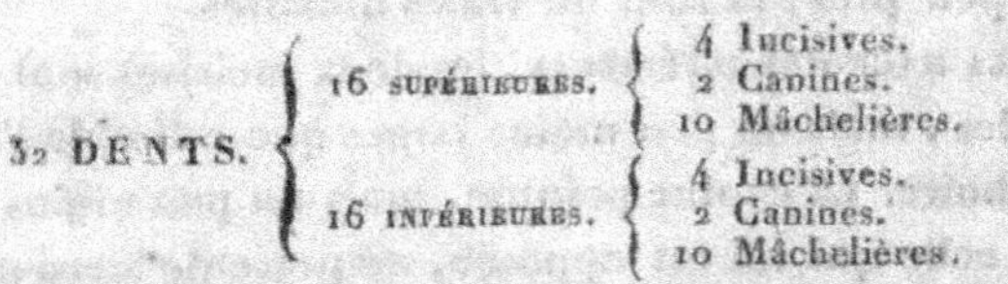

A la machoire supérieure, la première incisive est du double plus large que la seconde ; celle-ci est étroite, et ne s'avance pas au niveau de la première. La canine est très-longue, très-aiguë et tranchante à sa partie postérieure un petit intervalle vide la sépare des incisives. La première fausse molaire qui touche la canine, présente extérieurement une pointe conique et, à sa face

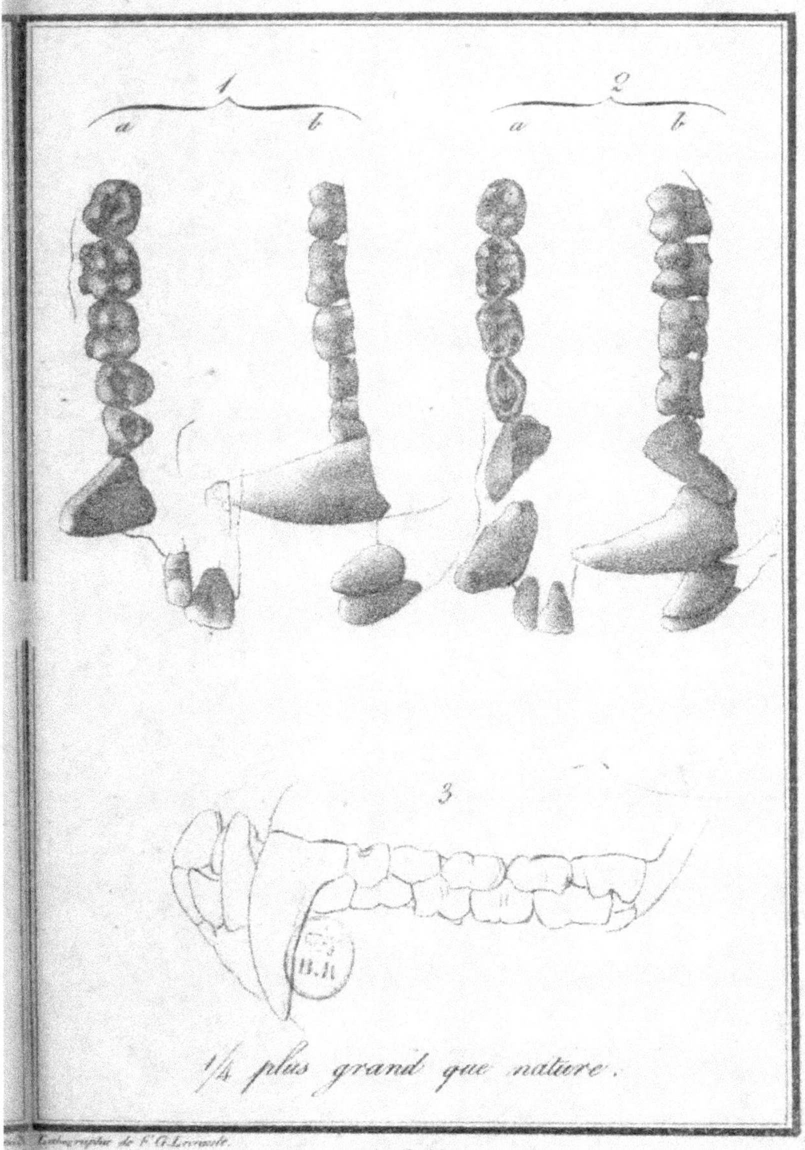

N.° 5.

interne, un plan oblique renflé dans son milieu et circons
crit à sa partie inférieure par un rebord saillant. La seconde , plus grande que la première , a la même forme ,
seulement le rebord interne est tellement élevé qu'il
peut être considéré comme un tubercule ; les trois mâchelières suivantes , qui sont d'une grandeur à peu près
égale , se composent de quatre tubercules semblables
résultant d'un sillon longitudinal et d'un sillon transversal qui se coupent à angle droit et partagent la dent
en quatre parties égales.

À LA MACHOIRE INFÉRIEURE , la première incisive, moins
grande que celle de l'autre mâchoire , l'est bien plus
que la seconde ; elle est en outre terminée par une ligne
droite , tandis que cette dernière est échancrée du côté
de la canine. La canine , un peu moins forte que celle de
la mâchoire opposée , est aiguë , arrondie et terminée
à sa base, postérieurement , par une arrête très-sail-
lante, à laquelle une petite échancrure fait prendre la
forme de deux lobules. La première mâchelière, ou fausse
molaire , ne présente qu'une pointe conique , mais elle
est remarquable par le plan incliné de sa face antérieure
et extérieure , beaucoup plus prolongé que l'autre , sur
lequel glisse la partie interne et aplatie de la canine supérieure , de telle sorte que l'action de ces deux dents est
tout-à-fait comparable à celle qu'exercent réciproquement les dents carnassières, celles des chats, par exemple ; elle est la même que celles des deux lames d'une
paire de ciseaux l'une sur l'autre ; la seconde fausse
molaire présente en avant un tubercule conique , et
une dépression circulaire vers le milieu de sa partie
postérieure. Les trois mâchelières suivantes , ou vraies
molaires, qui vont en augmentant graduellement de
grandeur, se composent de quatre tubercules comme

les trois analogues supérieures, auxquelles elles ressemblent d'ailleurs entièrement.

Dans leur position réciproque, ces dents sont tout-à-fait semblables à celles que nous avons décrites jusqu'à présent.

C'est d'un callitriche que nous avons tiré le type de ce système de dentition, et il convient à toutes les espèces que nous avons désignées comme guenons, dans notre Histoire naturelle des Mammifères.

N° VI.

MACAQUES, CYNOCÉPHALES.

32 DENTS.	16 supérieures.	4 Incisives. 2 Canines. 10 Mâchelières.
	16 inférieures.	4 Incisives. 2 Canines. 10 Mâchelières.

Ce système de dentition ne diffère du précédent que par un talon qui termine les dernière molaires, et par la forme de la canine supérieure.

A la machoire supérieure, la dernière molaire se termine par un tubercule impair très-petit, que deux ou trois dentelures accompagnent du côté externe de la dent. La canine est arrondie, et non point aplatie à sa face interne, et sa face externe présente une dépression assez forte.

A la machoire inférieure le talon de la dernière molaire se compose de deux tubercules, l'externe aussi grand que ceux qui le précèdent, et l'interne beaucoup plus petit.

C'est du macaque, bonnet chinois, que nous avons

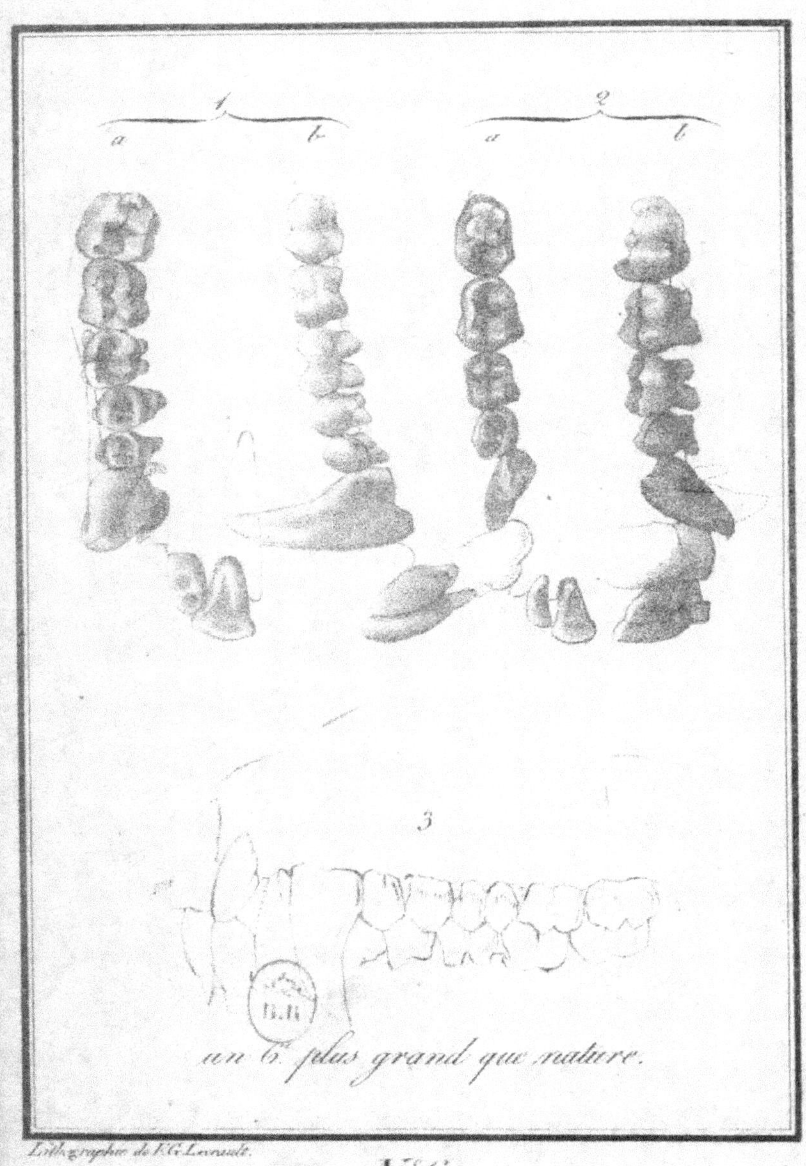

an 6.ᵉ plus grand que nature.

N.º 6.

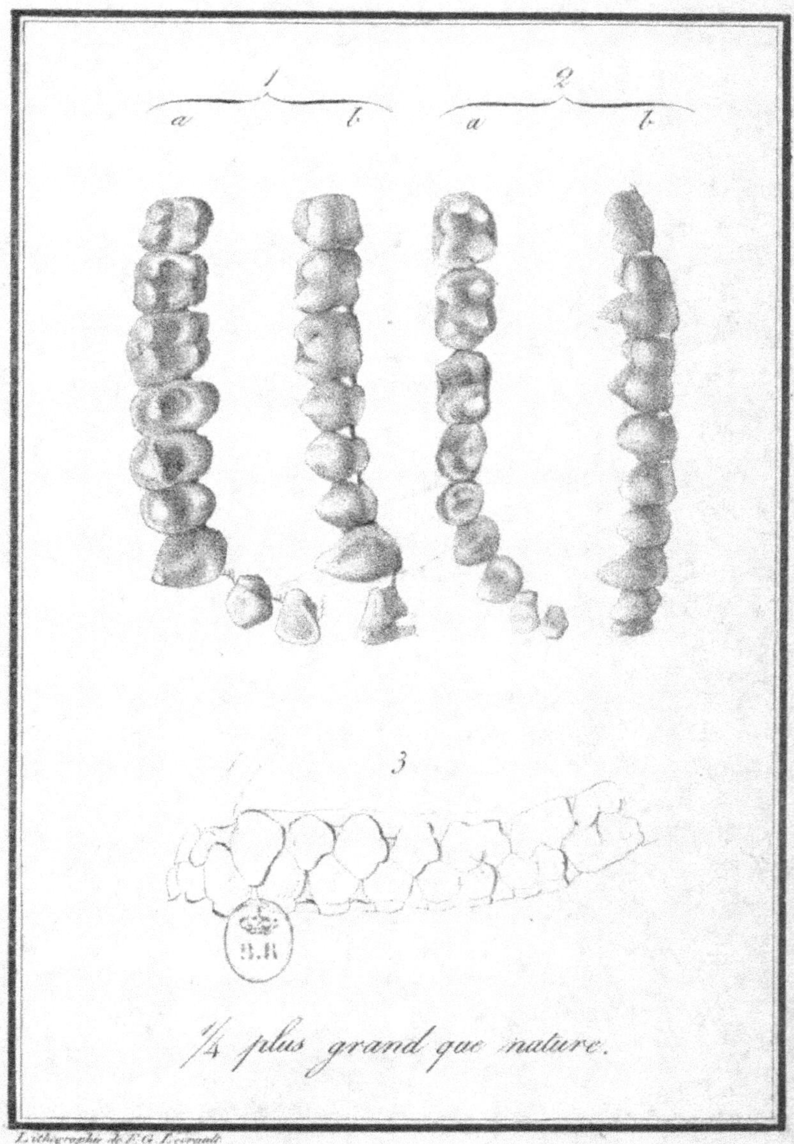

¼ plus grand que nature.

N.º 7.

tiré le type de ce système de dentition, et il s'applique
à tous les quadrumanes que l'on réunit aujourd'hui
dans les deux genres macaques et cynocéphales.

———

N° VII.

ALOUATES, ATÈLES, SAJOUS, SAIMIRIS.

56 DENTS.	18 supérieures.	4	Incisives.
		2	Canines.
		12	Mâchelières.
	18 inférieures.	4	Incisives.
		2	Canines.
		12	Mâchelières.

A LA MACHOIRE SUPÉRIEURE, la première incisive est
large et en forme de coin; la seconde, plus étroite que
la première, se termine en pointe mousse; après ces
dents vient un petit intervalle vide et ensuite la canine,
qui, suivant les genres, présente des variations que
nous indiquerons plus bas. Les trois premières mâchelières, ou fausses molaires, se ressemblent par leurs
formes : elles ont un tubercule pointu à leur bord externe, et un autre moins saillant et plus obtus à leur bord
interne; ces tubercules sont séparés par un sillon d'autant plus large et plus profond que la dent est moins
usée. Les trois dernières mâchelières, ou vraies molaires, présentent quatre tubercules principaux : deux
à leur bord externe, qui sont à peu près de même grosseur, et deux au bord interne, l'antérieur plus grand
que le postérieur; et lorsque le sommet des tubercules
des fausses et des vraies molaires est usé, les bords
de l'émail présentent la figure d'un losange aux tubercules extérieurs, et la figure d'un croissant aux inté-
rieurs. Ces dents diffèrent un peu par leur grandeur

relative, suivant les genres, et c'est aussi ce que nous ferons connaître plus bas.

A LA MACHOIRE INFÉRIEURE, la première incisive est plus étroite que la suivante, qui est coupée obliquement sur son bord voisin de la canine; et leur face externe est droite, tandis que l'interne est concave. La canine est plus ou moins allongée, suivant les genres, comme nous le verrons bientôt. La première fausse molaire ne présente qu'une pointe à son bord externe et une côte saillante et longitudinale à son bord interne, laquelle unit la pointe à un rebord qui embrasse cette dent à son collet. Les deux suivantes présentent deux pointes, une à leur bord interne, et l'autre à leur bord externe, qui sont à peu près aussi saillantes l'une que l'autre. Les trois dernières mâchelières, ou les vraies molaires, se composent de quatre tubercules, et ressemblent aux analogues de la mâchoire opposée.

DANS LEUR SITUATION RÉCIPROQUE, ces dents sont dans les mêmes rapports que celles que nous avons décrites jusqu'à présent.

Nous avons dit qu'on observait quelques différences, suivant les genres, entre les dents qui se rapportent au type que nous venons de décrire.

Ainsi, les alouates ont des canines qui ne sont guère plus saillantes que les premières mâchelières, ou fausses molaires. Les atèles, par contre, ont ces dents presque aussi longues, aussi arquées et aussi fortes que celles des guenons; et sous ces divers rapports les canines des sajous et des saïmiris semblent tenir le milieu entre celles des deux premiers genres. Les fausses molaires supérieures vont en augmentant de grandeur de la première à la troisième ou dernière chez les alouates et les atèles; et elles vont plutôt en croissant dans le sens

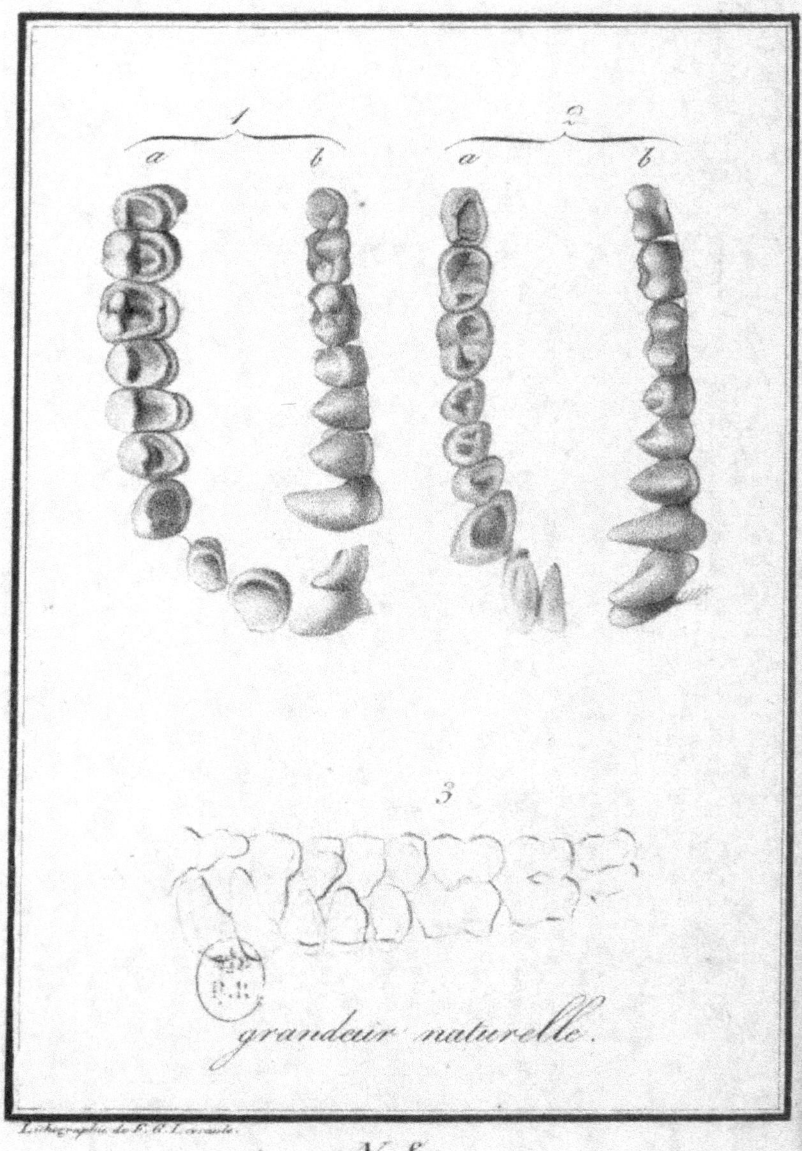

N. 8.

opposé chez les sajous et les saïmiris ; de plus, elles sont
plus épaisses, de leur face externe à leur face interne,
chez ces derniers, que les vraies molaires, tandis que,
chez les autres, la plus grosse fausse molaire n'est pas
plus épaisse que la première vraie molaire. Les fausses
molaires inférieures sont à peu près de même grandeur
chez les alouates, les atéles, les sajous et les saïmiris.

Les vraies molaires supérieures vont en diminuant
sensiblement de grandeur, de la première à la dernière,
chez l'alouate, le sajou et le saïmiri ; et elles sont à peu
près de grandeur égale chez l'atèle. On observe de plus,
chez l'alouate, sur la première de ces dents, un tubercule mince, et comme en relief, à la base et sur la face
des deux tubercules externes. Ces mêmes dents, à la mâchoire inférieure, vont en décroissant chez le sajou et
le saïmiri, et elles sont de grandeur égale chez l'alouate
et l'atèle.

C'est de l'alouate fauve que nous avons tiré, pour
notre dessin, ce système de dentition

N° VIII.

SAKIS.

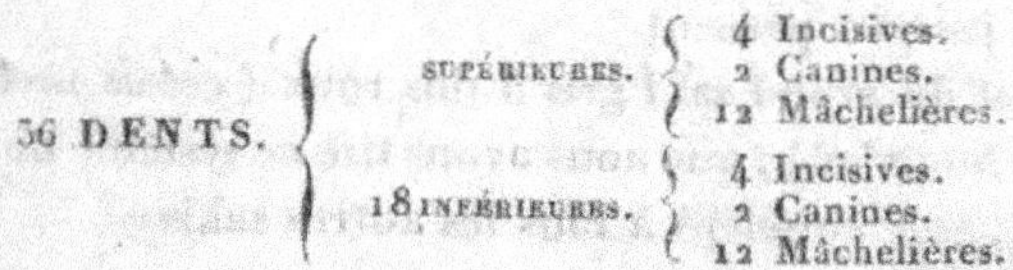

A LA MACHOIRE SUPÉRIEURE, la première incisive est
arrondie par son bord inférieur, échancrée à son bord
externe, et très-fortement excavée à sa face interne ;
la seconde incisive est en tout semblable à la première, mais de moitié plus petite. La canine présente

une pointe aiguë, et dépasse de peu la mâchelière qui la suit. Celle-ci est la première et la plus petite des fausses molaires ; elle a une pointe à son bord externe, et un talon à son bord interne ; les deux fausses molaires qui la suivent sont d'égale grandeur, et ont les formes de la première, avec une crête qui borde leur face interne. Les deux vraies molaires suivantes, d'égale grandeur, rappellent les formes des dents analogues que nous avons décrites dans le numéro précédent; seulement celles des sakis sont bordées d'une crête saillante à leur face interne. La dernière, plus petite que les deux précédentes, a une forme particulière : elle présente deux crêtes en arc de cercle à son bord interne, circonscrites l'une dans l'autre, et une qui la borde extérieurement.

A la mâchoire inférieure, la description que nous avons donnée des dents de cette mâchoire chez les alouates, convient tout - à - fait à celle des sakis; seulement, la dernière vraie molaire semble ne pas se terminer par deux tubercules, mais par une crête arrondie.

Dans leur position réciproque, ces dents se trouvent dans les mêmes rapports que celles que nous avons décrites jusqu'à présent.

C'est du grand saki gris à dos roux (*cebus melanochir*, Neuwied), que nous avons tiré ce système de dentition, et il convient à tous les autres sakis.

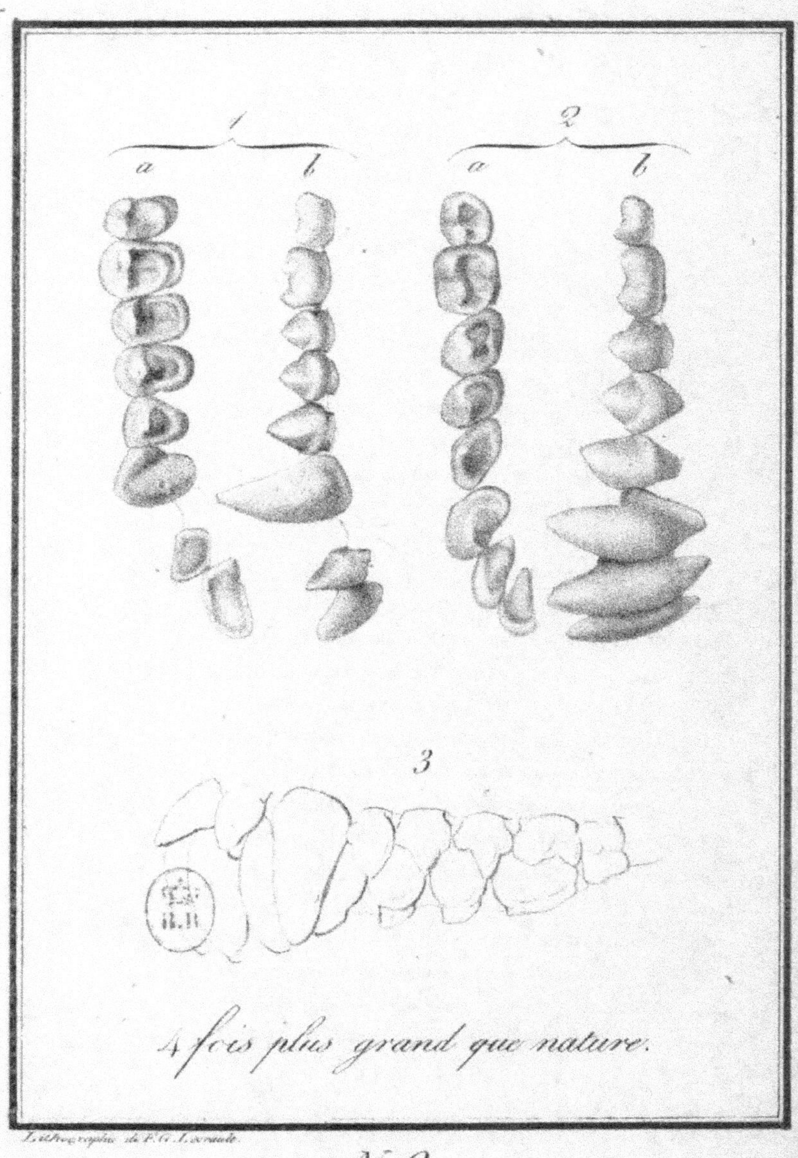

1
a b
2
a b
3
4 fois plus grand que nature.
Lithographie de F. G. Levrault.
N. 9.

N° IX.

OUISTITI.

52 DENTS.
{
16 SUPÉRIEURES. {
4 Incisives.
2 Canines.
10 Mâchelières.
}
16 INFÉRIEURES. {
4 Incisives.
2 Canines.
10 Mâchelières.
}
}

A LA MACHOIRE SUPÉRIEURE, les incisives sont semblables à celles des sakis; mais au lieu d'être parallèles,
comme elles le sont à peu près chez les quadrumanes
dont nous avons parlé jusqu'à présent, elles sont disposées sur un arc de cercle assez petit. Les canines sont
longues, arquées et tranchantes postérieurement. Trois
fausses molaires viennent après la canine; elles ont
une pointe à leur bord externe, et un talon à leur bord
interne; elles sont plus larges d'une face à l'autre que
d'avant en arrière, et vont en augmentant de grandeur
de la première à la troisième. La mâchelière qui suit,
et qui est une vraie molaire, est très-grande, comparativement aux autres, et elle ne diffère des fausses molaires que parce qu'elle présente deux tubercules pointus à son bord externe, avec un rudiment de tubercule
intermédiaire. La dernière mâchelière ressemble à la
précédente; seulement elle est de moitié plus petite.

A LA MACHOIRE INFÉRIEURE, la première et la seconde
incisive se ressemblent pour la forme, seulement la dernière est un peu plus forte, et ces dents sont disposées
sur un arc de cercle, et non pas sur une ligne droite. La
canine ressemble tout-à-fait à la seconde incisive. Trois
fausses molaires, à une pointe à leur bord externe, et à
un rebord en forme de talon à leur bord interne, réunies par une crête longitudinale, suivent la canine.

Vient ensuite une vraie molaire très-grosse et à quatre
tubercules. Enfin la mâchoire se termine par une petite
molaire, qui présente à peu près les formes de la précédente.

Dans leur position réciproque, ces dents se trouvent
dans les mêmes rapports que celles que nous avons décrites jusqu'à présent.

C'est d'un ouistiti que nous avons tiré ce système de
dentition, qui est aussi celui du tamarin, du mari-
kina, etc.

N° X.

MAKIS, INDRIS.

$$36 \text{ DENTS.} \begin{cases} 18 \text{ supérieures.} \begin{cases} 4 \text{ Incisives.} \\ 2 \text{ Canines.} \\ 12 \text{ Mâchelières.} \end{cases} \\ 18 \text{ inférieures.} \begin{cases} 6 \text{ Incisives.} \\ 2 \text{ Canines.} \\ 10 \text{ Mâchelières.} \end{cases} \end{cases}$$

A la mâchoire supérieure, la première incisive est
plus petite que la seconde, terminée par une ligne
droite et en forme de coin ; la seconde est coupée obliquement d'arrière en avant, et ces dents sont placées
l'une devant l'autre ; la seconde presque entièrement
cachée par le bord antérieur de la canine. Ces deux
dents sont en outre séparées des deux analogues de
l'autre côté de la mâchoire, par un intervalle vide
très-considérable, les os incisifs étant, dans cette partie,
d'une *minceur* si grande qu'aucune dent ne pourrait y prendre racine. La canine est mince, large,
arquée, tranchante en avant et en arrière, aplatie
à la face externe et renforcée, à sa face interne, par
une saillie qui la rend triangulaire. Trois fausses mo-

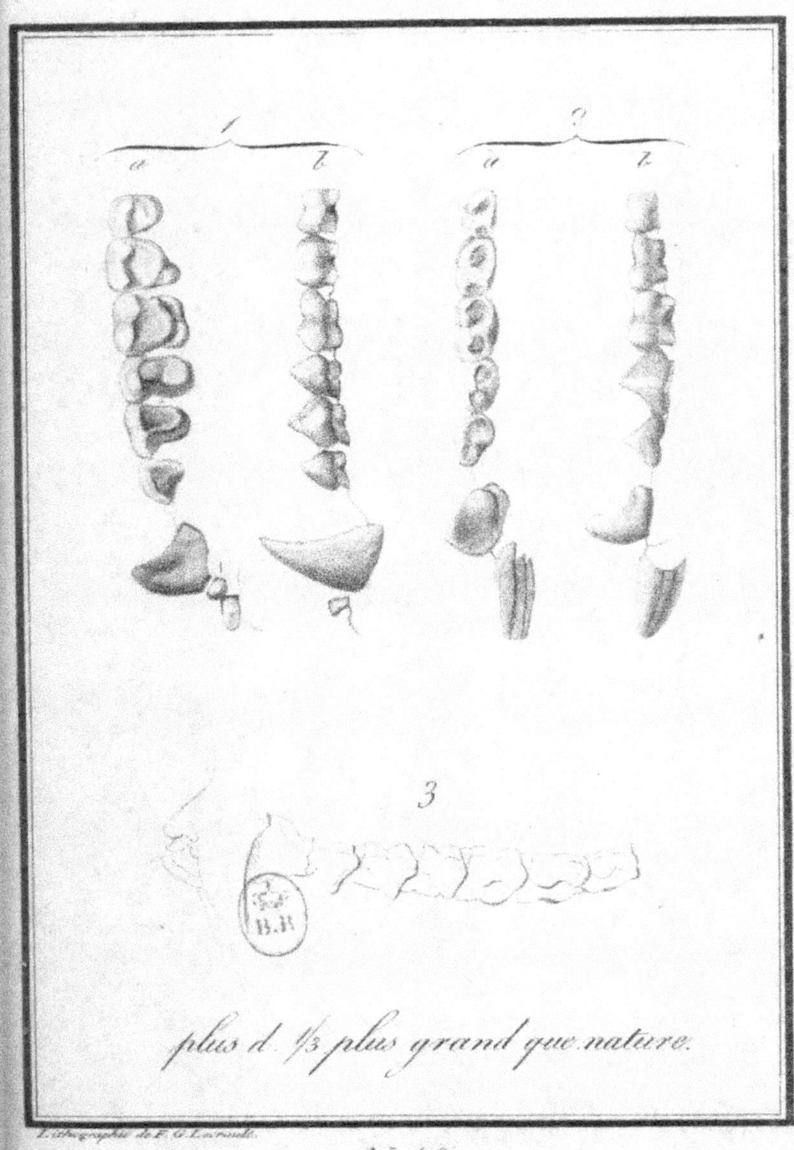

N. 10.

laires suivent la canine, après un intervalle vide ; la
première, qui est la plus petite, ne présente qu'une
pointe assez aiguë triangulaire, garnie à sa base d'une
légère saillie sur chacun de ses angles ; la seconde,
un peu plus grande que la première, lui ressemble,
si ce n'est que les saillies de la base se sont étendues
en un talon très-sensible ; et ce talon est devenu un
tubercule dans la troisième, qui du reste a tous les
caractères des deux premières. Des trois vraies molâi-
res qui suivent, la première est la plus grande ; elle
présente, sur son bord externe, deux tubercules assez
grands, deux plus petits sur son bord interne, et deux
dans son milieu, l'un très-grand, correspondant à la
partie moyenne des tubercules du bord interne et
appuyé contre eux ; l'autre très-petit, situé entre le
tubercule postérieur du bord externe et l'analogue du
bord interne. La seconde vraie molaire a les deux tubercules de son bord externe ; mais il ne reste plus que
l'antérieur de la face interne, et le gros tubercule moyen
s'est étendu en une crête qui remplit toute l'épaisseur
de la dent d'avant en arrière. La dernière de ces dents,
beaucoup plus petite que les autres, a deux tubercules
à son bord externe ; et son bord interne est circonscrit
par une crête saillante, qui, par son épaisseur, pourrait être considérée comme un tubercule mousse.

A la machoire inférieure, les deux premières incisives
sont très-minces, très-longues et rapprochées de manière à figurer les dents d'un peigne ; la troisième est
plus grande, et coupée obliquement du côté de la canine,
et ces dents sont fortement couchées en avant. La canine,
qui suit presque immédiatement les incisives, est petite,
triangulaire et semblable à une fausse molaire : celles-
ci sont au nombre de deux ; la première petite, triangu-

laire et à une seule pointe ; la seconde, également à une
seule pointe principale, mais très-épaisse, et les deux
plans obliques qui la terminent en avant et en arrière,
creusés d'un sillon qui, la partageant légèrement en
deux parties, semblent former le commencement
d'une seconde pointe. Les trois vraies molaires, qui
viennent ensuite, vont en diminuant de grandeur de
la première à la dernière, et présentent les mêmes
détails de forme : la partie antérieure a deux pointes
formées par un léger sillon qui partage longitudinalement la dent en deux parties, c'est-à-dire, qu'une
de ces pointes est au bord externe, et l'autre au
bord interne de la dent. La partie postérieure présente,
dans sa partie moyenne, une dépression circulaire,
bordée par une crête qui s'élève en avançant vers la face
externe, où elle prend la forme d'un tubercule.

Dans leur position réciproque, les incisives supérieures ne correspondent qu'avec le bord postérieur des
troisièmes incisives inférieures ; et ces dernières par
leur extrémité, ainsi que les deux premières, ne sont
en rapport qu'avec l'intervalle vide qui sépare les deux
paires d'incisives supérieures. La canine supérieure,
oppose sa face postérieure et intérieure au bord antérieur de la canine d'en bas, qui vient cacher sa pointe
dans une dépression qui se trouve à la base de la canine opposée, du côté interne : circonstances très-diffé-
rentes de ce que nous avons vu jusqu'ici ; car, depuis
l'homme jusqu'aux ouistitis inclusivement, les canines
inférieures se placent toujours en avant des supérieures.
Les fausses molaires d'une mâchoire remplissent les
vides que laissent entre elles celles de l'autre mâchoire ;
et les vraies molaires sont tout-à-fait opposées couronne à couronne, de manière que les tubercules des

dents d'une mâchoire remplissent les sillons et les vides qui séparent les tubercules des dents de la mâ- choire opposée ; seulement , les tubercules antérieurs des molaires d'en bas remplissent les vides qui se trouvent entre les dents analogues de la mâchoire d'en haut , et de telle manière que les premières se trouvent portées en avant des secondes.

Ce système de dentition nous a été donné par le ma- ki à front blanc. Le maki rouge montre quelques différences dans ses vraies molaires : leur bord in- terne ne présente point de tubercules ; il est garni d'une simple crête un peu plus épaisse à sa partie an- térieure qu'à sa partie postérieure ; le gros tubercule moyen est seul dans la première , et la dernière est tout-à-fait semblable aux autres , quoique plus pe- tite ; il résulte de là que ces dents sont un peu plus larges à leur partie externe qu'à leur partie interne ; ce qui n'est pas dans les dents analogues du maki à front blanc. Dans ce maki rouge, l'extrémité de la troisième incisive inférieure correspond avec une par- tie de la première incisive supérieure , ce qui produit une échancrure sur celle-ci.

N. B. Le système de dentition de l'indri ne nous est connu que par l'extrémité de ses mâchoires , et voici ce qu'il nous offre :

A LA MACHOIRE SUPÉRIEURE , des incisives semblables à celles du maki rouge ; une canine très-courbée et tout- à-fait semblable à deux fausses molaires qui se trou- vent immédiatement à côté d'elle et qui n'ont qu'une seule pointe.

A LA MACHOIRE INFÉRIEURE , deux incisives seulement : la première très-étroite , et la seconde plus large ; mais toutes deux couchées en avant , comme celles des makis. La canine petite, et semblable à une fausse molaire qui la suit, qui n'a qu'une seule pointe, et qui est beaucoup plus large d'avant en arrière, qu'épaisse du bord externe au bord interne.

N° XI.

GALAGOS, LORIS.

<table>
<tr><td rowspan="6">56 DENTS.</td><td rowspan="3">18 supérieures.</td><td>4 Incisives.</td></tr>
<tr><td>2 Canines.</td></tr>
<tr><td>12 Mâchelières.</td></tr>
<tr><td rowspan="3">18 inférieures.</td><td>6 Incisives.</td></tr>
<tr><td>2 Canines.</td></tr>
<tr><td>10 Mâchelières.</td></tr>
</table>

A LA MACHOIRE SUPÉRIEURE, les deux incisives sont petites, arrondies à leur extrémité, et à bord tranchant. Ces dents sont placées avec les deux semblables de la même mâchoire, sur une ligne courbe; et non pas l'une devant l'autre, comme chez les makis. La canine est aplatie à sa face externe, et anguleuse à la face interne, et aucun intervalle ne la sépare des incisives ; mais elle est séparée par un léger vide des mâchelières (fausses et vraies molaires) qui ressemblent entièrement à celles des makis, si ce n'est que les tubercules, ou plutôt la crête du bord interne des vraies molaires (1), au lieu d'être plus saillans à la partie antérieure , sont chez les galagos plus saillans à la partie postérieure, comme on peut le voir par la comparaison des figures.

A LA MACHOIRE INFÉRIEURE, les incisives sont semblables à celles des makis, mais moins couchées en avant. La canine est longue, crochue et arrondie à sa face externe, ce qui la distingue essentiellement de celles

____

(1) *Voyez* ce que nous disons des vraies molaires du maki rouge.

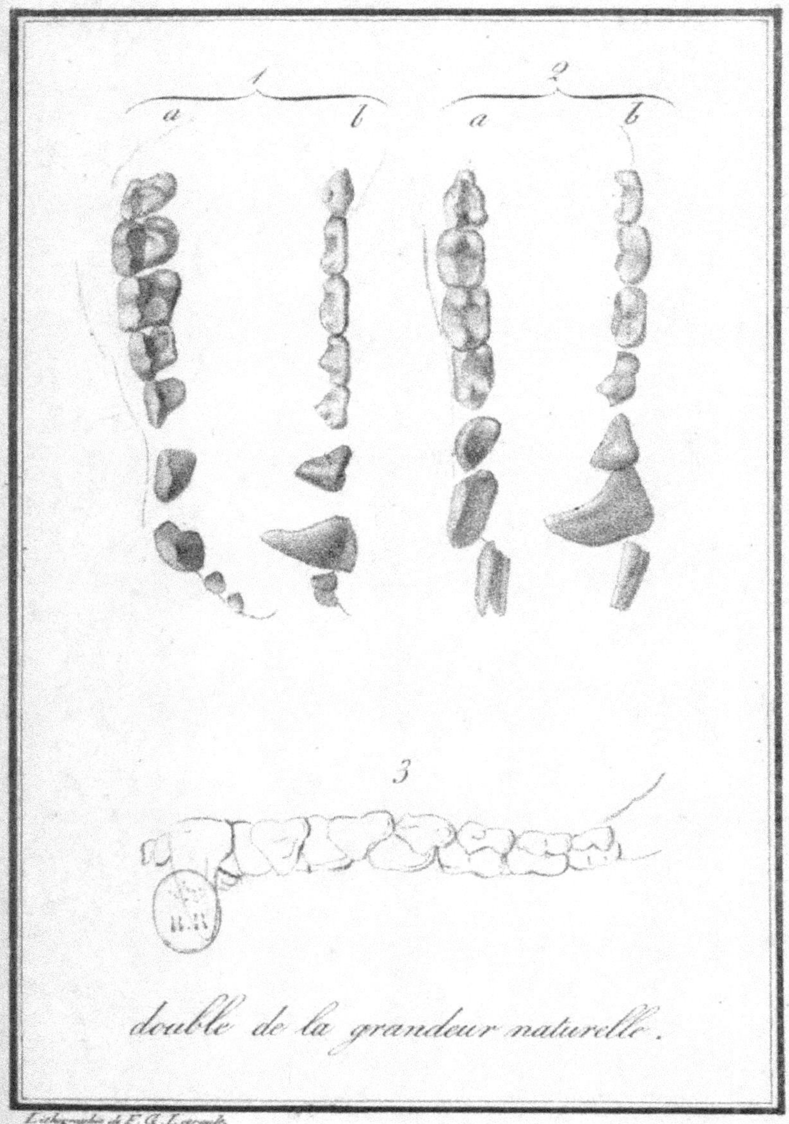

double de la grandeur naturelle.

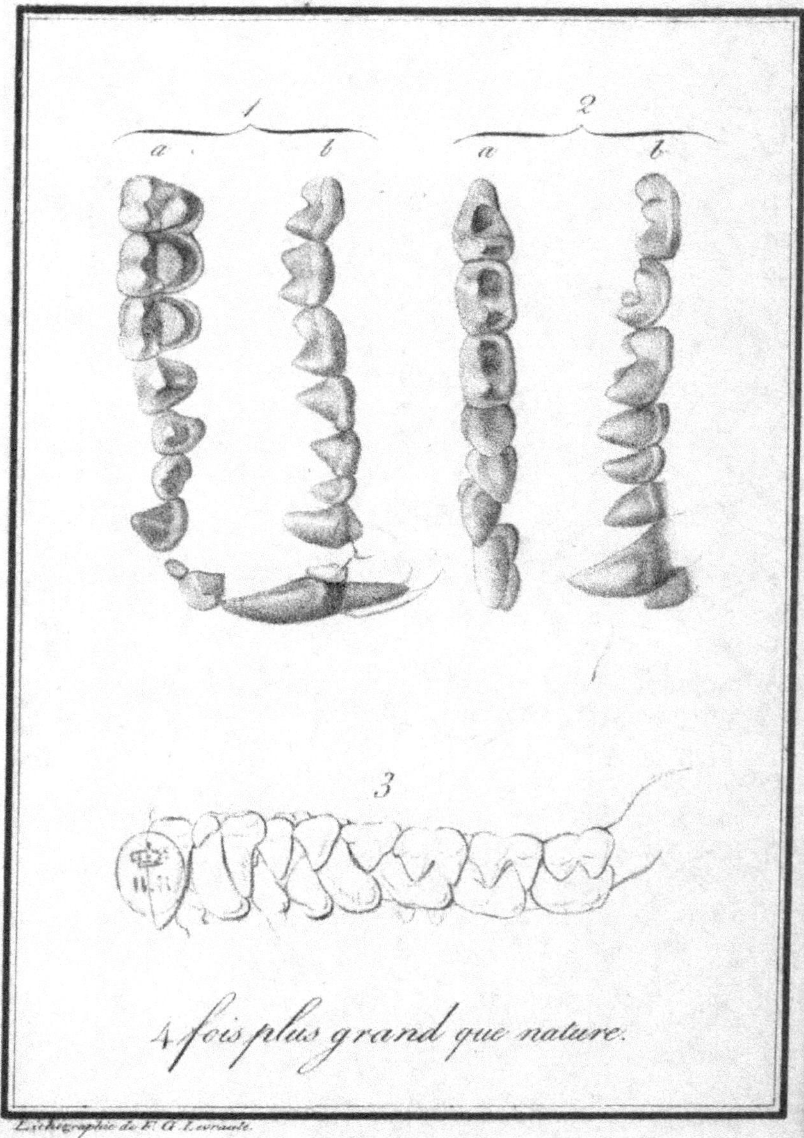

4 fois plus grand que nature.

N. 11. bis.

des makis ; mais, pour les mâchelières, ces animaux et les galagos se ressemblent tout-à-fait.

Dans leur position réciproque, nous ne voyons de différence sous ce rapport entre les galagos et les makis qu'en ce que les grandes incisives inférieures et supérieures se trouvent opposées l'une à l'autre par leur extrémité.

C'est du grand galago que nous avons tiré ce système de dentition, qui se rapporte au petit galago, au lori grêle, à celui de Ceylan, au lori paresseux, au maki nain, à de très-légères exceptions près seulement, qui ne portent que sur les incisives et les fausses molaires.

N° XI *bis.*

TARSIER.

54 DENTS.	18 SUPÉRIEURES.	4 Incisives.
		2 Canines.
		12 Mâchelières.
	16 INFÉRIEURES.	2 Incisives.
		2 Canines.
		12 Mâchelières.

A la machoire supérieure, la première incisive est très-longue, très-forte, droite, arrondie en dehors, aplatie en dedans, et pointue. La seconde est une petite pointe presque imperceptible, de la forme de la précédente. La canine, plus petite que la première incisive, mais plus grande que la seconde, est à peu près droite, arrondie à sa face externe, anguleuse à sa face interne, et terminée en pointe. La première fausse molaire ressemble à la canine, mais est de moitié plus petite qu'elle ; la seconde, un peu plus grande que la précédente, en diffère parce qu'à sa base interne se montre le rudiment d'une petite pointe ; la troisième, plus grande que celle qui la précède, en a toutes les formes, mais elles sont plus marquées. Les trois vraies molaires se ressemblent : elles présentent deux tubercules pointus à leur bord externe, l'un antérieur et l'autre postérieur, et un très-gros à leur bord interne ; ces tubercules sont séparés par un creux profond qui se trouve dans la partie centrale de la couronne ; et l'on aperçoit, entre les tubercules externes et le tubercule interne, deux petites pointes, que nous retrouverons, mais plus développées, dans le système de dentition des galéopithèques. Ces vraies molaires sont un peu moins larges à leur face interne qu'à leur face externe, et une légère crète circonscrit leur couronne.

A la machoire inférieure, la première incisive est très-petite et pointue ; la seconde est plus longue, crochue, et a toute la forme d'une véritable canine ; en avant elle est arrondie, et triangulaire en arrière. Les deux dents qui viennent ensuite sont petites, à une seule pointe, et se ressemblent entièrement ; la suivante ne diffère des deux premières, que parce qu'elle est d'un tiers plus grande. De ces trois dents, la première doit-elle être considérée comme une canine, ou ne sont-elles l'une et l'autre que de fausses molaires ? C'est ce que je n'entreprendrai pas de décider. Les trois vraies molaires sont de même grandeur l'une que l'autre ; on y distingue deux parties : l'une antérieure, composée de trois pointes disposées en triangle, et plus petite que la postérieure, qui présente deux pointes, l'une à son bord externe et l'autre à son bord interne, séparées par un creux profond.

Dans leur position réciproque, les mâchelières sont dans les mêmes rapports que celles des makis et des galagos ; mais les grandes incisives inférieures correspondent à la base des grandes incisives supérieures, et

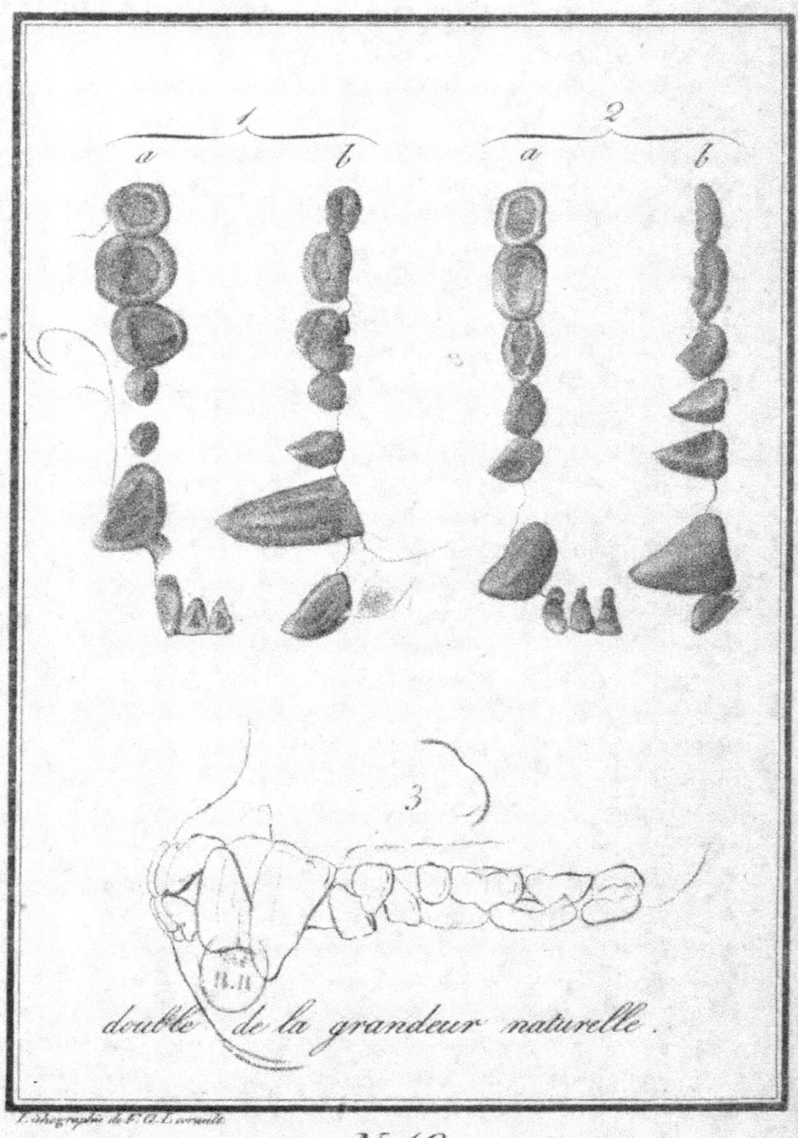

1
a b
2
a b
3
double de la grandeur naturelle.
N. 12.

les canines supérieures répondent à l'intervalle que laissent entre elles les incisives et les canines (ou premières fausses molaires) inférieures ; rapports que, jusqu'à présent, nous n'avons point encore observés.

C'est du tarsier que nous avons tiré ce système de dentition, qui rapproche beaucoup plus cet animal des galéopithèques, et même des chauve-souris, que des quadrumanes.

N° XII.

LE POTTO.

5 DENTS.	18 SUPÉRIEURES.	6 Incisives. 2 Canines. 10 Mâchelières.	
	18 INFÉRIEURES.	6 Incisives. 2 Canines. 18 Mâchelières.	

Le Potto s'éloigne, à beaucoup d'égards, des quadrumanes, mais il ne se rapproche guère plus des carnassiers ; et c'est par l'impossibilité où nous sommes de le réunir à un des ordres établis, que nous le plaçons entre les deux, avec lesquels il a le plus de rapports.

A la machoire supérieure, les deux premières incisives se ressemblent ; elles sont terminées par des ligues droites, et, usées obliquement à leur face interne, elles ont la forme d'un coin ; la troisième, plus grande que les autres, est coupée obliquement du côté de la canine, et elle est arrondie à son extrémité ; après un intervalle assez grand, vient la canine, arrondie à sa face externe, aplatie à sa face interne, sillonnée longitudinalement sur l'une et sur l'autre, et tranchante postérieurement. Les deux fausses molaires qui suivent sont petites et à une seule pointe ; la première est un peu plus longue que la seconde, mais celle-ci est plus épaisse. La première molaire est fortement creusée dans son milieu longitudinalement aux mâchoires ; il en résulte deux crêtes, une au bord interne et l'autre au bord externe ; la première est peu épaisse et simple ; la seconde, plus épaisse, est partagée dans son milieu par une légère dépression qui forme deux légers tubercules. Cette dent est plus étroite à sa partie interne qu'à sa partie externe. La suivante ne diffère de celle qui la précède que par ce qu'elle est aussi large à sa partie intérieure qu'à sa partie extérieure, et qu'elle est plus grande. La dernière, plus petite que les deux autres, est circulaire, creusée dans son milieu, et revêtue, sur ses bords, d'un bourrelet d'émail.

A LA MÂCHOIRE INFÉRIEURE, les incisives, un peu plus petites que celles de la mâchoire opposée, leur ressemblent du reste tout-à-fait, excepté la troisième qui est moins longue et coupée moins obliquement. La canine est très-épaisse à sa base et terminée postérieurement par une face oblique et aplatie. Les fausses molaires sont semblables à celles de l'autre mâchoire, avec une forme un peu plus crochue. La première molaire est plus élevée antérieurement que postérieurement, creusée dans son milieu, et garnie sur ses bords d'une crête d'émail. La seconde, qui est plus grande, ainsi que la troisième, présentent aussi pour caractère une partie centrale creusée et des bords d'émail relevés en crêtes, sur lesquelles s'observent de légères dépressions.

DANS LEUR POSITION RÉCIPROQUE, ces dents sont semblables à celles des quadrumanes.

Le Potto, qui donne ce système de dentition, est, comme on sait, une espèce isolée, qui n'a, jusqu'à présent, point d'espèces congénères.

INSECTIVORES.

L'ordre des insectivores, considéré sous le rapport des dents, forme une division tout aussi naturelle que celle des quadrumanes, laquelle tient d'une part à ces derniers animaux, et de l'autre aux carnassiers : mais alors elle ne renferme pas seulement les genres qui y ont été réunis jusqu'à ce jour, c'est-à-dire les chauve-souris, les galéopithèques, les hérissons, les musaraignes, les desmans, les scalopes, les chrysochlores, les taupes, les condylures, les cladobates et les tenrecs (je ne parle point des roussettes, qui ne sont point insectivores) ; car on ne peut, sans violer toutes les analogies, en séparer les didelphes carnassiers, les péramèles, les dasyures et les sarigues, qui se rattachent aux insectivores par des caractères plus nombreux et plus importans que ceux qui ont porté à les réunir aux autres marsupiaux. En effet, lorsqu'on embrasse d'une manière générale le système de dentition de l'ordre des insectivores, tel que nous venons de le présenter, on saisit sans peine les rapports nombreux qui unissent entre eux les différens genres dont cet ordre est formé, ainsi que ceux qui les unissent aux quadrumanes et aux carnassiers. On les voit d'une part présenter tous le même système de dentition, et de l'autre n'offrir, dans la forme de leurs molaires, qu'une modification de la molaire des tarsiers et de la tuberculeuse des mangoustes ou des paradoxures. Cependant ces genres eux-mêmes ne sont pas tellement unis, leurs modifications caractéristiques ne se sont pas faites suivant une progression tellement régulière qu'ils ne forment naturellement quelques groupes bien distincts les uns des autres.

Ainsi on ne peut méconnaître une plus grande analogie, sous le rapport des dents, entre les desmans, les
scalopes, les condylures, les cladobates, les musaraignes,
les taupes et les chauve-souris, qu'entre les tenrecs,
les peramèles, les dasyures et les sarigues ; et les uns
comme les autres se distinguent des galéopithèques,
des chrysochlores et des hérissons, qui forment encore
trois types secondaires dans le système général auquel
tous appartiennent.

Mais si les insectivores forment un groupe naturel,
et si ce groupe peut naturellement se subdiviser, ses
subdivisions ne répondent pas aux modifications d'une
qualité fondamentale et prépondérante d'après laquelle
leurs rapports naturels pourraient s'établir. Chez ces
animaux, les modifications des mâchelières, toutes
formées sur le même modèle, sont légères et peu
susceptibles d'une influence appréciable : ces dents se
composent d'un nombre à peu près fixe de pointes,
situées entre elles dans les mêmes rapports, et qui,
dans l'action des mâchoires, s'engrènent les unes dans
les autres. Il résulte de là que les insectivores ne se
distinguent plus par une disposition plus ou moins
grande à se nourrir de telles ou de telles substances,
mais seulement par les moyens qu'ils ont reçus pour
les apercevoir, les atteindre, les saisir et s'en rendre
maîtres ; ils ne peuvent donc plus être considérés, dans
les méthodes naturelles, comme un ordre du même
rang que l'ordre des carnassiers par exemple, et leurs
divisions ne sont plus, par rapport à eux, que ce que
sont, par rapport aux différens groupes génériques de
ces derniers, les groupes secondaires qui s'y établissent par la considération des organes des sens, du
mouvement, de la génération, etc., etc. A la vérité,

leurs incisives et leurs canines présentent les plus
étranges anomalies. Dans certaines espèces les incisives
prennent un développement considérable et des formes
tout-à-fait singulières ; dans d'autres elles disparaissent entièrement. Chez ceux-ci les canines sont fortes
et crochues comme celles des carnassiers ; chez ceux-
là, elles sont transformées en fausses molaires ou sont
réduites à des dimensions tout-à-fait rudimentaires.
Enfin on voit des incisives et des fausses molaires prendre les formes de canines et en remplir les fonctions,
de sorte qu'il est souvent difficile de caractériser ces
espèces de dents. Leur nom même devient inexact, et
demanderait un changement, si, par le long usage
qu'on en a fait, par l'association qui s'est établie entre
les idées, il n'indiquait la place et les rapports de ces
dents tout aussi exactement que leurs fonctions et leurs
formes. Mais pour apprécier les effets de ces différences, et les faire servir à établir des rapports, il faudrait connaître le naturel et les mœurs des insectivores
plus complétement qu'on ne le fait. Alors seulement on
pourrait employer d'une manière rationnelle ces modifications comme caractères distinctifs ; jusque-là on
n'en pourra guère faire usage qu'empiriquement : aussi
nous attacherons-nous à faire connaître toutes ces différences avec beaucoup de détails.

———————

Les observations précédentes ne se rapportent qu'aux
insectivores proprement dits, et ce sont eux seuls que
nous devrions réunir dans cet ordre. Cependant, comme
les cheiroptères frugivores, les roussettes, ont été jointes
à la famille des cheiroptères insectivores, nous ne les
en séparerons point ; nous avertirons seulement qu'il

n'existe pas d'autre analogie entre ces animaux que celle de leurs ailes, et que le système de dentition des premiers doit être considéré comme le type particulier d'une famille dont il n'est point encore facile d'annoncer les rapports.

N° XIII.

ROUSSETTES.

$$34 \text{ DENTS.} \begin{cases} 16 \text{ Supérieures.} \begin{cases} 4 \text{ Incisives.} \\ 2 \text{ Canines.} \\ 10 \text{ Mâchelières.} \begin{cases} 2 \text{ Fausses molaires.} \\ 8 \text{ Molaires.} \end{cases} \end{cases} \\ 18 \text{ Inférieures.} \begin{cases} 4 \text{ Incisives,} \\ 2 \text{ Canines.} \\ 12 \text{ Mâchelières.} \begin{cases} 2 \text{ Fausses molaires.} \\ 10 \text{ Molaires.} \end{cases} \end{cases} \end{cases}$$

A LA MACHOIRE SUPÉRIEURE, la première et la seconde incisive se ressemblent, elles ont la forme de deux petits cylindres, et sont disposées sur un arc de cercle dont la convexité est en dehors : la seconde est un peu plus reculée que la première. La canine, qui suit immédiatement les incisives, est arrondie en dehors, partagée par un sillon longitudinal à son bord antérieur, anguleuse en arrière et à sa face interne, et bordée par une crête à la base de cette dernière face. Après cette canine naît une petite dent à une seule racine et de forme cylindrique ; c'est une fausse molaire en rudiment. Deux autres molaires, à deux racines et de figure semblable, viennent ensuite, après un petit intervalle vide ; lorsqu'elles ne sont pas usées, elles se composent de deux tubercules, un grand pointu au bord externe, un autre plus petit au bord interne, et d'un talon qui les termine en arrière ; ce qui fait que les tubercules constituent principalement

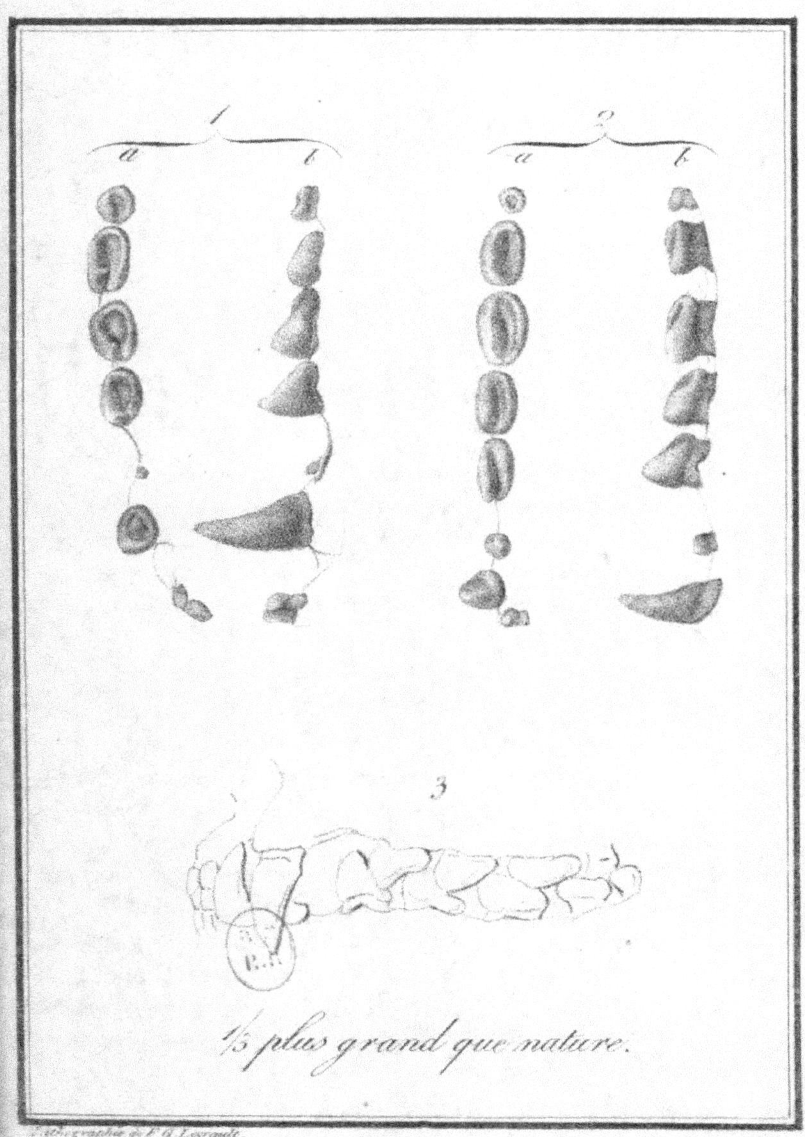

1/3 plus grand que nature.

N.13.

la partie antérieure de ces dents. Dans les très-vieux animaux, ces dents se sont usées et ressemblent à celle qui vient après elles ; leur couronne présente un plan uniforme de figure elliptique avec une petite échancrure à la partie postérieure. La molaire suivante, aussi à deux racines, est un peu plus alongée que les précédentes. La dernière, très-petite, est un peu plus longue d'avant en arrière que d'un côté à l'autre ; sa couronne est tout-à-fait aplatie, et, malgré sa petitesse, elle tient, commé la plus grande, par deux racines aux os maxillaires.

A LA MACHOIRE INFÉRIEURE, la première incisive est plus petite que la seconde ; mais elles ont toutes deux la même forme, celle d'un cylindre, et elles sont placées, l'une par rapport à l'autre, comme celles de la mâchoire opposée et par les mêmes raisons. La canine ressemble à celle de la mâchoire supérieure ; la première fausse molaire est comme celle qui lui est opposée, à une seule racine et de forme cylindrique ; elle est rudimentaire. Les deux premières molaires sont aussi semblables à celles de l'autre mâchoire, dans les jeunes individus comme dans les individus adultes, excepté qu'elles sont un peu moins épaisses et, comparativement à cette épaisseur, un peu plus longues d'avant en arrière. Les deux molaires suivantes présentent des couronnes à peu près plates, et la première est un peu plus grande que la seconde ; sous ce rapport elles diffèrent peu de celles qui les précèdent, et, malgré les différences qui les en distinguent, on voit qu'elles ont au fond la même structure, et que, sans l'usure produite par la mastication (car ce sont les dernières molaires qui s'usent les premières), elles présenteraient à peu près les mêmes apparences. La dernière est une petite dent à couronne plate et de forme elliptique, semblable à l'analogue de la mâchoire opposée, mais un peu plus grande. Enfin ces cinq mâchelières sont toutes à deux racines ; et c'est par cette raison que je n'ai point distingué ces dents par le nom de fausses molaires et de molaires, cette distinction n'étant pas aussi évidente chez ces animaux que chez ceux dont nous avons parlé jusqu'à présent. En effet, les premières mâchelières, à une seule pointe principale, et qui, sous ce rapport, pourraient être considérées comme des fausses molaires, sont aussi grandes que celles qui les suivent et paraissent prendre autant de part que celles-ci à la mastication ou aux diverses fonctions que les dents sont chargées de remplir.

Dans leur position réciproque, les incisives sont opposées l'une à l'autre couronne à couronne, et la canine inférieure passe en avant de la canine supérieure. La fausse molaire rudimentaire inférieure se trouve correspondre à la face interne et extérieure de la canine opposée, et la fausse molaire rudimentaire supérieure au vide qui se trouve entre cette canine et la première mâchelière inférieure ; toutes les autres dents sont en rapport par leur partie antérieure avec la partie postérieure de celles qui leur sont opposées, et ce sont celles de la mâchoire inférieure qui passent en avant des supérieures, comme il en est pour les canines.

Je ne donnerai point les figures des dents de céphalote, de cynoptère, d'harpyie et de macroglosse, parce que celles de roussettes me paraissent suffisantes pour en faire concevoir une idée juste à l'aide des notes suivantes.

CÉPHALOTES.

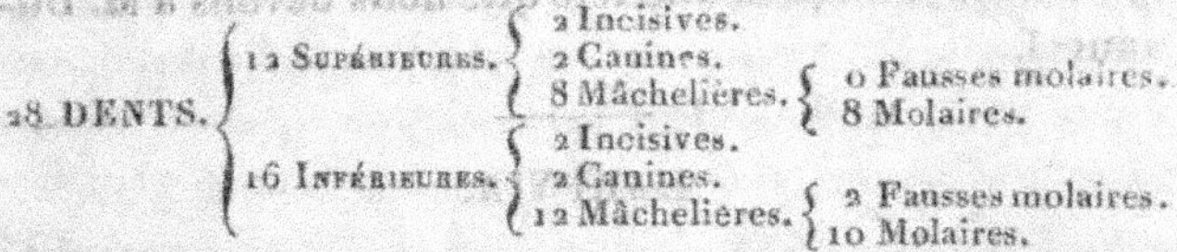

Les céphalotes diffèrent des roussettes en ce qu'elles n'ont que deux incisives au lieu de quatre à chaque mâchoire; et il paraît que ce sont les incisives moyennes des roussettes qui sont restées aux céphalotes. Celles-ci n'ont qu'un très-petit intermaxillaire; et leurs maxillaires s'étant raccourcis, il en est résulté quelques changemens dans les rapports des deux mâchoires. La première molaire correspond, par sa pointe, au talon de la canine supérieure, et l'intervalle entre cette canine et la première molaire est presque réduit à rien.

Ces détails sont tirés de la céphalote de Péron.

CYNOPTÈRES.

<table>
<tr><td rowspan="6">3o DENTS.</td><td rowspan="3">14 Supérieures.</td><td>4 Incisives.</td><td></td></tr>
<tr><td>2 Canines.</td><td></td></tr>
<tr><td>8 Mâchelières.</td><td>2 Fausses molaires.
6 Molaires.</td></tr>
<tr><td rowspan="3">16 Inférieures.</td><td>4 Incisives.</td><td></td></tr>
<tr><td>2 Canines.</td><td></td></tr>
<tr><td>1o Mâchelières.</td><td>2 Fausses molaires.
8 Molaires.</td></tr>
</table>

Les cynoptères ont quatre incisives, et deux fausses molaires en rudiment à chaque mâchoire, comme les roussettes; mais ils manquent entièrement des dernières molaires, d'où il résulte pour eux les mêmes changemens qu'il est résulté pour les céphalotes du manque des fausses molaires; les mâchoires se sont raccourcies: aussi les têtes de cynoptères et de céphalotes ont-elles la plus grande ressemblance.

Je forme ce genre du *pteropus marginatus* de M. Geoffroy, d'après une tête que nous devons à M. Duvaucel.

HARPYIA.

Je ne fais connaître les dents de ce genre établi par Illiger d'après le Vespertilion céphalote de Pallas (Spicil. zool. , f. 3, p. 20, tom. 2.) que par ce qu'en rapporte ce dernier. M. Geoffroy-Saint-Hilaire pense que la différence qui existe entre la dentition de ce vespertilion et celle de son céphalote de Peron vient de la différence qui existait entre l'âge de ces deux animaux. Quoi qu'il en soit, voici ce que Pallas nous fait connaître.

<table>
<tr><td rowspan="6">24 DENTS.</td><td rowspan="3">12 Supérieures.</td><td>2 Incisives.</td><td></td></tr>
<tr><td>2 Canines.</td><td></td></tr>
<tr><td>8 Mâchelières.</td><td>2 Fausses molaires.
6 Molaires.</td></tr>
<tr><td rowspan="3">12 Inférieures.</td><td>0 Incisives.</td><td></td></tr>
<tr><td>2 Canines.</td><td></td></tr>
<tr><td>10 Mâchelières.</td><td>2 Fausses molaires.
8 Molaires.</td></tr>
</table>

Ainsi, cet animal différerait des céphalotes en ce qu'il manque d'incisives inférieures, et des dernières petites molaires à l'une et à l'autre mâchoire.

MACROGLOSSE.

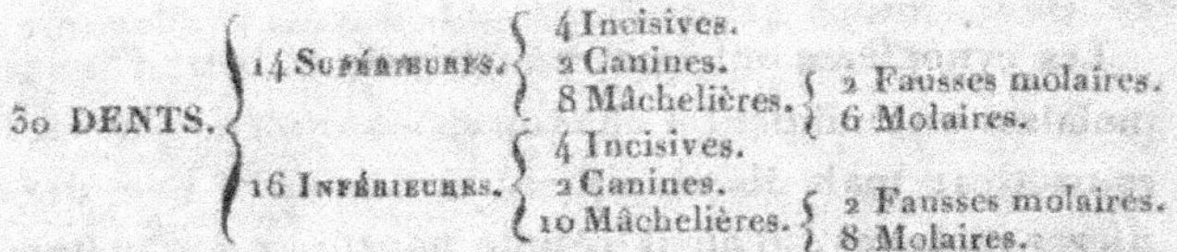

<table>
<tr><td rowspan="6">30 DENTS.</td><td rowspan="3">14 Supérieures.</td><td>4 Incisives.</td><td></td></tr>
<tr><td>2 Canines.</td><td></td></tr>
<tr><td>8 Mâchelières.</td><td>2 Fausses molaires.
6 Molaires.</td></tr>
<tr><td rowspan="3">16 Inférieures.</td><td>4 Incisives.</td><td></td></tr>
<tr><td>2 Canines.</td><td></td></tr>
<tr><td>10 Mâchelières.</td><td>2 Fausses molaires.
8 Molaires.</td></tr>
</table>

Je forme ce genre du *pteropus minimus* de M. Geoffroy (*pteropus rostratus*, Horsfield), et d'après une tête que nous devons à M. Duvaucel, non-seulement à cause des caractères particuliers de ses dents, mais encore à cause

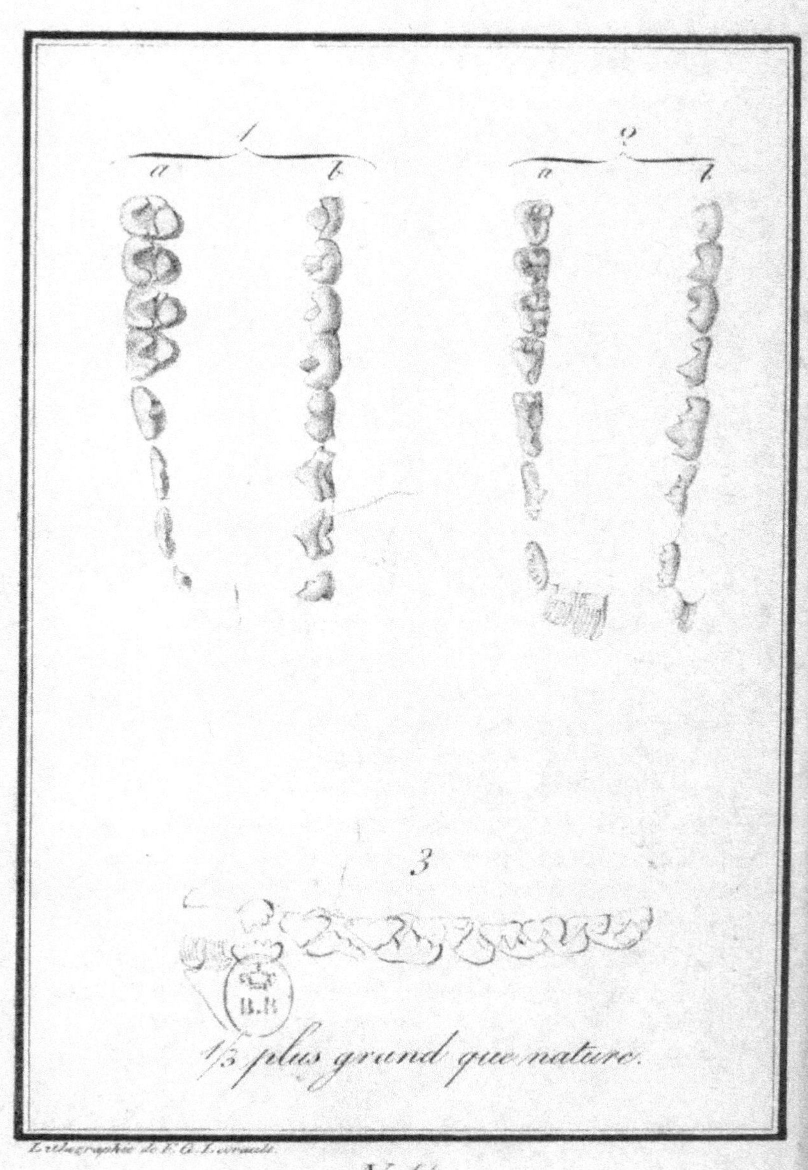
1
a   b
2
a   b
3
1/3 plus grand que nature.
Lithographie de F. G. Levrault.
N. 14.

des caractères particuliers qui résultent des formes de sa tête.

Le macroglosse diffère des roussettes et des cynoptères, avec lesquels il a de commun quatre incisives aux deux mâchoires, d'être tout-à-fait privé de fausses molaires, et d'avoir sa molaire postérieure aussi grande et aussi développée que celle qui la précède, au lieu de l'avoir petite et rudimentaire.

____

N° XIV.

GALÉOPITHÈQUES.

34 DENTS.
{
16 SUPÉRIEURES. { 4 Incisives. / o Canines. / 12 Mâchelières. } { 4 Fausses molaires. / 8 Molaires. }
18 INFÉRIEURES. { 6 Incisives. / o Canines. / 12 Mâchelières. } { 4 Fausses molaires. / 8 Molaires. }
}

Nous considérerons plutôt ces animaux comme faisant le commencement du sous-ordre des insectivores, pourvu de la faculté de voler, que comme en faisant la fin; par là nous les rapprochons de la famille des makis (Lémuriens, Dem.), avec lesquels ils ont plusieurs analogies par les dents, et nous ne séparons pas les chauve-souris des desmans, des taupes, etc., auxquels elles tiennent intimement par la structure de leurs molaires. Nous devons cependant reconnaître que les galéopithèques laissent entre eux et les animaux qui, dans l'ordre que nous admettons, les précèdent et les suivent, une lacune assez grande qu'aucun animal connu ne vient remplir; ils forment donc en réalité un groupe isolé dont le système de dentition pourrait être regardé comme un type, malgré ses analogies incontestables avec celui des insectivores et celui des lémuriens, comme celui des insectivores en fait un malgré ses rapports intimes avec ceux des carnassiers et des quadrumanes.

A LA MACHOIRE SUPÉRIEURE, l'os intermaxillaire, quoique fort étendu, ne porte point de dents à sa partie antérieure; la postérieure en a deux : la première est petite, mince, et présente quatre dentelures formées par trois échancrures profondes; la dentelure antérieure est plus forte que les autres. La seconde incisive a deux racines et présente tous les caractères d'une fausse molaire normale. Deux fausses molaires viennent ensuite; la première, dans les jeunes individus, où elle est une dent de lait, ressemble tout-à-fait à l'incisive qui la précède; mais elle est remplacée par une fausse molaire dont le bord tranchant postérieur est divisé en trois fortes dentelures. La seconde fausse molaire présente deux pointes à l'extérieur qui s'épaississent beaucoup à leur base du côté interne. Les quatre dents qui suivent, et qui sont des mâchelières tuberculeuses, vont en augmentant insensiblement de grandeur de la première à la dernière, et elles ont toutes les mêmes formes. Du côté externe elles présentent deux triangles isocèles, à surface à peu près unie, qui sont placés à côté l'un de l'autre, de manière qu'ils présentent leur côté le plus étroit en dehors, où ils sont moins élevés qu'à leur angle interne. Du côté interne de la mâchoire, qui est plus étroit que l'autre, est un talon arrondi, surmonté d'une pointe qui se couche en dedans de la dent; et entre ce talon et les triangles extérieurs, à la base de l'angle aigu de chacun de ceux-ci, est une petite pointe très-aiguë, et qui est surtout sensible dans les trois dernières dents.

A LA MACHOIRE INFÉRIEURE, la première incisive se

divise en huit lanières, serrées l'une contre l'autre comme les dents d'un peigne très-fin, et les deux lanières latérales sont un peu plus larges et plus épaisses que les autres ; la seconde a neuf divisions , semblables à celles de la première , mais qui vont en augmentant un peu d'épaisseur à mesure qu'elles se rapprochent des fausses molaires ; et ces dents sont fortement couchées en avant. La première fausse molaire ou plutôt la troisième incisive est mince et formée de cinq dentelures qui la font ressembler à une petite crête de coq. La première fausse molaire a la forme des dents normales de cette espèce. La seconde se compose d'abord de trois pointes qui se suivent d'avant en arrière, et dont la moyenne est la plus grande, puis de deux autres pointes à sa partie postérieure, placées parallèlement , l'une en dehors, l'autre en dedans de la dent. Les quatre mâchelières tuberculeuses se ressemblent pour les formes essentielles , seulement elles diffèrent un peu par le développement de leurs parties, et la première est un peu plus petite que celles qui la suivent et qui sont égales entre elles. Ces dents se divisent en deux parties, l'antérieure formée de trois pointes disposées en un triangle équilatéral, et la postérieure composée de trois pointes rangées à peu près sur la même ligne de dedans en dehors. Dans la première, l'angle antérieur du triangle est très-marqué, et la pointe externe de la partie postérieure ne diffère pas sensiblement des autres pointes de la même partie ; dans la seconde , le triangle formé par les pointes de la première partie est devenu isocèle par le rapprochement des deux pointes intérieures, et la pointe externe de la seconde a pris un accroissement remarquable ; enfin, dans la troisième et dans la quatrième, la première partie ne se compose plus que de deux pointes parallèles, l'antérieure ne se voit plus, et la pointe externe de la seconde fait presque, par son étendue, la moitié de la dent.

Dans leur position réciproque, les incisives inférieures sont en rapport avec la partie de l'intermaxillaire dépourvue de dents ; les fausses molaires sont alternes, c'est-à-dire que celles d'une mâchoire répondent par leur partie antérieure à la partie postérieure de celles de la mâchoire opposée, et ce sont les grands tubercules de la seconde partie des tuberculeuses inférieures qui s'engrènent dans le vide qui se trouve entre les deux triangles et le talon des tuberculeuses supérieures ; les pointes de la partie antérieure de ces mêmes tuberculeuses inférieures répondent aux vides que les tuberculeuses opposées laissent entre elles.

N° XV.
CHAUVE - SOURIS.

Nous comprenons sous ce nom commun tous les insectivores proprement dits, caractérisés par l'excessif alongement de leurs bras, de leurs avant-bras et surtout de leurs doigts, entre lesquels s'est étendue la peau pour transformer leurs membres antérieurs en véritables ailes.

Cette famille, extrêmement nombreuse, a été divisée en plusieurs genres, par la considération des incisives et des modifications que présentent les sens et les organes du mouvement. En effet, les chauve-souris ne diffèrent guère l'une de l'autre que par ces parties de leur organisation : chez toutes, sans exception, les vraies molaires et les canines ont la même forme et

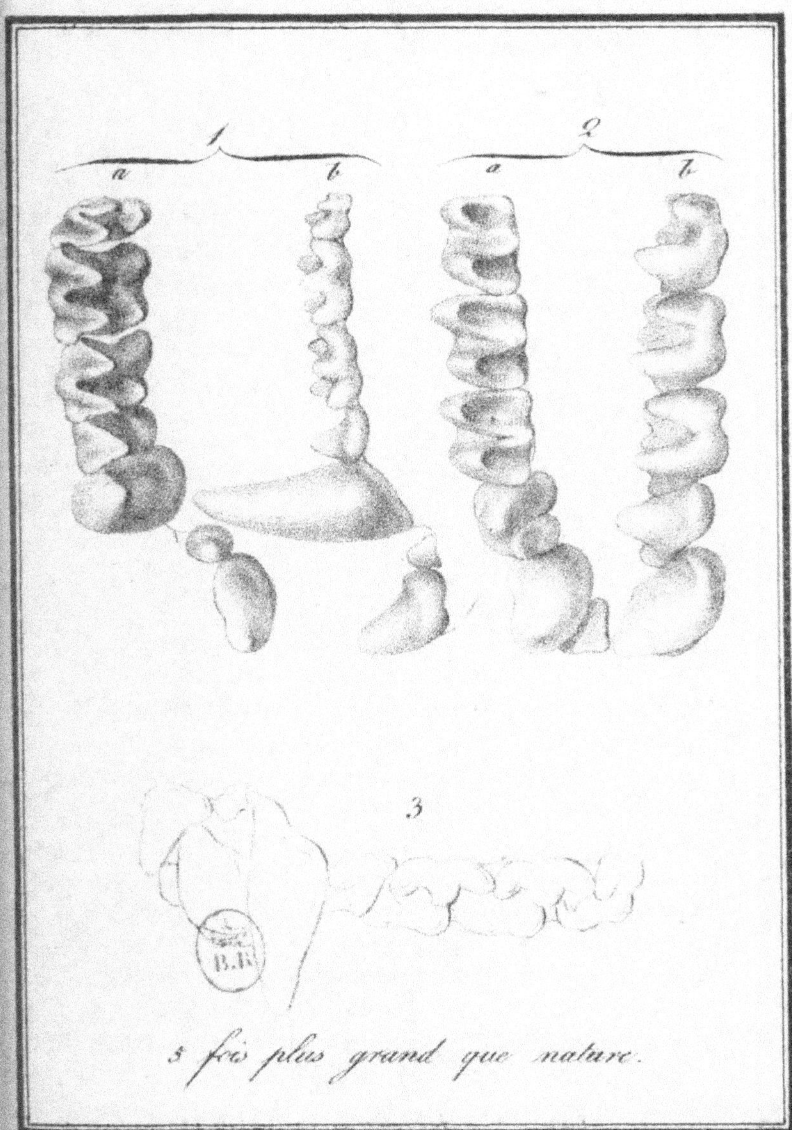

N. 15.

sont en même nombre; cependant ces animaux diffèrent aussi par le nombre de leurs fausses molaires,
nombre qui ne correspond pas toujours à celui de leurs
incisives, et aux autres modifications sur lesquelles les
genres de cette famille reposent. C'est pourquoi après
avoir décrit, d'après une espèce quelconque, les molaires proprement dites et les canines, nous donnerons
le tableau des diverses combinaisons que forment ces
animaux d'après le nombre de leurs fausses molaires
et de leurs incisives, en indiquant les espèces qui se
rapportent à chacune de ces combinaisons, et les différences de formes que ces dernières dents pourront
présenter. Par là nous éviterons des répétitions inutiles
et fastidieuses.

A la machoire supérieure, la canine est forte et anguleuse; elle a la forme générale de ces sortes de
dents, et reçoit, par une dépression antérieure quelquefois très-profonde, et une dépression interne souvent très-profonde aussi, une forme triangulaire. L'on
aperçoit, dans certaines espèces, une côte saillante à la
face externe de cette dent, qui paraît être pour tous les
cheiroptères un organe très-important, une arme puissante, et pour attaquer leur proie, et pour se défendre
contre leurs ennemis. Les fausses molaires les plus
développées, celles qui peuvent être considérées comme
normales pour ces animaux, se composent d'une
pointe et d'une base qui s'étend à leur côté interne
et postérieur, laquelle produit quelquefois une petite
pointe à sa partie antérieure, et ces dents ont toujours deux racines. Les molaires sont au nombre de
trois; la première et la seconde ont la même forme et
diffèrent peu pour la grandeur. Elles présentent, à
leur côté extérieur, deux triangles, ou plutôt deux

prismes parallèles dont la coupe est terminée, à chacun des angles qu'elle présente, par une pointe. Ces deux prismes sont posés sur une base qui se développe à l'intérieur de la dent, et qui se compose, à sa partie antérieure, d'un tubercule fort peu saillant et triangulaire, et à sa partie postérieure d'une simple petite pointe. La dernière molaire, de moitié plus petite que les autres, semble être une de ces premières dents, tronquée obliquement à sa partie externe et postérieure, à cause de la terminaison subite de l'os maxillaire ; de sorte que la moitié du prisme postérieur se trouverait enlevée, ainsi que la petite pointe du talon.

A LA MACHOIRE INFÉRIEURE, les canines, non moins fortes que celles de la mâchoire opposée, sont arrondies en avant, mais aplaties à leur face postérieure et fortement échancrées à leur base dans cette partie. Les fausses molaires normales sont minces, à un tubercule moyen principal, c'est-à-dire qu'elles ont tous les caractères généraux de ces sortes de dents. Les molaires, au nombre de trois, se composent des deux prismes que nous avons vus faire partie essentielle des molaires de la mâchoire opposée ; mais au lieu qu'à celles-ci ils présentent une de leurs faces à l'extérieur, à celles-là ils présentent un de leurs angles, et la pointe de cet angle est ordinairement plus forte que celles des deux autres. Les deux premières de ces dents sont d'égale grandeur, et la troisième est un peu plus petite qu'elles, parce que l'angle postérieur n'est pas entièrement développé.

DANS LEUR POSITION RÉCIPROQUE, les canines inférieures sont en avant des supérieures, comme chez les carnassiers, et les saillies des mâchelières s'engrènent dans les vides de celles qui leur sont opposées.

TABLEAU DU SYSTÈME DE DENTITION
DES CHAUVE-SOURIS. (1)

---

1. VESPERTILIONS, Linn.

38 Dents.
- 18 Sup.
  - 4 Incisives.
  - 2 Canines.
  - 12 Mâchelières. { 6 Fausses molaires. { 2 Normales. 6 Molaires. } 4 Anomales.
- 20 Inf.
  - 6 Incisives.
  - 2 Canines.
  - 12 Mâchelières. { 6 Fausses molaires. { 2 Normales. 6 Molaires. } 4 Anomales.

Les incisives-sup. sont séparées par paires.

Les espèces observées sont : **V.** murin, **V.** à moustaches, **V.** de Bechstein, **V.** émarginé, **V.** (des Terres-Australes), **V.** (pipistrelle du Brésil) (2), **V.** kirivoula.

2. VESPERTILIONS, Geoff.

34 Dents.
- 16 Sup.
  - 4 Incisives.
  - 2 Canines.
  - 10 Mâchelières. { 4 Fausses molaires. { 2 Normales. 6 Molaires. } 2 Anomales.
- 18 Inf.
  - 6 Incisives.
  - 2 Canines.
  - 10 Mâchelières. { 4 Fausses molaires. { 2 Normales. 6 Molaires. } 2 Anomales.

Les incisives-sup. sont séparées par paires, et chaque groupe est très-rapproché de la canine.

Les espèces observées sont : **V.** noctule, **V.** armatus, **V.** pipistrelle, **V.** barbastelle, **V.** de Leïsler.

3. VESPERTILIONS, Geoff.

30 Dents.
- 12 Sup.
  - 2 Incisives.
  - 2 Canines.
  - 8 Mâchelières. { 2 Fausses molaires. { 2 Normales. 6 Molaires. } 0 Anomales.
- 18 Inf.
  - 6 Incisives.
  - 2 Canines.
  - 10 Mâchelières. { 4 Fausses molaires. { 2 Normales. 6 Molaires. } 2 Anomales.

Les incisives-sup. sont très-séparées l'une de l'autre, et très-rapprochées de chaque canine.

Les espèces observées sont : **V.** de l'île Bourbon, **V.** de Java.

---

(1) Ce tableau, qui exigeait des soins très-minutieux et une grande attention, à cause de la petitesse des objets, a été fait sous mes yeux par M. Saulnier.

(2) Espèce confondue avec la pipistrelle, mais qui, je crois, est la même que le *vespertilio brasiliensis* de M. Desmarest. *Nouv. dict.*

4. VESPERTILIONS, Geoff.

32 Dents.
- 14 Sup.
  - 4 Incisives.
  - 2 Canines.
  - 8 Mâchelières.
    - 2 Fausses molaires.
    - 6 Molaires.
      - 2 Normales.
      - 0 Anomales.
- 18 Inf.
  - 6 Incisives.
  - 2 Canines.
  - 10 Mâchelières.
    - 4 Fausses molaires.
    - 6 Molaires.
      - 2 Normales.
      - 2 Anomales.

Les incisives-sup. sont comme chez les noctules.

Les espèces observées sont : **V.** sérotine, **V.** de la Caroline.

5. VESPERTILIONS, Geoff.

32 Dents.
- 14 Sup.
  - 2 Incisives.
  - 2 Canines
  - 10 Mâchelières.
    - 4 Fausses molaires.
    - 6 Molaires.
      - 2 Normales.
      - 2 Anomales.
- 18 Inf.
  - 6 Incisives.
  - 2 Canines.
  - 10 Mâchelières.
    - 4 Fausses molaires.
    - 6 Molaires.
      - 2 Normales.
      - 2 Anomales.

Les incisives-sup. sont comme chez les vespertilions n° 3.
La fausse molaire anomale a la forme d'un petit tubercule placé à la partie interne de la base de la canine ; elle affecte la même forme chez les noctules.

Les espèces observées sont : **V.** lasiure, **V.** de New-Yorck, **V.** paradoxus.

6. OREILLARDS, Geoff.

36 Dents.
- 16 Sup.
  - 4 Incisives.
  - 2 Canines.
  - 10 Mâchelières.
    - 4 Fausses molaires.
    - 6 Molaires.
      - 2 Normales.
      - 2 Anomales.
- 20 Inf.
  - 6 Incisives.
  - 2 Canines.
  - 12 Mâchelières.
    - 6 Fausses molaires.
    - 6 Molaires.
      - 2 Normales.
      - 4 Anomales.

Les incisives-sup. sont comme chez les vespertilions séparées par paires.

Les espèces observées sont : **V.** oreillard.

7. NOCTILIONS, Lin.

28 Dents.
- 14 Sup.
  - 4 Incisives.
  - 2 Canines.
  - 8 Mâchelières.
    - 2 Fausses molaires.
    - 6 Molaires.
      - 2 Normales.
      - 0 Anomales.
- 14 Inf.
  - 2 Incisives.
  - 2 Canines.
  - 10 Mâchelières.
    - 4 Fausses molaires.
    - 6 Molaires.
      - 2 Normales.
      - 2 Anomales.

Les incisives-sup. forment ensemble un groupe séparé des canines ; celles du milieu sont allongées, pointues et en forme de canines ; les latérales sont petites, obtuses et en forme de tubercules.

Les espèces observées sont : **N.** bec-de-lièvre.

8. DYSOPES.

28 Dents.	12 Sup.	2 Incisives. 2 Canines. 8 Mâchelières.	2 Fausses molaires. 6 Molaires.	2 Normales. 0 Anomales.	
	16 Inf.	4 Incisives. 2 Canines. 10 Mâchelières.	4 Fausses molaires. 6 Molaires.	4 Normales. 0 Anomales.	

Les incisives-sup. sont rapprochées, alongées et elliptiques.

Les espèces observées sont : D. mops (1).

9. MYOPTÈRES, Geoff.

26 Dents.	12 Sup.	2 Incisives. 2 Canines. 8 Mâchelières.	2 Fausses molaires. 6 Molaires.	2 Normales. 0 Anomales.	
	14 Inf.	2 Incisives. 2 Canines. 10 Mâchelières.	4 Fausses molaires. 6 Molaires.	2 Normales. 2 Anomales.	

Les incisives-sup. sont rapprochées l'une de l'autre, longues, pointues, et en forme de petites canines; elles se trouvent de même chez les *molosses* et les *nictinomes*.

Les espèces observées sont : M. rat-volant.

10. MOLOSSES, Geoff. (2).

28 Dents.	14 Sup.	2 Incisives. 2 Canines. 10 Mâchelières.	4 Fausses molaires. 6 Molaires.	2 Normales. 2 Anomales.	
	14 Inf.	2 Incisives. 2 Canines. 10 Mâchelières.	4 Fausses molaires. 6 Molaires.		

Chez les molosses et les nictinomes la fausse molaire anomale n'est qu'une petite dent rudimentaire qui se développe au dehors de la mâchoire, entre la canine et la fausse molaire normale.

Les espèces observées sont : M. mulot-volant.

(1) Espèce nouvelle due aux recherches de MM. Diard et Duvaucel dans l'Inde.

(2) Je n'ai pu observer que les dents de la mâchoire supérieure, celles de l'inférieure ont été décrites d'après M. Geoffroy.

11. NICTINOMES, Geoff. (1).

30 Dents.
- 14 Sup.
  - 2 Incisives.
  - 2 Canines.
  - 10 Mâchelières.
    - 4 Fausses molaires.
      - 2 Normales.
      - 2 Anomales.
    - 6 Molaires.
- 16 Inf.
  - 4 Incisives.
  - 2 Canines.
  - 10 Mâchelières.
    - 4 Fausses molaires.
    - 6 Molaires.

Les espèces observées sont : N. d'Égypte.

12. TAPHIENS, Geoff.

28 Dents.
- 12 Sup.
  - 0 Incisives.
  - 2 Canines.
  - 10 Mâchelières.
    - 4 Fausses molaires.
      - 2 Normales.
      - 2 Anomales.
    - 6 Molaires.
- 16 Inf.
  - 4 Incisives.
  - 2 Canines.
  - 10 Mâchelières.
    - 4 Fausses molaires.
      - 2 Normales.
      - 2 Anomales.
    - 6 Molaires.

Les espèces observées sont : T. perforé.

13. NYCTÈRES, Geoff.

32 Dents.
- 14 Sup.
  - 4 Incisives.
  - 2 Canines.
  - 8 Mâchelières.
    - 2 Fausses molaires.
      - 2 Normales.
      - 0 Anomales.
    - 6 Molaires.
- 18 Inf.
  - 6 Incisives.
  - 2 Canines.
  - 10 Mâchelières.
    - 4 Fausses molaires.
      - 2 Normales.
      - 2 Anomales.
    - 6 Molaires.

Les incisives-sup. sont séparées par paires.

La fausse molaire anomale est rudimentaire, et se trouve développée entre la fausse molaire normale et la première molaire.

Les espèces observées sont : N. de la Thébaïde, N. velu.

14. RHINOPOMES. Geoff.

28 Dents.
- 12 Sup.
  - 2 Incisives.
  - 2 Canines.
  - 8 Mâchelières.
    - 2 Fausses molaires.
      - 2 Normales.
      - 0 Anomales.
    - 6 Molaires.
- 16 Inf.
  - 4 Incisives.
  - 2 Canines.
  - 10 Mâchelières.
    - 4 Fausses molaires.
      - 2 Normales.
      - 2 Anomales.
    - 6 Molaires.

La fausse molaire anomale est presque aussi développée que la normale, mais triangulaire, tranchante et garnie de deux pointes à la base.

Les incisives-sup. sont écartées, petites et rudimentaires.

Les espèces observées sont : R. microphylle.

(1) N'ayant eu qu'une mâchoire supérieure, les dents de l'inférieure ont été décrites d'après M. Desmarest.

15. RHINOLOPHES, Geoff.

$$\text{32 Dents.} \begin{cases} \text{14 Sup.} \begin{cases} \text{2 Incisives.} \\ \text{2 Canines.} \\ \text{10 Mâchelières.} \end{cases} \begin{cases} \text{4 Fausses molaires.} \\ \text{6 Molaires.} \end{cases} \begin{cases} \text{2 Normales.} \\ \text{2 Anomales.} \end{cases} \\ \text{18 Inf.} \begin{cases} \text{4 Incisives.} \\ \text{2 Canines.} \\ \text{12 Mâchelières.} \end{cases} \begin{cases} \text{6 Fausses molaires.} \\ \text{6 Molaires.} \end{cases} \begin{cases} \text{2 Normales.} \\ \text{4 Anomales.} \end{cases} \end{cases}$$

Les incisives-sup. sont écartées, obtuses et rudimentaires.

La première fausse molaire anomale inférieure est forte, obtuse et conique, la seconde est rudimentaire et placée entre celle-ci et la fausse molaire normale.

Les espèces observées sont : R. unifer, R. bifer, R. trident, et Rhinolophes, envoyées de Java par M. Diard.

16. MÉGADERMES, Geoff.

$$\text{26 Dents.} \begin{cases} \text{10 Sup.} \begin{cases} \text{0 Incisives.} \\ \text{2 Canines.} \\ \text{8 Mâchelières.} \end{cases} \begin{cases} \text{2 Fausses molaires.} \\ \text{6 Molaires.} \end{cases} \begin{cases} \text{2 Normales.} \\ \text{0 Anomales.} \end{cases} \\ \text{16 Inf.} \begin{cases} \text{4 Incisives.} \\ \text{2 Canines.} \\ \text{10 Mâchelières.} \end{cases} \begin{cases} \text{4 Fausses molaires.} \\ \text{6 Molaires.} \end{cases} \begin{cases} \text{2 Normales.} \\ \text{2 Anomales.} \end{cases} \end{cases}$$

Les espèces observées sont : M. lyre, M. feuille.

17. VAMPIRES, Geoff.

$$\text{34 Dents.} \begin{cases} \text{16 Sup.} \begin{cases} \text{4 Incisives.} \\ \text{2 Canines.} \\ \text{10 Mâchelières.} \end{cases} \begin{cases} \text{4 Fausses molaires.} \\ \text{6 Molaires.} \end{cases} \begin{cases} \text{2 Normales.} \\ \text{2 Anomales.} \end{cases} \\ \text{18 Inf.} \begin{cases} \text{4 Incisives.} \\ \text{2 Canines.} \\ \text{12 Mâchelières.} \end{cases} \begin{cases} \text{6 Fausses molaires.} \\ \text{6 Molaires.} \end{cases} \begin{cases} \text{2 Normales.} \\ \text{4 Anomales.} \end{cases} \end{cases}$$

Les vampires et les phyllostomes dont nous allons parler ont les deux incisives supérieures du milieu très-larges, et les latérales beaucoup moins développées.

Les espèces observées sont : P. vampire.

18. PHYLLOSTOMES, Geoff.

$$\text{32 Dents.} \begin{cases} \text{16 Sup.} \begin{cases} \text{4 Incisives.} \\ \text{2 Canines.} \\ \text{10 Mâchelières.} \end{cases} \begin{cases} \text{4 Fausses molaires.} \\ \text{6 Molaires.} \end{cases} \begin{cases} \text{2 Normales.} \\ \text{2 Anomal} \end{cases} \\ \text{16 Inf.} \begin{cases} \text{4 Incisives.} \\ \text{2 Canines.} \\ \text{10 Mâchelières.} \end{cases} \begin{cases} \text{4 Fausses molaires.} \\ \text{6 Molaires.} \end{cases} \begin{cases} \text{2 Normale} \\ \text{2 Anom} \end{cases} \end{cases}$$

Les espèces observées sont : P. fer de lance, P. fleur-de-lis.

19. GLOSSOPHAGES, Geoff.

$$
38 \text{ Dents.} \begin{cases} 20 \text{ Sup.} \begin{cases} 4 \text{ Incisives.} \\ 2 \text{ Canines.} \\ 14 \text{ Mâchelières.} \begin{cases} 8 \text{ Fausses molaires.} \begin{cases} 4 \text{ Normales.} \\ 4 \text{ Anomales.} \end{cases} \\ 6 \text{ Molaires.} \end{cases} \end{cases} \\ 18 \text{ Inf.} \begin{cases} 4 \text{ Incisives.} \\ 2 \text{ Canines.} \\ 12 \text{ Mâchelières,} \begin{cases} 6 \text{ Fausses molaires.} \begin{cases} 6 \text{ Normales.} \\ 0 \text{ Anomales.} \end{cases} \\ 6 \text{ Molaires.} \end{cases} \end{cases} \end{cases}
$$

Les incisives des deux mâchoires sont rudimentaires et séparées par paires.

Les espèces observées sont : G. musette ou de Pallas.

20. MORMOOPS (1).

$$
56 \text{ Dents.} \begin{cases} 18 \text{ Sup.} \begin{cases} 4 \text{ Incisives.} \\ 2 \text{ Canines.} \\ 12 \text{ Mâchelières.} \begin{cases} 6 \text{ Fausses molaires.} \\ 6 \text{ Molaires.} \end{cases} \end{cases} \\ 18 \text{ Inf.} \begin{cases} 4 \text{ Incisives.} \\ 2 \text{ Canines.} \\ 12 \text{ Mâchelières.} \begin{cases} 6 \text{ Fausses molaires.} \\ 6 \text{ Molaires.} \end{cases} \end{cases} \end{cases}
$$

(1) M. Leach a décrit, Trans. Linn., Londres, tom. 13, une chauve-souris de la Jamaïque, sous le nom de *mormoops blainvillii*, d'après laquelle nous avons tiré le nombre des dents que nous donnons.

N° XXI (1).

DESMANS.

$$
\text{DENTS.} \begin{cases} 22 \text{ Supérieures.} \begin{cases} 2 \text{ Incisives.} \\ 0 \text{ Canines.} \\ 20 \text{ Mâchelières.} \begin{cases} 14 \text{ Fausses molaires.} \\ 6 \text{ Molaires.} \end{cases} \end{cases} \\ \dots \dots \dots \\ \dots \dots \dots \\ \dots \dots \dots \end{cases}
$$

A compter des desmans, tous les insectivores dont nous avons encore à parler sont des animaux plantigrades, organisés ou pour fouir et vivre dans des retraites obscures, ou pour grimper aux arbres et se cacher dans l'épaisseur du feuillage. Les desmans vivent dans des

(1) Nous devons faire remarquer que les numéros, à commencer de celui-ci, ne se suivront pas toujours régulièrement, mais leur correspondance avec les numéros des planches n'en sera pas moins exacte.

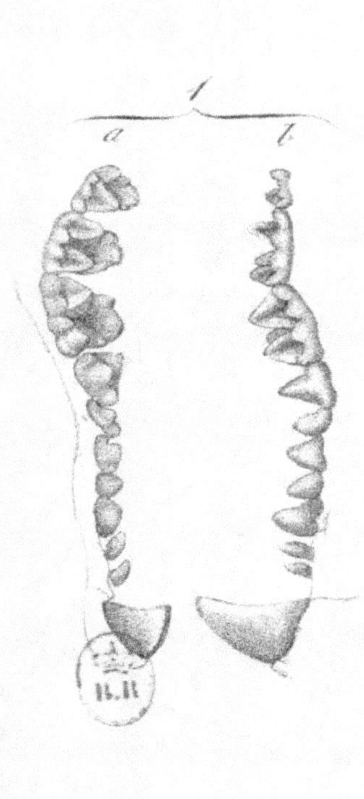

grandeur naturelle.

Lithographie de F. G. Levrault

N. 21.

galeries souterraines, et semblent, par leurs incisives,
destinés à ronger. Malheureusement nous ne possédons
pas la mâchoire inférieure de ces animaux.

A LA MÂCHOIRE SUPÉRIEURE nous trouvons une incisive,
triangulaire, large à sa base, qui présente en avant un
de ses angles, et en arrière une de ses faces, creusée de
manière à rendre la face par laquelle elle touche à l'autre incisive beaucoup plus étroite que sa face externe.
Immédiatement après se voient sept fausses molaires;
les deux premières ne consistent qu'en deux petites
pointes qui doivent rester cachées dans les gencives;
on en trouve ensuite quatre autres à deux racines, qui,
malgré leur petitesse, présentent tous les caractères
des fausses molaires normales; enfin la septième de ces
dents, plus grande que les autres, est placée obliquement dans la mâchoire, et un petit tubercule s'est
développé à la base et au côté interne de sa pointe
moyenne. J'avais considéré cette dent comme une molaire dans mon premier travail sur les dents de ces
animaux (Annales du Mus. d'hist. nat., tome XII,
p. 43); un examen plus attentif m'a fait changer d'avis.
Les molaires sont au nombre de trois; la première et
la seconde ont la même grandeur et présentent la même
forme, c'est-à-dire celles que nous avons observées sur
les dents analogues des chauve-souris, deux prismes
dressés sur une base qui s'étend dans l'intérieur de la
mâchoire: mais cette base diffère de celle des chauve-
souris en ce qu'elle est trilobée; chacun de ces petits
lobes est surmonté d'une pointe, et le lobe moyen
étant le plus grand, sa pointe est aussi la plus grande.
La dernière de ces dents est de moitié plus petite que
les deux qui la précèdent, et toute la partie postérieure
de son prisme postérieur lui manque; il paraît que cette

partie n'a pu se développer, l'os maxillaire finissant d'une manière brusque derrière cette dent.

Les analogies qui se trouvent entre le desman et le scalope, dont nous allons parler, nous font présumer que la mâchoire inférieure de l'un ressemble beaucoup à celle de l'autre; et cette conjecture est confirmée par ce que dit mon frère, que le desman a quatre incisives inférieures, les deux moyennes très-petites, et les deux latérales beaucoup plus grosses.

C'est le *sorex moschatus* de Linnæus qui a servi de sujet à cette description.

N° XXII.

SCALOPES.

36 DENTS.	20 SUPÉRIEURES.	2 Incisives. 0 Canines. 18 Mâchelières.	12 Fausses molaires. 6 Molaires.
	16 INFÉRIEURES.	4 Incisives. 0 Canines. 12 Mâchelières.	6 Fausses molaires. 6 Molaires.

A LA MACHOIRE SUPÉRIEURE se trouve une incisive tranchante, à tranchant arrondi, dont la face antérieure est arrondie, et la face postérieure très-plate. Il y a beaucoup d'analogie entre cette incisive et celles des rongeurs, et d'autant plus qu'elle est placée immédiatement à côté et sur la même ligne que celle qui lui est contiguë. Derrière ces dents viennent six fausses molaires : d'abord deux petites, semblables à des fils, tant est grande leur ténuité; puis une autre, beaucoup plus grande, cylindrique et pointue ; et après celle-ci une quatrième, plus petite, également cylindrique et pointue ; la cinquième, tronquée obliquement à son sommet d'avant en arrière, présente dans sa coupe la

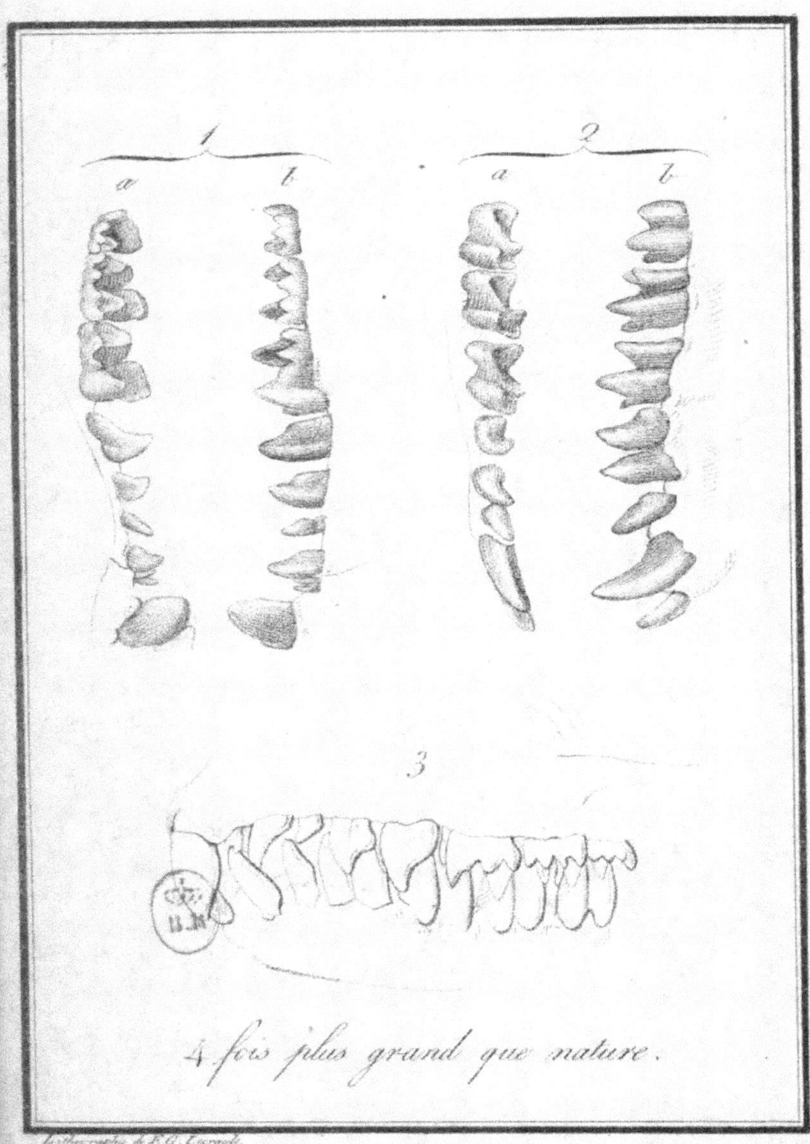

4 fois plus grand que nature.

N. 22.

figure d'un fer de lance, la pointe tournée en arrière ; enfin la sixième est tout-à-fait semblable à la précédente, seulement elle est du double plus grande. Les trois mâchelières sont en général semblables à celles des chauve-souris et des desmans ; toute la différence, c'est que le prisme antérieur de la première est imparfait, sa moitié antérieure n'étant point développée, et il en est de même du prisme postérieur de la dernière, par l'oblitération de la moitié postérieure de ce prisme ; ensuite le talon intérieur de chacune de ces trois dents est simple et ne consiste qu'en un tubercule à la base du prisme antérieur.

A LA MACHOIRE INFÉRIEURE sont deux incisives : la première très-petite et tranchante ; la seconde, pointue, un peu crochue, couchée en avant et dépourvue de racines proprement dites, comme les défenses de certains animaux, où la capsule dentaire reste toujours libre : aussi je ne lui donne le nom d'incisive que parce qu'elle agit dans la mastication contre l'incisive supérieure. Les trois fausses molaires qui suivent sont à une seule pointe avec une petite dentelure postérieurement, un peu couchées en avant et semblables l'une à l'autre, si ce n'est par la grandeur, la première étant la plus petite, et la troisième la plus grande. Les trois molaires sont exactement semblables à celles des chauve-souris, c'est-à-dire composées de deux prismes parallèles terminés chacun par trois pointes et présentant un de leurs angles au côté externe, et une de leurs faces au côté interne. Les deux premières sont de même grandeur, la dernière est un peu plus petite qu'elles.

DANS LEUR POSITION RÉCIPROQUE, les incisives inférieures correspondent à la face interne des supérieures ; les fausses molaires sont alternes et les molaires sont

dans de tels rapports que le prisme antérieur de celles
d'en bas remplit le vide qui se trouve entre deux dents,
et le prisme postérieur celui que les deux prismes
d'une même dent laissent entre eux; et les molaires inférieures sont de l'épaisseur d'un prisme en avant des
supérieures.

C'est d'après le *sorex aquaticus* de Linnæus que nous
avons décrit ces dents.

On sait que le scalope, animal du nord de l'Amérique
septentrionale, a les membres antérieurs tout-à-fait
semblables à ceux des taupes; qu'il est aveugle, ses
yeux étant entièrement cachés par les poils et ne com-
muniquant avec l'extérieur que par un trou presque
imperceptible; que son museau, garni de plusieurs
rangées de pores, se termine par un mufle et se prolonge beaucoup au-delà des mâchoires, et enfin qu'il
se nourrit de vers et vit dans des terriers près des
rivières.

N° XXII *bis.*

CONDYLURES.

40 DENTS.	20 Supérieures.	2 Incisives. 2 Canines. 16 Mâchelières.	10 Fausses molaires. 6 Molaires.
	20 Inférieures.	4 Incisives. 2 Canines. 14 Mâchelières.	8 Fausses molaires. 6 Molaires.

Je n'ai pu examiner les dents de cet animal que sur
une tête recouverte encore de sa peau et de ses muscles,
de sorte qu'il ne me sera pas possible de faire connaître
toutes les particularités que ces organes peuvent présenter.

A la mâchoire supérieure il y a une large incisive

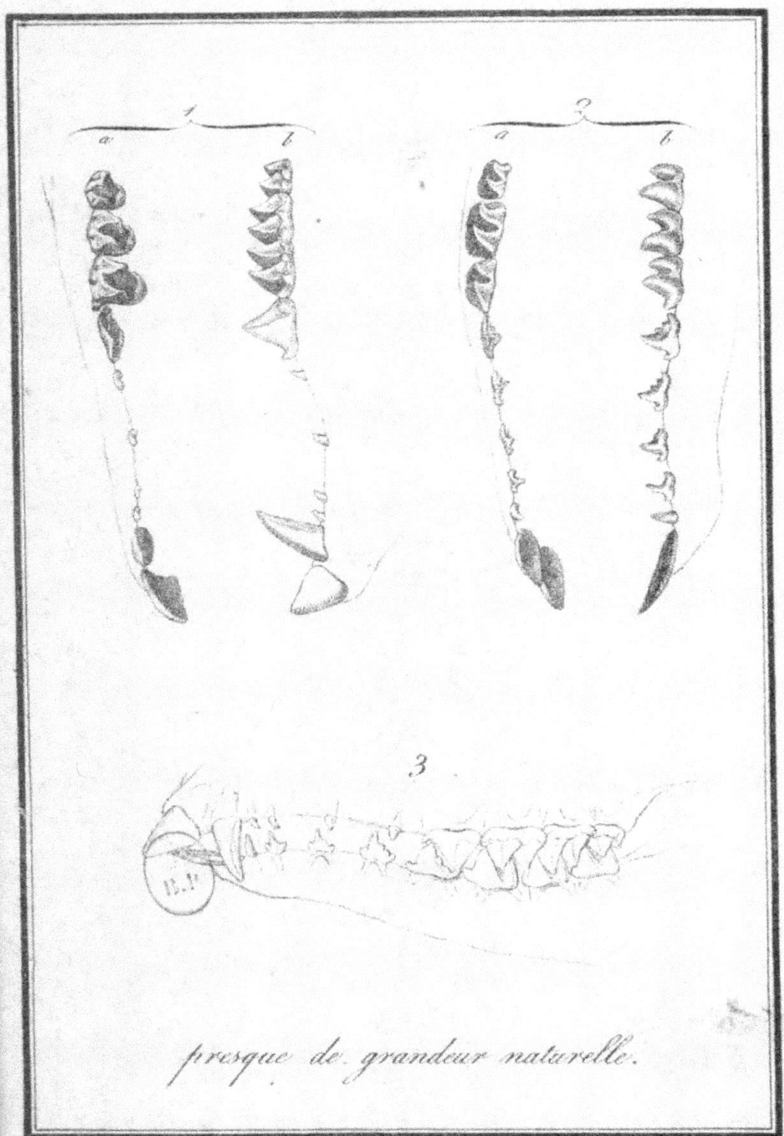

presque de grandeur naturelle.

N. 22. bis.

terminée par une ligne droite au côté par lequel elle se joint à l'incisive de l'autre os intermaxillaire, et par une ligne courbe au côté opposé ; elle est arrondie en avant et creusée en arrière. Après elle vient une dent longue, pointue, légèrement courbée en crochet, et qui ressemble par ces divers caractères à une canine. On voit ensuite cinq fausses molaires dont quatre petites et pointues, très-écartées l'une de l'autre, et la cinquième à côté des molaires et de la forme normale des fausses molaires. Les molaires, au nombre de trois, ressemblent beaucoup à celles des desmans, c'est-à-dire que le talon sur lequel les prismes reposent, s'étend assez uniformément derrière eux ; mais il paraît n'être point trilobé, et n'avoir qu'une pointe dans la partie moyenne de son bord. Ces dents vont en diminuant de grandeur de la première à la dernière.

A la machoire inférieure on trouve deux incisives arrondies en avant, plates en arrière, et à peu près de forme elliptique ; une petite dent très-pointue qui se place en arrière des canines supérieures, et qui conséquemment ne peut guère être prise que pour une fausse molaire, vient après les incisives, ainsi que quatre autres fausses molaires qui paraissent avoir la forme normale. Enfin cette mâchoire se termine par trois molaires dont la forme est tout-à-fait la même que celle de la description que nous avons donnée précédemment de ces sortes de dents.

Dans leur position réciproque, ces diverses espèces de dents conservent les rapports que nous avons fait remarquer entre celles du scalope.

C'est le *sorex cristatus* de Linnæus qui nous a servi à la description de ces dents.

58

N.° XX.

MUSARAIGNES.

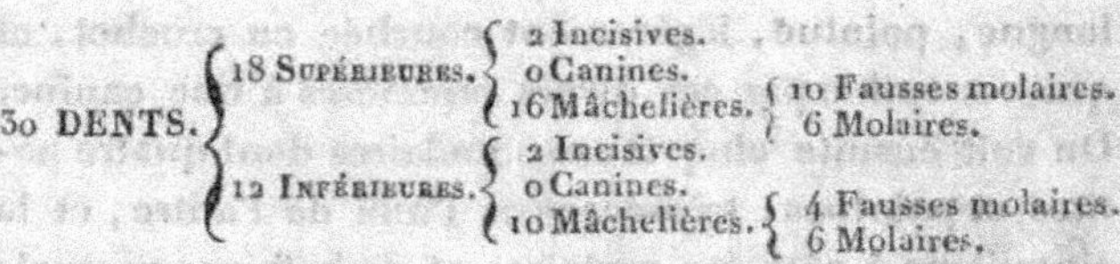

Les musaraignes, dont on compte beaucoup d'espèces, vivent de manières assez différentes et se ressemblent peu par leurs mœurs et par le choix de leur retraite ; cependant toutes se tiennent cachées dans des trous, fuient la lumière, et se nourrissent à la manière des souris, avec lesquelles le peuple les confond quelquefois.

A LA MACHOIRE SUPÉRIEURE on trouve une incisive très-forte, crochue, terminée en pointe, et renforcée à sa base, postérieurement, d'une forte dentelure qui se divise elle-même en deux parties par une échancrure de sa face interne, laquelle forme une nouvelle dentelure dans cette partie. Immédiatement après vient une fausse molaire normale très-forte, qui est suivie de deux autres dents égales de grandeur, de forme normale aussi, mais de moitié plus petite que la première. La quatrième fausse molaire est rudimentaire et cachée entre la troisième et la cinquième. Celle-ci est très-grande, tranchante, avec une partie plate et saillante à sa base interne, ce qui lui donne beaucoup de ressemblance avec les molaires carnassières des animaux les plus carnivores. Les trois mâchelières suivantes sont des molaires semblables à celles que nous avons décrites jusqu'à présent ; seulement la base sur laquelle les prismes sont placés se compose antérieurement d'un tubercule

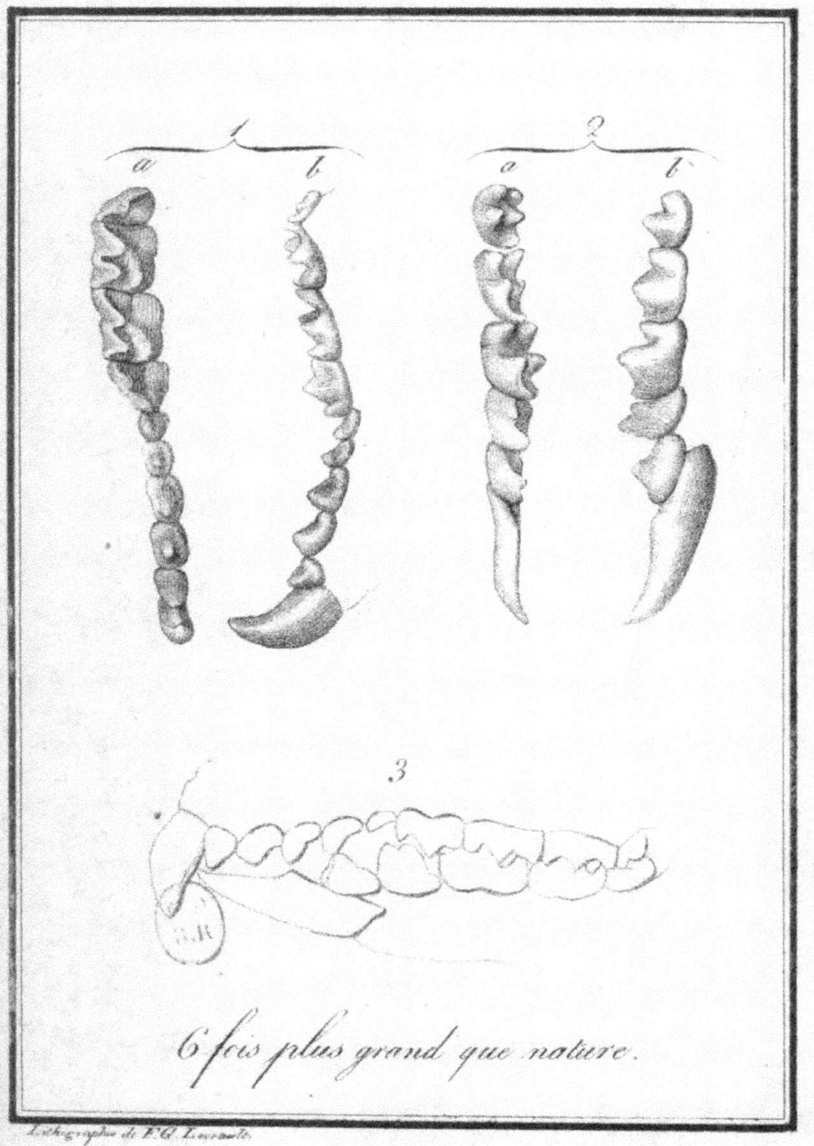

6 fois plus grand que nature.

Lithographie de F.G. Levrault.

N. 20.

pointu et postérieurement d'une partie lisse et aplatie ; en outre le prisme antérieur de la première est moins développé que l'autre, et le prisme postérieur de la dernière ne s'aperçoit pas du tout.

A LA MACHOIRE INFÉRIEURE on trouve une incisive forte, longue, crochue, terminée en pointe et couchée en avant. Viennent ensuite deux fausses molaires, de forme normale et épaisses ; la première est un peu plus petite que la seconde. Les trois molaires sont comme celles des animaux précédens, excepté que la dernière ne se compose que de la pointe antérieure de son prisme postérieur.

DANS LEUR POSITION RÉCIPROQUE, les incisives inférieures correspondent, par leur pointe, avec le côté interne des incisives opposées et viennent remplir l'échancrure qui sépare le corps principal de cette dent de la dentelure qui se trouve à sa base postérieurement. Les fausses molaires laissent entre elles un grand vide, excepté les deux dernières, qui sont en rapport, la supérieure par son bord antérieur avec le bord postérieur de l'inférieure. La face antérieure de la première molaire d'en bas se trouve opposée avec la face interne de la dernière fausse molaire d'en haut, que nous avons vue être mince ; de sorte que ce serait entre ces deux dents que s'exercerait la faculté tranchante de ce système de dentition. Les autres dents, c'est-à-dire les molaires, ont les mêmes rapports que celles que nous avons décrites jusqu'à présent.

C'est une grande musaraigne de l'île de France qui nous a donné ce système de dentition ; et il est exactement le même que celui des diverses musaraignes d'Europe.

60

N° XVII.

CLADOBATES.

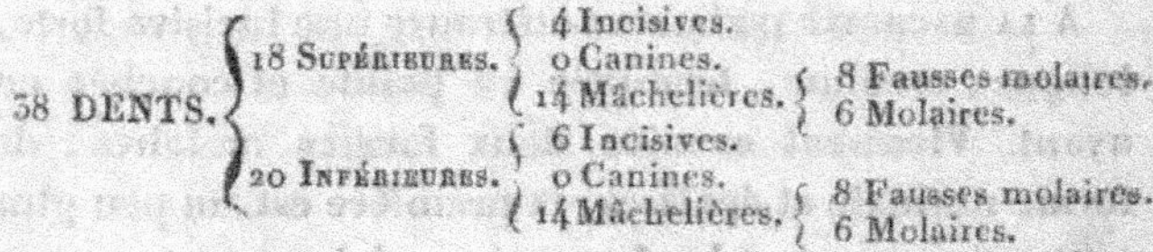

Ce genre nouveau, établi par M. Diard, sous le nom de *sorex-glis*, renferme des animaux de Java et de Sumatra qui vivent sur les arbres à la manière des écureuils, auxquels ils ressemblent assez pour que les naturels du pays leur aient donné le nom commun de tupaïa, nom sous lequel M. Raffles a parlé des cladobates.

A LA MACHOIRE SUPÉRIEURE se trouvent deux incisives, une en avant, petite, pointue et crochue, qui converge avec celle de l'autre intermaxillaire, de laquelle elle est séparée par un vide; une autre sur le côté, également petite et crochue, et très-distante de la première. Après ces deux incisives viennent deux fausses molaires en rudiment; une troisième, qui a les formes normales et de plus un tubercule pointu à sa base interne; et enfin une quatrième, semblable à la précédente, mais plus grande. Les trois mâchelières qui suivent ont la forme que nous avons vue jusqu'à présent à ces sortes de dents; le tubercule antérieur de leur base interne est le plus développé, et la dernière est toujours moins complète que celles qui la précèdent.

A LA MACHOIRE INFÉRIEURE sont trois incisives, longues, couchées en avant, arrondies à leur face antérieure et aplaties à leur face postérieure. La troisième est de moitié plus courte que les autres. Après viennent deux

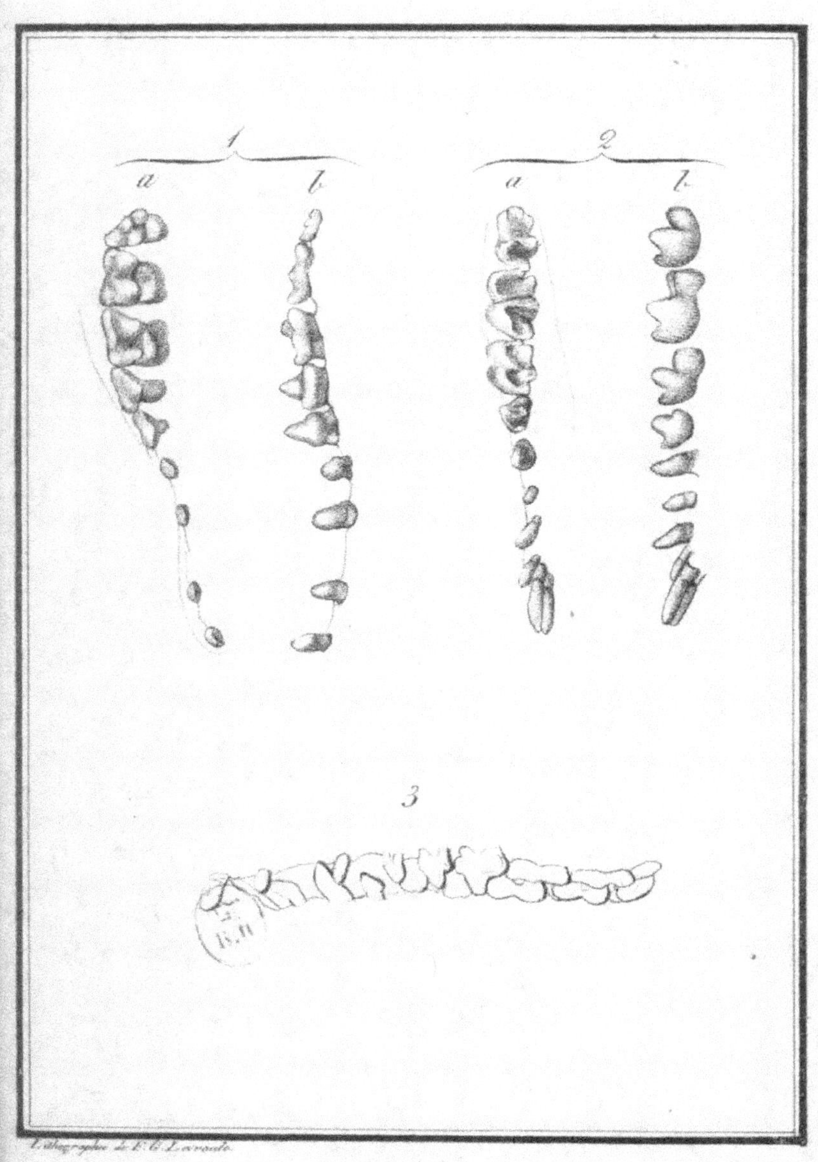

Lithographie de F. C. Levrault.

N. 17.

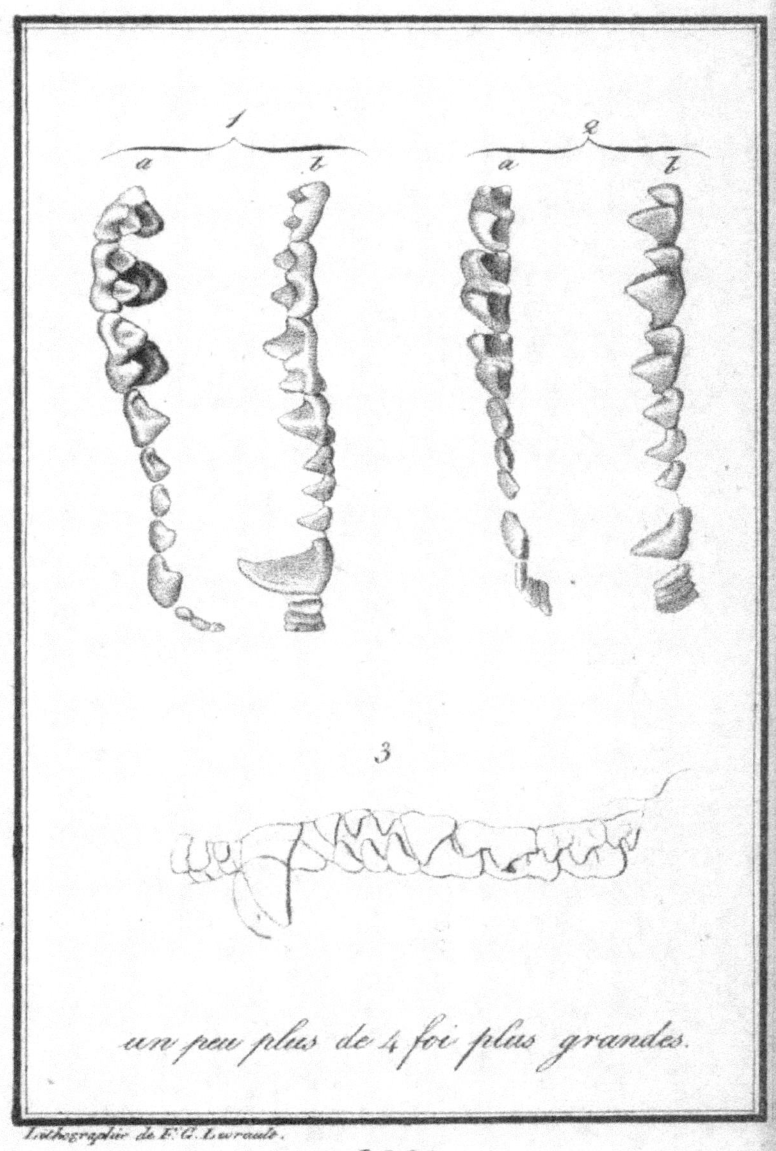

1
a b
2
a b
3
un peu plus de 4 foi plus grandes.
Lithographie de F. G. Levrault.
N. 23.

fausses molaires petites et crochues ; ensuite une troisième dent de cette sorte, qui commence à s'élargir et
à prendre des formes normales ; et enfin une quatrième,
qui ne diffère de celle-ci qu'en ce qu'une pointe s'est
développée à sa face interne, et l'on voit par ce développement le prisme antérieur des vraies molaires qui
commence à se former. Celles-ci sont composées des
deux prismes que nous ont constamment présentés ces
espèces de dents chez les insectivores.

Dans leur position réciproque, les longues incisives
inférieures sont en opposition par leur pointe avec la
partie postérieure et la base des supérieures. Les fausses
molaires sont alternes, et les molaires dans les relations
où nous avons constamment vu ces dents jusqu'à présent.

Cette description est tirée des trois espèces de cladobates connus jusqu'à présent, du *tana*, du *ferruginea*
et du *javanica* (1).

N.° XXIII.

TAUPES.

$$44 \text{ DENTS.} \begin{cases} 22 \text{ SUPÉRIEURES.} \begin{cases} 6 \text{ Incisives.} \\ 2 \text{ Canines.} \\ 14 \text{ Mâchelières.} \begin{cases} 8 \text{ Fausses molaires.} \\ 6 \text{ Molaires.} \end{cases} \end{cases} \\ 22 \text{ INFÉRIEURES.} \begin{cases} 8 \text{ Incisives.} \\ 0 \text{ Canines.} \\ 14 \text{ Mâchelières.} \begin{cases} 8 \text{ Fausses molaires.} \\ 6 \text{ Molaires.} \end{cases} \end{cases} \end{cases}$$

Cet animal semble se rapprocher, par les apparences
extérieures, des chrysochlores et des condylures : on

---

(1) Ces animaux sont décrits et figurés dans mon histoire naturelle
des mammifères.

sait qu'il se creuse des galeries souterraines , et qu'il ne se montre presque jamais à la lumière.

A la machoire supérieure se trouvent trois incisives tranchantes semblables à beaucoup d'égards à celles des carnassiers. Vient ensuite une dent mince , crochue , terminée en pointe, et tranchante à son bord postérieur, de manière à la faire ressembler tout-à-fait aux canines proprement dites ; mais elle a deux racines, comme les fausses molaires normales. Trois petites fausses molaires en rudiment suivent , puis une quatrième , qui a les formes normales. Les trois molaires qui terminent les mâchoires ont les formes constantes de ces sortes de dents ; cependant les prismes paraissent s'amincir et s'avancer moins dans l'intérieur des mâchoires , et la base sur laquelle ils reposent est petite et un peu plus développée en avant qu'en arrière.

A la machoire inférieure sont quatre incisives qui , comme les supérieures, sont larges, tranchantes, et semblables aux incisives normales. Après viennent quatre fausses molaires normales : la première est la plus grande, la quatrième vient ensuite , et les deux moyennes , de même grandeur , sont les plus petites. Les molaires ont toutes trois les formes propres à ces sortes de dents ; la moyenne est un peu plus grande que les deux autres qui sont de grandeur égale.

Dans leur position réciproque , les incisives sont opposées comme chez la plupart des animaux qui ont ces dents tranchantes ; la première fausse molaire inférieure se trouve , par sa pointe, en opposition avec la face interne de la fausse molaire canine de la mâchoire supérieure ; les autres fausses molaires sont alternes, et les molaires opposées comme nous les avons vues précédemment.

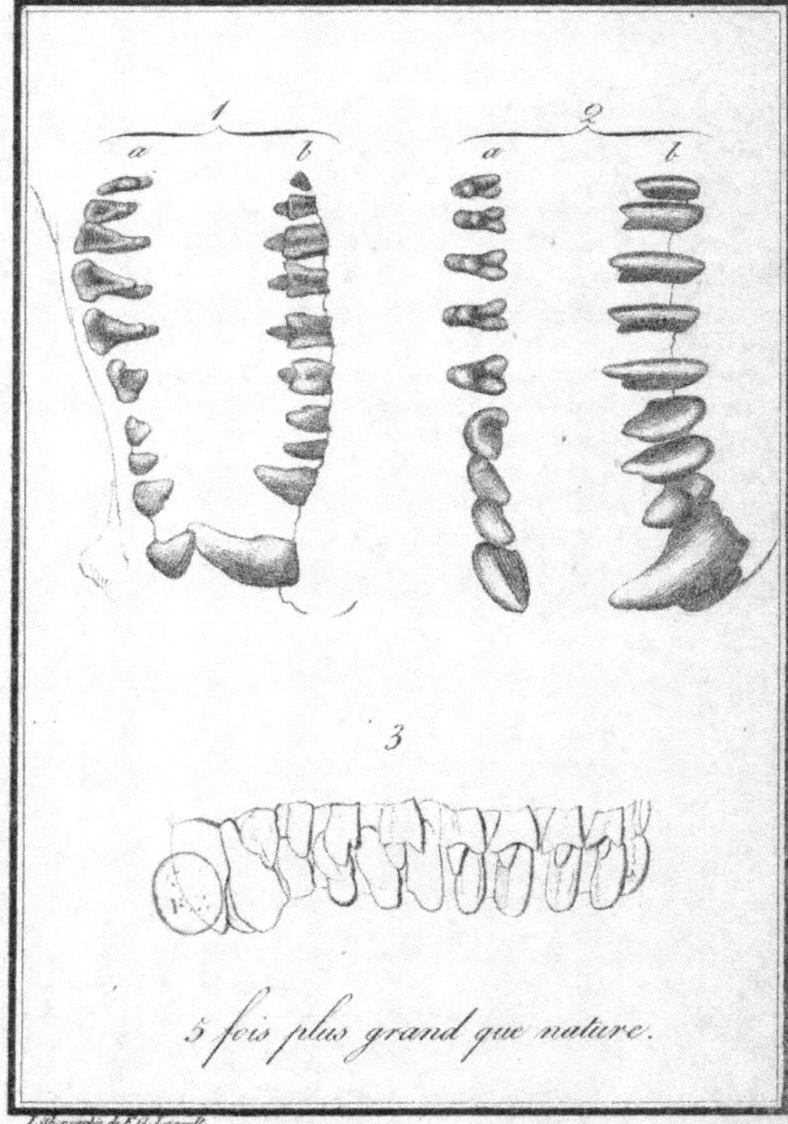

5 fois plus grand que nature.

N. 18.

C'est de la taupe commune, *talpa europea*, Lin., que nous avons tiré cette description.

———

Dans les genres que nous venons de décrire, depuis les chauve-souris jusqu'aux cladobates, nous n'avons trouvé de différences importantes, relativement au système de la dentition, que dans le nombre et les formes des incisives et des premières fausses molaires. Les molaires proprement dites avaient chez tous ces animaux les mêmes formes. Dans les deux genres dont nous allons décrire les dents, cette ressemblance n'est plus aussi grande, à beaucoup près. On retrouve bien dans ces organes le type d'après lequel les molaires des premiers ont été formées, mais avec des modifications sensibles. Nous les considérons donc, ainsi que nous l'avons déjà fait pour le galéopithèque, comme des types secondaires autour desquels d'autres genres doivent se grouper; et nous les plaçons après le groupe précédent, à cause des rapports qu'ils ont avec eux par les incisives et le genre de vie en général.

———

N° XVIII.

CHRYSOCHLORES.

40 DENTS.
{ 20 SUPÉRIEURES. { 2 Incisives. 0 Canines. 18 Mâchelières. { 6 Fausses molaires. 12 Molaires.
{ 20 INFÉRIEURES. { 4 Incisives. 0 Canines. 16 Mâchelières. { 6 Fausses molaires. 10 Molaires.

A LA MACHOIRE SUPÉRIEURE est une incisive un peu crochue, convergente avec celle de l'intermaxillaire contigu, arrondie en avant, plate en arrière, coupée obliquement et pointue. Trois fausses molaires viennent ensuite : la première, un peu plus grande que celle qui la suit, a une petite dentelure en avant ; la seconde est simple et pointue, ainsi que la troisième, qui surpasse un peu celle-ci en grandeur. Ces trois dents sont rudimentaires. Les six molaires qui viennent ensuite nous présentent exactement un des deux prismes ou triangles dont chaque angle est terminé par une pointe que nous avons vue former les dents du groupe précédent ; et une petite portion de la base sur laquelle ces deux prismes reposent se trouve à la base du prisme unique qui constitue chacune de ces six molaires. Les quatre moyennes seules cependant sont complètes ; la première n'a qu'en rudiment la pointe de l'angle antérieur du triangle ; et la dernière n'est plus qu'une lame mince d'avant en arrière, partagée en trois petites dentelures par trois échancrures légères ; enfin il est à remarquer que toutes ces molaires sont séparées par un intervalle vide, (ce que nous n'avons point encore observé), comme si cet intervalle tenait la place du prisme qui manque à ces dents pour les rendre complétement semblables à celles des genres précédens.

A LA MACHOIRE INFÉRIEURE, la première incisive est très-petite, très-étroite, et couchée en avant ; la seconde, beaucoup plus forte, aussi couchée en avant, est crochue, terminée en pointe et dentelée par une petite échancrure à sa base : cette dent est la seule incisive qui serve dans la mastication. Les trois fausses molaires qui suivent ont la même forme ; elles sont comprimées en dedans, arrondies en dehors, pointues avec une petite dentelure en avant et une autre en arrière placée plus bas que la première : ces dents rappellent des fausses mo-

laires normales. Les cinq molaires se ressemblent absolument, si ce n'est que la dernière et la pénultième
sont plus petites que celles qui les précèdent, et c'est
la dernière qui est la plus petite. Ces dents sont semblables à celles de la mâchoire opposée, seulement elles
sont dépourvues de tout rudiment de base, et elles sont
renversées relativement aux molaires supérieures, c'est-
à-dire que leur angle aigu est en dehors au lieu d'être
en dedans.

Dans leur position réciproque, la partie antérieure
et pointue des grandes incisives inférieures agit contre
la partie postérieure des incisives supérieures ; et toutes les autres dents sont alternes : celles d'un côté remplissent les vides qui séparent les dents du côté opposé,
ce qui jusqu'à présent n'avait point encore eu lieu
d'une manière aussi complète ; de sorte que dans la
trituration ce n'est plus une couronne qui est opposée
à l'autre, comme dans les dents tuberculeuses, ou une
face externe à une face interne, comme dans les dents
carnassières ; c'est un côté antérieur qui est opposé à un
côté postérieur et réciproquement : premier exemple
de tels rapports.

C'est d'après le *talpa asiatica*, Linn., que ce système
de dentition a été établi.

On connaît peu le genre de vie du chrysochlore ;
on sait seulement qu'il fouit à la manière des taupes,
qu'il est complétement aveugle ; et il est à présumer
qu'il se nourrit aussi de vers.

N.° XVI.

HÉRISSONS.

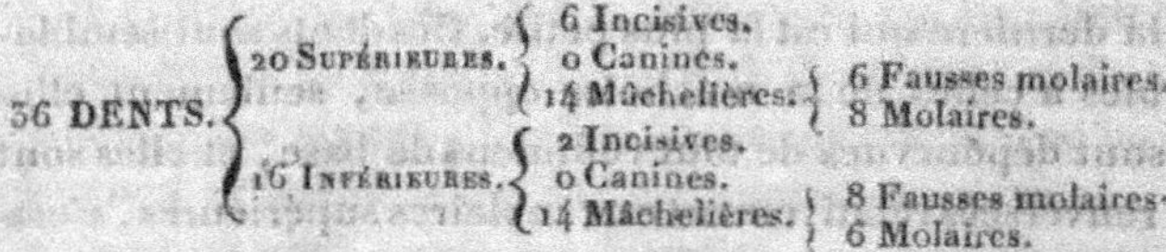

Nous venons de voir dans le chrysochlore le système normal de dentition des insectivores, si je puis me servir de cette expression, amené, par diminution, aux dimensions les plus étroites. Dans le hérisson nous le trouvons au contraire amené, par extension, aux dimensions les plus grandes. Les molaires ne sont plus des prismes saillans, élevés par leur face triangulaire sur une base, ici la base est confondue avec les prismes, et ces dents sont devenues tout-à-fait triturantes.

A la machoire supérieure nous trouvons trois incisives. La première est forte, très-séparée de l'analogue de l'autre intermaxillaire, convergente avec elle, et très-obtuse. Les suivantes sont de petites dents qui rappellent la forme des fausses molaires normales ; la première est la plus petite. Les deux fausses molaires qui viennent ensuite rappellent encore des fausses molaires normales, mais elles sont à une seule racine, et c'est la première qui est la plus grande. La troisième de ces dents est à plusieurs racines ; à sa face externe elle présente la figure des fausses molaires normales, mais elle a à sa face interne un tubercule pointu qui l'épaissit beaucoup. La première molaire est remarquable par le tubercule principal de sa face externe et la petite partie tranchante de sa base antérieure ; car ces deux parties rappellent fort bien les molaires carnassières

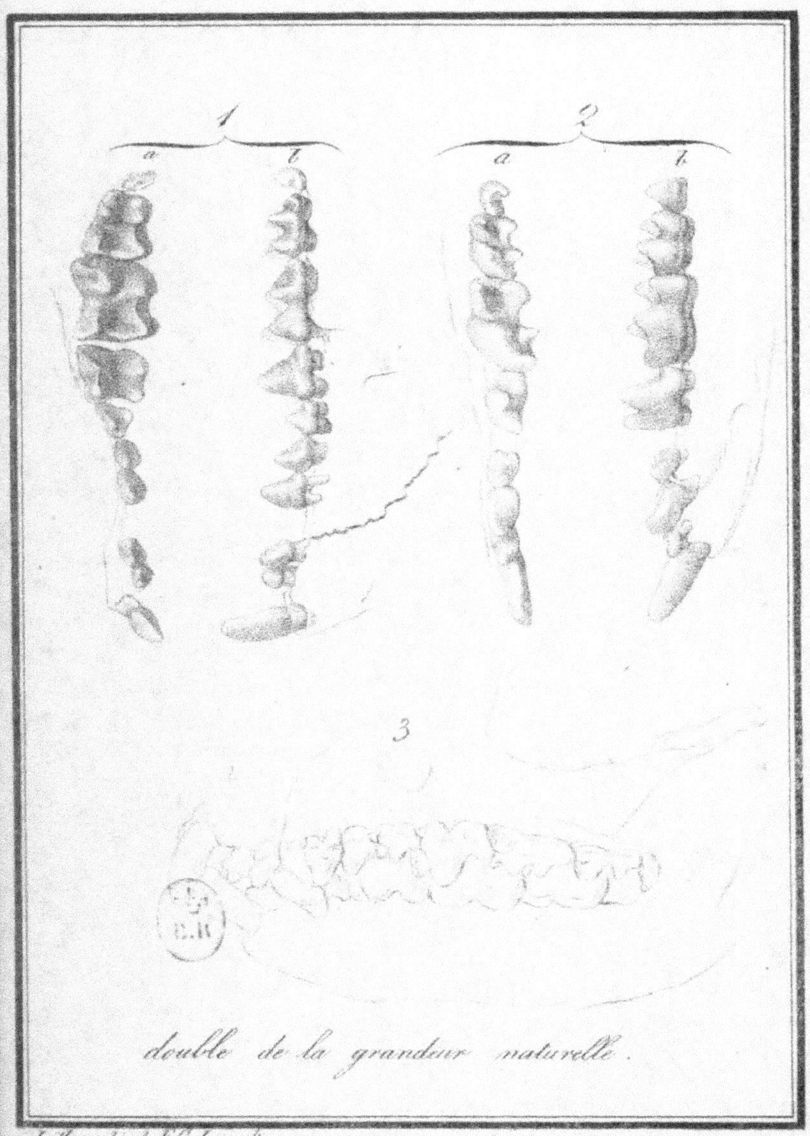

double de la grandeur naturelle.

N. 16.

vues de la même face. Cette dent a aussi, comme ces dernières, une pointe à sa base interne et antérieure ; mais elle en a de plus une seconde au côté postérieur de la première, ce qui l'épaissit de même beaucoup, et sans ce dernier tubercule il ne serait pas possible de la méconnaître pour une carnassière. La seconde molaire, tout-à-fait triturante, est à peu près carrée, avec une pointe à chaque angle ; la pointe du côté externe et postérieur partagée en deux parties dont la postérieure est très-petite. La troisième, un peu plus petite que la précédente, lui ressemble, excepté qu'elle est un peu plus étroite postérieurement qu'antérieurement. La dernière est une petite dent comprimée d'avant en arrière, tranchante, avec une ou deux petites échancrures sur le côté externe de son tranchant.

A LA MACHOIRE INFÉRIEURE, l'incisive ressemble beaucoup à la première de la mâchoire opposée ; elle est couchée en avant et parallèle à celle qui lui est contiguë. Les trois petites fausses molaires qui suivent rappellent par leur forme les fausses molaires normales ; mais elles sont à une seule racine, et c'est la moyenne qui est la plus grande ; les deux autres sont à peu près d'égale grandeur. La dernière de ces dents, ou la quatrième, présente trois pointes disposées en triangle, une antérieure, une postérieure plus grande, et une à la base interne de celle-ci, très-petite. La première et la seconde molaire sont formées de deux parties, une antérieure composée de trois pointes d'égale grandeur disposées en triangle, et une postérieure composée de deux pointes, une au côté externe et l'autre au côté interne ; la seconde de ces pointes est un peu plus petite que la première. La troisième molaire est une très-petite dent composée de trois pointes, une en avant, peu développée, et deux en arrière très-petites qui ne semblent être que la pointe divisée d'un tubercule. Les deux principales de ces molaires sont tout-à-fait semblables à leurs analogues du groupe précédent et surtout des cladobates.

Dans leur position réciproque, les incisives inférieures correspondent par leur pointe avec la pointe des incisives de l'autre mâchoire. Les fausses molaires inférieures agissent par leur pointe contre la face interne et postérieure des deux dernières incisives et des fausses molaires supérieures ; et les molaires, opposées couronnes à couronnes, remplissent par leurs saillies les vides qu'elles forment ou qu'elles laissent entre elles. La partie antérieure et externe de la première molaire d'en bas agit contre la portion tranchante que nous avons fait remarquer à la première molaire d'en haut, et la face postérieure de la dernière molaire inférieure agit contre la face antérieure de la petite dent comprimée qui termine la série des molaires supérieures.

Cette description est tirée des dents du hérisson commun, *erinaccus europeus*, Linn.

On sait que les hérissons sont des animaux qui vivent obscurément cachés au pied des arbres ou à l'abri des pierres, et qui se nourrissent de petits mammifères et surtout de petits reptiles et d'insectes.

———

Nous voici arrivés à la division des insectivores pourvus d'une manière régulière et normale d'incisives, de canines, de fausses molaires et de molaires. Ces caractères les rapprochent des carnassiers, que nous aurons en effet à décrire après eux. Ce sont des animaux d'une taille assez grande, et qui sont déjà susceptibles de se nourrir de proie ; cependant il paraît que la timidité

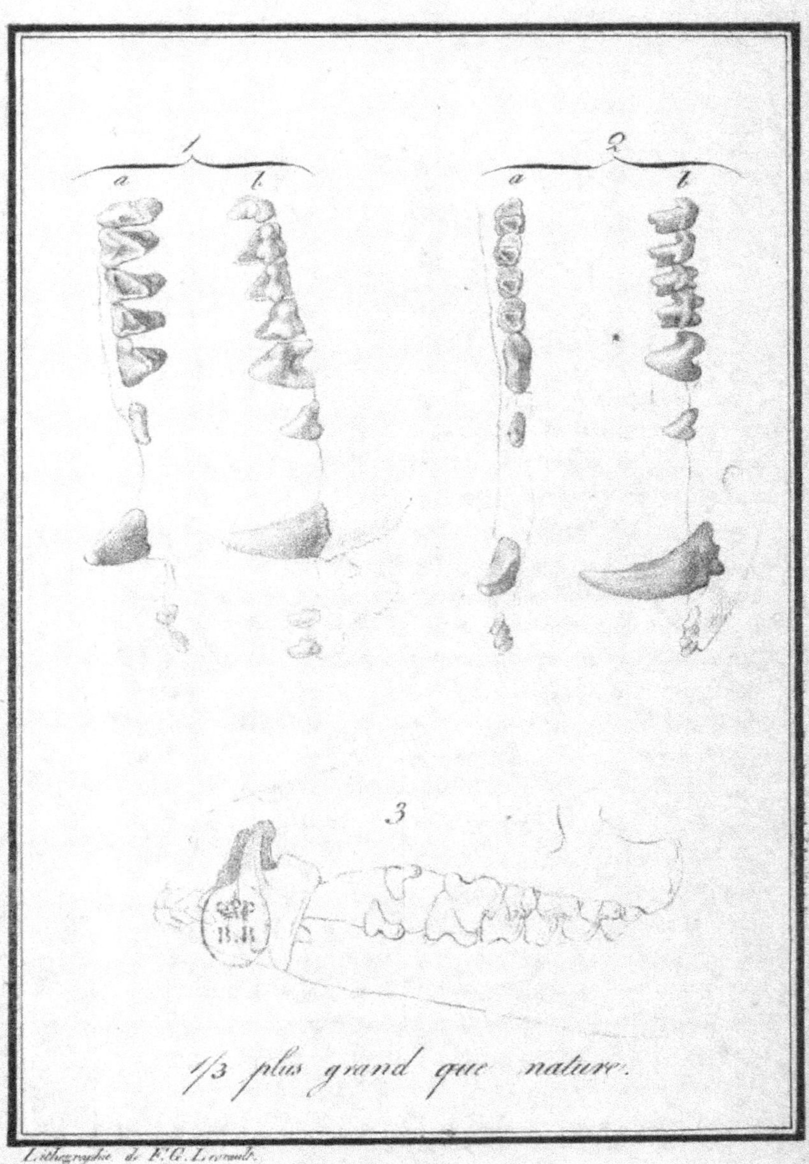

1/3 plus grand que nature.

N. 19.

est un des traits principaux de leur caractère, et qu'ils vivent encore obscurément comme les insectivores que nous avons décrits jusqu'à présent.

N° XIX.

TENRECS.

40 DENTS.
{
20 SUPÉRIEURES. { 6 Incisives. / 2 Canines. / 12 Mâchelières. { 4 Fausses molaires. / 8 Molaires.
20 INFÉRIEURES. { 6 Incisives. / 2 Canines. / 12 Mâchelières. { 4 Fausses molaires. / 8 Molaires.
}

A LA MACHOIRE SUPÉRIEURE on trouve trois incisives comprimées, crochues, dentelées à leur bord postérieur, la première en avant et convergeant avec l'incisive contiguë de l'autre incisif, les deux autres en arrière ; et des intervalles assez grands séparent toutes ces dents. A l'extrémité postérieure de l'intermaxillaire est un creux profond ; immédiatement après vient la canine, de la même forme mais plus grande que les incisives, comme elles comprimée, crochue et dentée à son bord postérieur. Après cette dent est un large espace vide, puis une fausse molaire normale, qu'un autre vide sépare de la seconde fausse molaire, remarquable par ses trois racines et sa pointe à la face interne, qui en augmente beaucoup l'épaisseur. Les trois molaires qui suivent ont la forme de celles des chrysochlores, c'est-à-dire qu'elles se composent d'un des deux prismes, et des trois pointes qui en terminent le plan, dont nous avons vu les dents des desmans, des scalopes, etc., se composer ; et on voit à la base de l'angle interne et de chaque côté une petite pointe en rudiment. La dernière, bien moins épaisse que les autres à son bord externe, n'a pris les dimensions qui lui sont propres que par le retranchement de l'angle postérieur du triangle, qui n'a pu se développer à cause de la terminaison subite du maxillaire ; cela est évident par toutes les autres parties de cette dent. Les deux moyennes de ces dents, égales entre elles, sont un peu plus grandes que les autres.

A LA MACHOIRE INFÉRIEURE se trouvent trois incisives minces, à tranchant arrondi et ayant un petit lobe à leur partie postérieure. Suit une grande et forte canine, arrondie en devant et aplatie en arrière ; elle est séparée par un large vide de la première fausse molaire, qui est petite, mais de forme normale. Un autre vide, moins grand que le premier , sépare cette dent de la seconde fausse molaire, qui lui ressemble , mais est beaucoup plus grande et plus épaisse. Les quatre molaires qui viennent immédiatement après, tout-à-fait égales entre elles pour la grandeur, se composent de trois points disposées en triangle , et on voit à la base de leur partie postérieure une petite saillie en forme de crête. C'est la même forme que celle des molaires de l'autre mâchoire ; toute la différence c'est qu'elles sont entre elles dans un sens opposé : celles d'en haut présentent un de leurs angles au côté interne de la mâchoire, et une de leur face au côté externe, tandis que c'est le contraire pour celles d'en bas.

DANS LEUR POSITION RÉCIPROQUE, les incisives supérieures et inférieures agissent d'une manière alterne l'une sur l'autre. La canine inférieure vient se cacher dans la cavité que nous avons fait remarquer dans l'autre mâchoire, et sa partie postérieure est en opposi

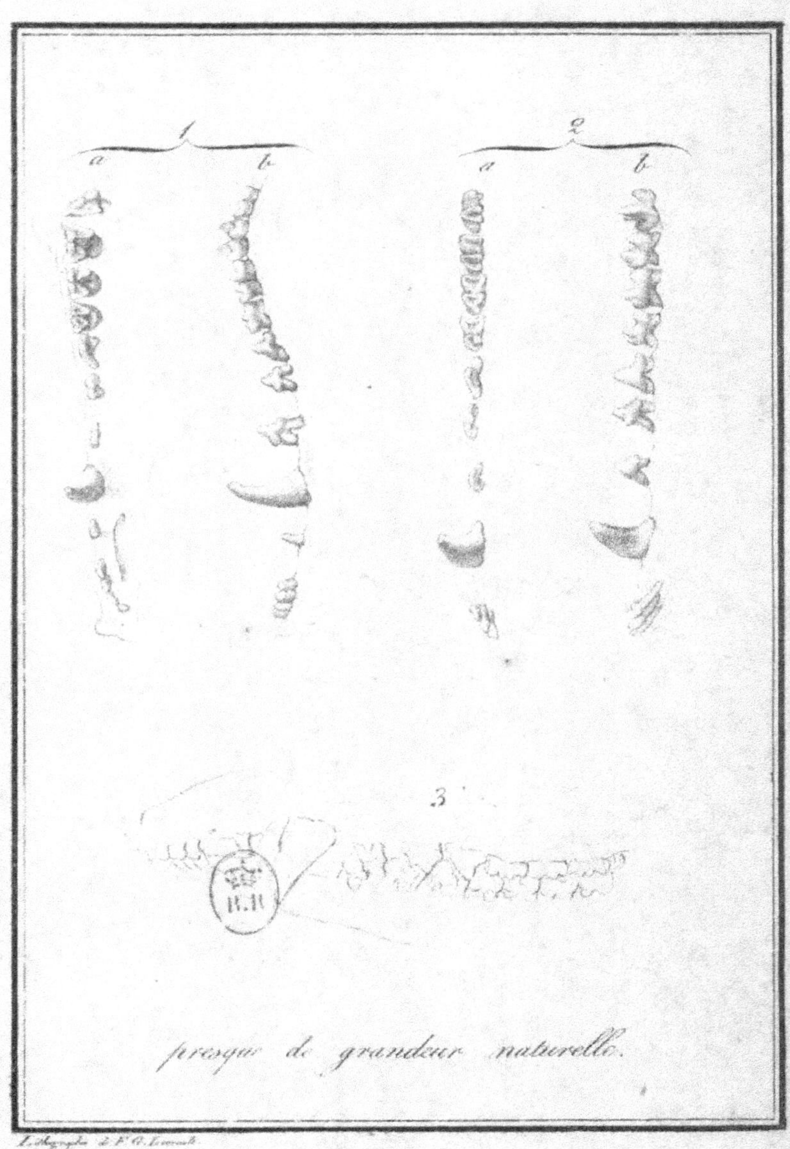

presque de grandeur naturelle.

Lithographie de F. G. Levrault.

N.º 3. A.

tion avec la partie antérieure de la canine supérieure. Les fausses molaires sont alternes et les molaires sont dans les relations propres jusqu'à présent à tous les insectivores ; les angles externes des inférieures remplissent les vides que laissent entre eux les angles internes des supérieures, et les pointes de la face interne des premières se trouvent opposées aux pointes rudimentaires qui sont à la base de l'angle interne des secondes ; de la sorte la crête postérieure des molaires inférieures agit sur l'angle interne des supérieures.

Les tenrecs *ecoudatus* et *setosus*, Linn., d'après lesquels ces dents ont été décrites, sont des animaux dont le genre de vie est tout-à-fait inconnu.

N° XXIII. A.

PÉRAMÈLES.

48 DENTS. 26 SUPÉRIEURES. 10 Incisives. 2 Canines. 14 Mâchelières. 6 Fausses molaires. 8 Molaires.
22 INFÉRIEURES. 6 Incisives. 2 Canines. 14 Mâchelières. 6 Fausses molaires. 8 Molaires.

Les péramèles commencent la série des insectivores didelphes. Ils se lient d'une manière très-intime, par la forme de leurs molaires, avec les desmans, les chauve-souris, les cladobates, etc., et rejettent un peu de côté les chrysochlores, les hérissons et les tenrecs, qui, comme nous avons vu, s'éloignent eux-mêmes des premiers et forment des types partiels qui semblent présager la découverte d'espèces et de genres nouveaux.

A LA MACHOIRE SUPÉRIEURE, les incisives, disposées à l'extrémité d'une ellipse très-alongée, dont la convexité est en dehors, sont au nombre de cinq : la première est petite , tranchante et couchée en dedans ; les trois suivantes, semblables l'une à l'autre, et un peu plus grandes que la première , sont aussi tranchantes , mais leur tranchant est un peu oblique d'arrière en avant. Après ces quatre dents qui se touchent est un intervalle vide ; puis vient la cinquième incisive, laquelle est une petite dent pointue et comprimée de dedans en dehors , et un peu crochue. Un second vide suit cette dernière incisive , et l'on trouve la canine , très-pointue et très-crochue, comprimée de dedans en dehors , mais à bords arrondis. Les deux premières fausses molaires se ressemblent et ont les formes normales ; la troisième, qui a les mêmes formes que les précédentes , s'en distingue cependant par son épaisseur et ses deux racines à sa partie postérieure. Les trois molaires suivantes sont absolument semblables à celles des desmans , c'est-à-dire composées de deux prismes posés sur une base qui s'étend en portion de cercle dans l'intérieur de la mâchoire ; et la quatrième ou la dernière est tronquée obliquement à sa partie postérieure , à cause de la terminaison de l'os maxillaire , de sorte qu'elle ne conserve que la partie antérieure et la face interne des précédentes.

A LA MACHOIRE INFÉRIEURE se trouvent trois incisives , couchées et disposées sur une ligne oblique par rapport aux trois du côté contigu : les deux premières sont simples, petites et tranchantes ; la troisième , un peu plus grande, est bilobée, un petit lobe se détachant en arrière de la partie principale. La canine vient après, précédée et suivie d'un intervalle vide ; elle est fortement couchée en dehors, est plus épaisse et plus courte que celle de la mâchoire opposée , mais a les mêmes formes générales. Trois fausses molaires normales suivent , la première est isolée des deux autres. Les quatre

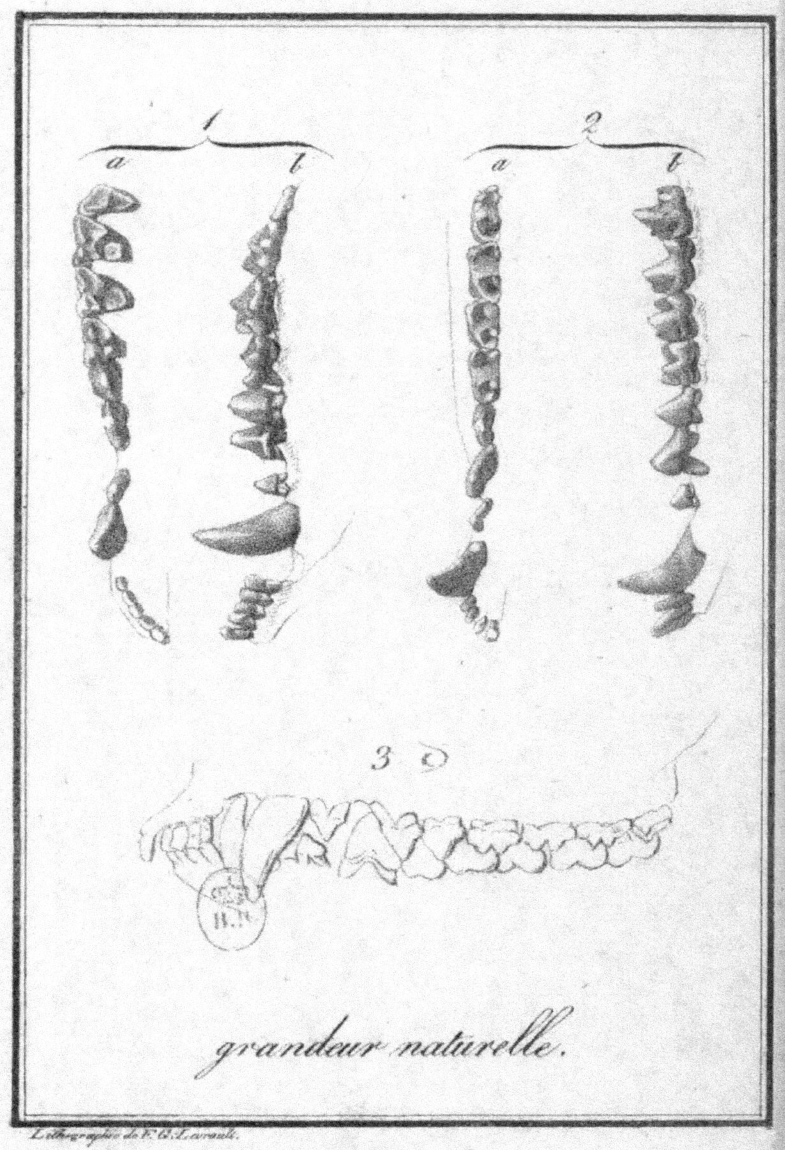

1
a
b
2
a
b
3
grandeur naturelle.
Lithographie de F. G. Levrault.
N. 23. C.

molaires ont les formes propres à ces sortes de dents
dans les insectivores à molaires normales, et elles se
ressemblent, si ce n'est que la dernière n'a que la
moitié de son prisme postérieur.

Dans leur position réciproque ces dents n'offrent
absolument rien de particulier, si ce n'est que la cinquième incisive d'en haut agit par sa pointe contre la
partie antérieure de la canine d'en bas.

Je dois faire remarquer que dans les vieux individus
les prismes des molaires s'usent en grande partie, et
que leur partie interne, aux molaires supérieures, vient
se confondre avec la base sur laquelle ils reposent.

N° XXIII. C.

SARIGUES.

50 DENTS.
{
26 Supérieures. { 10 Incisives.
2 Canines.
14 Mâchelières. { 6 Fausses molaires.
8 Molaires.
24 Inférieures. { 8 Incisives.
2 Canines.
14 Mâchelières. { 6 Fausses molaires.
8 Molaires.
}

Les sarigues se rapprochent des péramèles par leurs
dents plus que ne le font les dasyures, et ce sont les
incisives qui établissent ce rapprochement ; mais les
sarigues et les dasyures sont inséparables par leurs molaires, qui les éloignent un peu des péramèles et les rapprochent des carnassiers, car c'est dans ces dents surtout qu'on trouve le type des molaires tuberculeuses
de ces derniers.

A la machoire supérieure, les incisives sont situées à
l'extrémité d'une ellipse très - alongée. La première est
cylindrique, crochue et plus longue que les quatre sui-

vantes, qui se ressemblent et sont tranchantes. Un creux très-marqué, puis la canine, viennent après ces dents; celle-ci est comprimée, terminée en pointe et crochue, mais à bords arrondis. À sa base naît une fausse molaire normale, mais très-petite, puis deux autres, après un intervalle vide, également normale, et la dernière est un peu plus grande que celle qui la précède. Les trois premières molaires vont en augmentant graduellement de grandeur, et ont les mêmes formes, formes dans lesquelles on retrouve celles que nous avons décrites jusqu'à présent, mais un peu moins marquées. D'abord la base interne s'est élevée presque à la même hauteur que les prismes, qui ne se distinguent plus que par les pointes qui se développaient aux trois angles que présentait leur coupe ; et le prisme antérieur étant beaucoup plus petit que le postérieur, sa pointe antérieure est très-petite ; enfin la base interne s'est portée obliquement en avant, ce qui laisse entre chaque dent, à l'intérieur de la mâchoire, un espace vide de forme angulaire, beaucoup plus grand qu'il ne l'est chez les insectivores, où cette base est uniformément développée. La dernière molaire ne diffère des autres que parce qu'elle est tronquée à sa partie postérieure comme toutes les dernières molaires supérieures de cet ordre.

À LA MÂCHOIRE INFÉRIEURE nous trouvons quatre incisives, couchées obliquement en avant, de forme cylindrique, et à peu près de la même grandeur l'une que l'autre. Les canines suivent et n'ont rien de particulier ; puis viennent trois fausses molaires, une très-petite à la base des canines, et, après un intervalle vide, les deux autres un peu plus grandes que la première ; mais c'est la moyenne qui est la plus grande, et toutes trois sont normales. Les quatre molaires sont telles que nous les

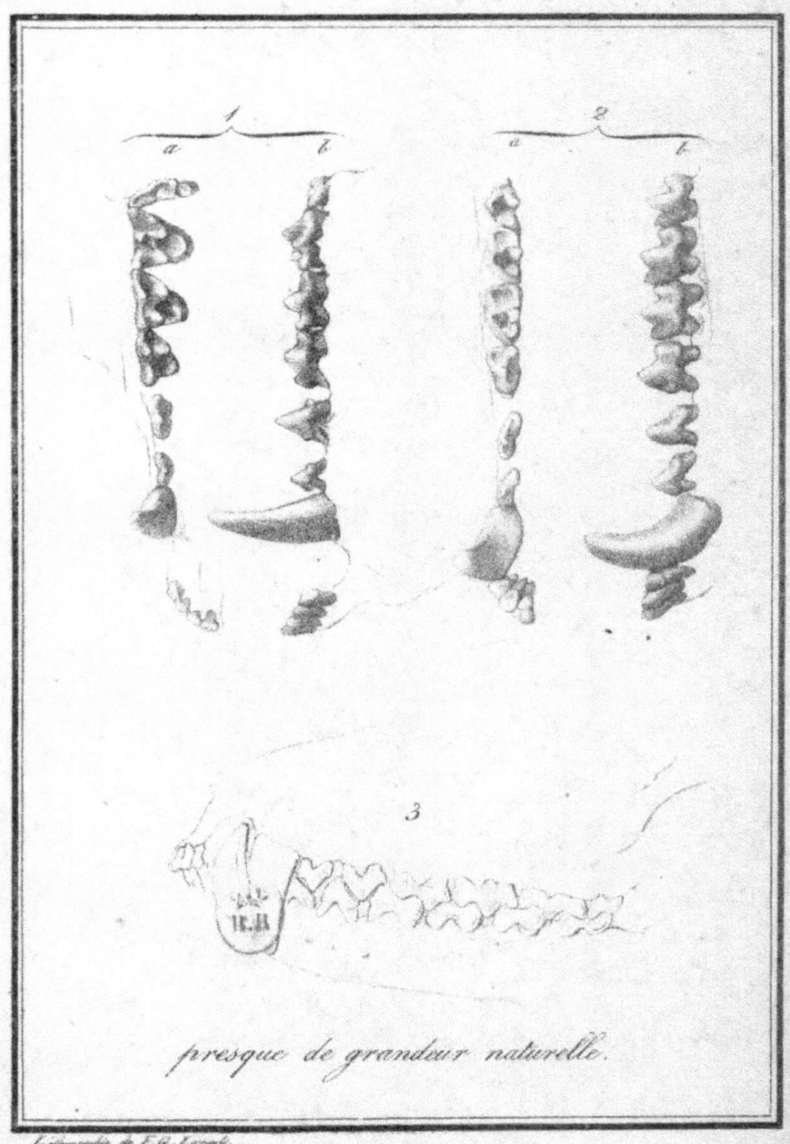

1
a b
2
a b
3
presque de grandeur naturelle.
N. 23. B.

avons vues dans le cladobate, dans le hérisson, dans
le tenrec ; elles se composent antérieurement de trois
pointes disposées en triangle, qui rappellent exactement
le prisme antérieur des dents analogues des desmans,
des scalopes, des musaraignes; et en arrière, d'un talon
composé aussi de trois tubercules, mais moins régulièrement disposés que ceux de la partie antérieure et
moins élevés qu'eux; c'est l'externe qui est le plus grand.
Au reste nous avons toujours vu dans cet ordre les modifications des molaires inférieures commencer par le
prisme postérieur; et ces molaires des sarigues, nous les
retrouverons avec la plus grande exactitude dans les
carnassières des civettes, des mangoustes et des paradoxures.

Dans leur position réciproque ces dents ne nous
offrent rien de particulier.

Les espèces de sarigues que nous avons pu observer
et dont les dents se rapportent à cette description sont
le crabier, les yapock et le manicou.

N° XXIII. B.

DASYURE.

42 DENTS.
- 22 SUPÉRIEURES.
  - 8 Incisives.
  - 2 Canines.
  - 12 Mâchelières. { 4 Fausses molaires. 8 Molaires.
- 20 INFÉRIEURES.
  - 6 Incisives.
  - 2 Canines.
  - 12 Mâchelières. { 6 Fausses molaires. 6 Molaires.

Ce sont les dasyures qui, de tous les insectivores,
se rapprochent le plus des carnassiers.

A la machoire supérieure se trouvent quatre incisives, disposées sur un arc de cercle, tranchantes et

d'égale grandeur; après elles est un creux, puis la canine, dent très-arrondie; mais toujours crochue et terminée en pointe. A sa base est une fausse molaire un peu plus petite que celle qui la suit, et toutes deux sont normales. Les quatre molaires sont ce que nous les avons vues chez les sarigues sans exception.

A la mâchoire inférieure sont trois incisives, c'est-à-dire que nous voilà arrivés au nombre commun aux incisives de tous les carnassiers; immédiatement après vient la canine, qui n'offre rien de particulier; ensuite se trouvent deux fausses molaires normales, et après, une troisième très-épaisse à sa partie postérieure, où sont deux racines; enfin les trois molaires sont encore absolument semblables aux analogues des sarigues.

Dans leur position réciproque ces dents ne nous présentent rien que nous n'ayons fait remarquer; et l'on a vu que ces rapports sont en général les mêmes dans tous les animaux de cet ordre, déjà si riche, et qui, suivant toutes les vraisemblances, doit s'enrichir bien davantage encore.

C'est d'après le dasyure à longue queue que ces dents ont été décrites.

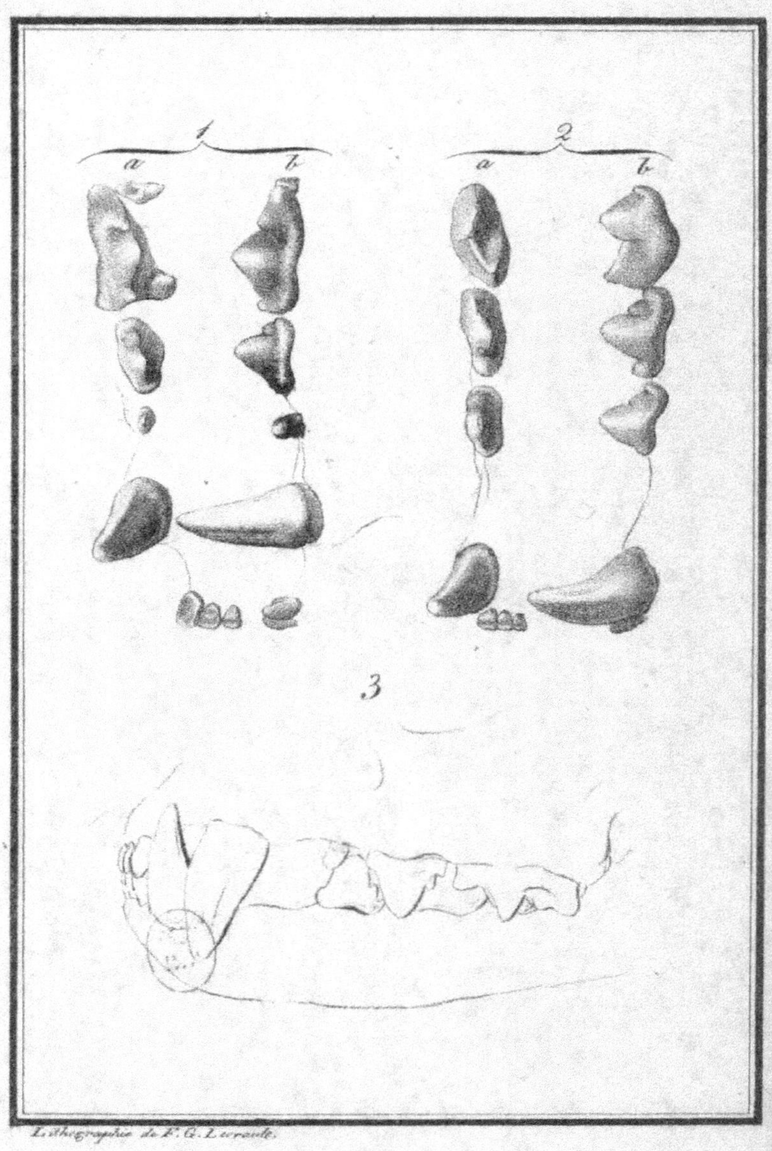

1
a b
2
a b
3
Lithographie de F. G. Levrault.
N. 24.

CARNIVORES.

Les carnassiers composent un des ordres les plus naturels dans la classe des mammifères; ils ne diffèrent entre eux, sous le rapport du nombre des dents, que par celles qui servent à la mastication : ils ont le même nombre d'incisives et de canines. C'est surtout par les formes de ces organes qu'ils présentent des différences caractéristiques et principalement par celles des mâchelières. Ces dernières se partagent en trois divisions. La première se compose de deux à quatre dents qui viennent après les canines, dont l'usage est assez indéterminé, et qui sont des fausses molaires. La seconde ne se compose jamais que d'une dent, qui est la carnassière; c'est en elle que réside essentiellement la faculté de couper les fibres de la chair. La troisième est celle des dents tuberculeuses, dont le nombre ne s'élève jamais au delà de deux, et qui paraissent avoir pour destination principale de broyer les alimens susceptibles de l'être; car plus les carnassiers sont portés à faire entrer des substances végétales dans leur nourriture, plus ces dents sont nombreuses ou plus la surface qu'elles occupent est étendue.

N° XXIV.

CHATS.

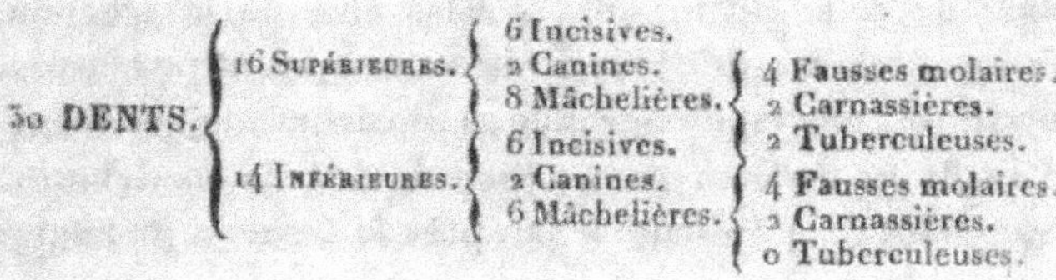

30 DENTS.	16 Supérieures.	6 Incisives.	
		2 Canines.	
		8 Mâchelières.	4 Fausses molaires.
			2 Carnassières.
			2 Tuberculeuses.
	14 Inférieures.	6 Incisives.	
		2 Canines.	
		6 Mâchelières.	4 Fausses molaires.
			2 Carnassières.
			0 Tuberculeuses.

6

Le système de la dentition des chats est, parmi ceux que nous présente l'ordre des carnassiers, le plus simple et le plus approprié à la mastication de la chair. Nous le considérons donc comme un type qui nous servira de point de comparaison pour décrire toūs les autres : par là, nous donnerons une idée plus claire de ces formes de dents, fort difficiles à rendre par le langage ; et nous établirons d'une manière exacte les rapports qui existent entre ces mammifères, comme animaux carnivores ; c'est-à-dire que nous donnerons, en quelque sorte, pour chaque genre, la mesure de sa qualité principale, de celle qui le distingue éminemment, et à laquelle toutes les autres qualités sont nécessairement subordonnées.

A LA MACHOIRE INFÉRIEURE les chats ont trois incisives, une canine, deux fausses molaires, une carnassière et une tuberculeuse. Les incisives sont placées à côté l'une de l'autre sur une ligne droite. Les deux premières sont d'égale grandeur, en forme de coin et échancrées transversalement à leur face interne ; la troisième est deux fois plus grande que les précédentes, pointue et de même échancrée à sa face interne. Un intervalle vide sépare la dernière incisive de la canine, qui est très-grande, conique, un peu crochue, arrondie à sa face externe et à sa face interne, et anguleuse à son bord antérieur et à son bord postérieur. La première fausse molaire vient après la canine ; c'est une petite dent très-obtuse et à une seule racine. Un espace vide sépare cette dent de celle qui la suit, c'est-à-dire de la seconde fausse molaire, que je regarde comme ayant une forme normale ; elle est très-grande, à plusieurs racines, large d'avant en arrière, comprimée de dedans en dehors, tranchante, et présente à peu près la forme d'un angle droit ; ses bords sont divisés par deux échancrures , ou plutôt deux dentelures , ce qui augmente leur faculté tranchante. La carnassière, qui a au moins trois racines, suit immédiatement la fausse molaire ; elle est d'un tiers plus grande que celle-ci d'avant en arrière , et divisée dans ce sens en trois parties : la première est un petit tubercule à bords tranchans ; la seconde , c'est-à-dire la moyenne, présente un grand tubercule tranchant sur ses bords , de la figure d'un angle droit ; la troisième est terminée par une ligne presque droite et seulement un peu infléchie dans son milieu , et ses bords sont tranchans. A la face interne de cette dent , et à la base du petit tubercule obtus , est un autre tubercule plus petit encore qui se lie par une côte saillante au tubercule moyen. Enfin la mâchelière tuberculeuse est une très-petite dent, fort étroite d'avant en arrière , plus large du côté externe au côté interne , arrondie et à une ou deux racines ; cette dent , cachée à la base de la carnassière , est dans un état tout-à-fait rudimentaire.

A la mâchoire inférieure on trouve trois incisives , une canine , deux fausses molaires et une carnassière. La première incisive est un peu plus petite que la seconde, et celle-ci que la troisième ; elles sont en forme de coins obtus , et présentent une échancrure légère d'avant en arrière , plus rapprochée du bord voisin de la canine que du bord opposé. La canine , qui suit immédiatement les incisives , est forte , conique , plus crochue que celle de la mâchoire opposée , arrondie à sa face antérieure et extérieure , et anguleuse à sa face interne et à son bord extérieur. Un large vide sépare cette dent de la première fausse molaire , qui est large d'avant en arrière , mince du côté interne au côté externe , à bords tranchans , et dont la figure, comme la dent analogue de la mâchoire opposée, présente un angle droit dont les bords sont divisés par une échancrure. La fausse molaire suivante ne diffère de la première que parce qu'elle est plus grande et qu'elle a une échancrure de plus à son bord postérieur ; toutes deux sont normales. La carnassière est, comme les précédentes, une dent comprimée du côté interne au côté externe, à bords tranchans ; mais elle est divisée en deux parties à peu près égales, par une profonde échancrure dans son milieu, beaucoup plus sensible encore à la face interne qu'à la face opposée.

Dans leur position réciproque, les incisives sont opposées couronnes à couronnes, ce qui fait que dans les vieux animaux les échancrures dont nous avons parlé disparaissent, et comme, excepté la première, ces dents sont alternes, c'est-à-dire que le milieu de celles d'une mâchoire correspond à l'intervalle qui sépare les deux incisives opposées, elles s'usent inégalement et deviennent pointues, au lieu de se conserver en ligne droite. Le bord antérieur de la canine supérieure est en rapport avec le bord postérieur et extérieur de la canine inférieure. La fausse molaire supérieure ne correspond qu'au vide qui se trouve entre la canine et la première fausse molaire inférieure. Le bord postérieur de celle-ci agit contre le bord antérieur de la fausse molaire opposée, qui, par son bord postérieur, est en rapport avec le bord antérieur de la fausse molaire inférieure ; celle-ci, par son bord postérieur, agit sur la face interne et antérieure, et sur le tubercule interne de la carnassière opposée. La face interne du reste de cette dent est en opposition dans toute sa largeur, avec la face externe de la carnassière inférieure, qui ne se trouve en communication avec la tubercu-

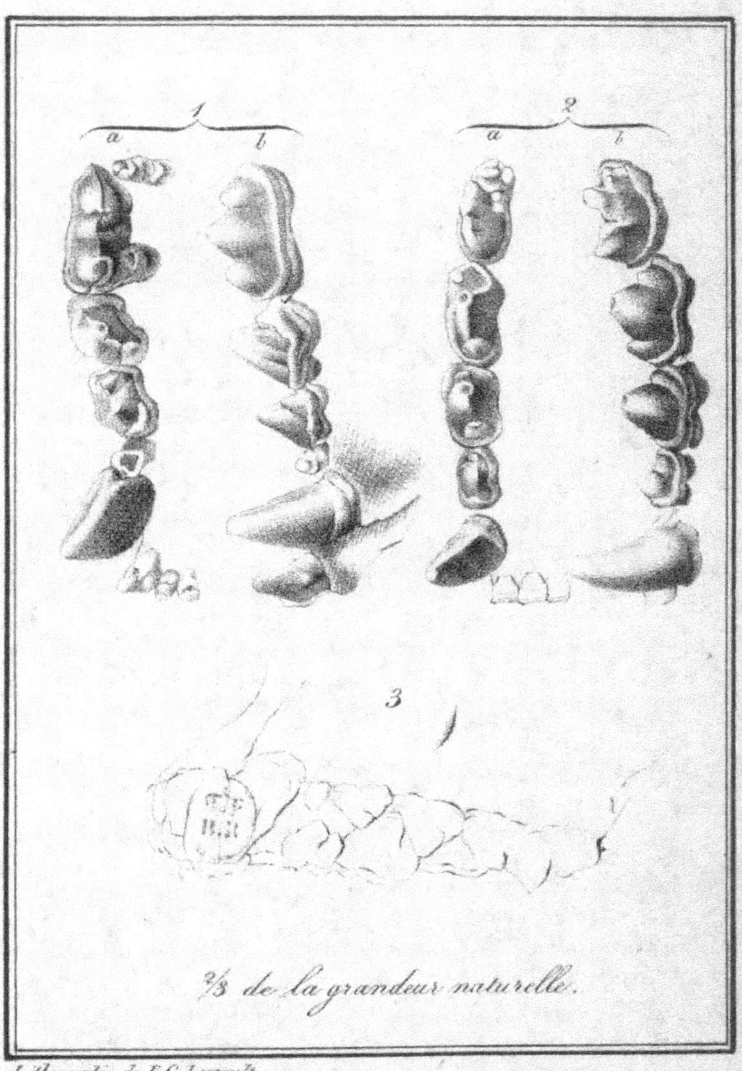

⅔ de la grandeur naturelle.

N.º 25.

leuse que par sa base , c'est-à-dire par la partie la plus voisine des racines de sa partie postérieure.

Il résulte du nombre , de la forme et de la disposition de ces dents, que les mâchoires des chats sont très-courtes , et que les dents étant peu éloignées des puissances qui meuvent les mâchoires, elles peuvent agir avec une grande force , et d'autant plus que le point d'articulation des mâchoires, le condyle , est sur la ligne des dents.

Les chats ne se nourrissent absolument que de chair, et autant qu'ils le peuvent de chair fraîche ; et ils ne mangent les os que lorsqu'ils sont peu durs et que la faim les presse vivement.

Nº XXV.

HYÈNES.

34 DENTS.	18 SUPÉRIEURES.	6 Incisives.	
		2 Canines.	6 Fausses molaires.
		10 Mâchelières.	2 Carnassières.
	16 INFÉRIEURES.	6 Incisives.	2 Tuberculeuses.
		2 Canines.	6 Fausses molaires.
		8 Mâchelières.	2 Carnassières.
			0 Tuberculeuses.

Le système de dentition qui paraît avoir le plus de rapport avec celui des chats quant aux formes est celui des hyènes. En effet ces animaux ne diffèrent guère des chats, sous ce rapport, que par des dents en général beaucoup plus épaisses et moins tranchantes , et par un léger talon à la carnassière inférieure.

A la mâchoire supérieure, les hyènes ont trois incisives, une canine, trois fausses molaires, une carnassière et une tuberculeuse. Les incisives supérieures dif-

fèrent de celles des chats en ce que le lobe interne
qui résulte de l'échancrure transversale est partagé
en deux dans les deux premières, et que la troisième
est longue, crochue, et semblable à une petite canine.
Les canines n'ont rien qui les distingue; la première
fausse molaire est une petite dent à une seule racine,
et dont la couronne consiste dans une pointe mousse.
Les deux fausses molaires suivantes ne se font remarquer
que par leur extrême épaisseur, ce qui en fait des dents
coniques plutôt que des dents tranchantes. La carnassière a le tubercule interne beaucoup plus détaché et
distinct de la dent que nous ne l'avons vu dans les chats,
et la tuberculeuse a bien conservé les mêmes formes,
mais a pris plus de dimension que celle de ces dernières, et elle a plus de deux racines.

A la machoire inférieure on trouve trois incisives,
une canine, trois fausses molaires et une carnassière.
Les incisives ne présentent rien qui mérite d'être remarqué, et il en est de même des canines. Pour les trois
fausses molaires, nous répéterons ce que nous avons dit
pour les deux fausses molaires principales de la mâchoire
opposée : elles ont presque les mêmes dimensions du dehors en dedans que d'avant en arrière; ce qui fait
qu'elles ne conservent presque rien du tranchant que
nous avons remarqué à celles des chats. La carnassière
a de particulier un petit tubercule à la base et à la face
interne de sa partie postérieure, et un talon assez développé en arrière de cette même partie.

Dans leur position réciproque, tout ce qui résulte des
différences que nous avons fait remarquer entre ces dents
et celles des chats, c'est que le tubercule interne de la carnassière d'en haut établit entre cette dent et la troisième
fausse molaire d'en bas, des rapports plus étendus que

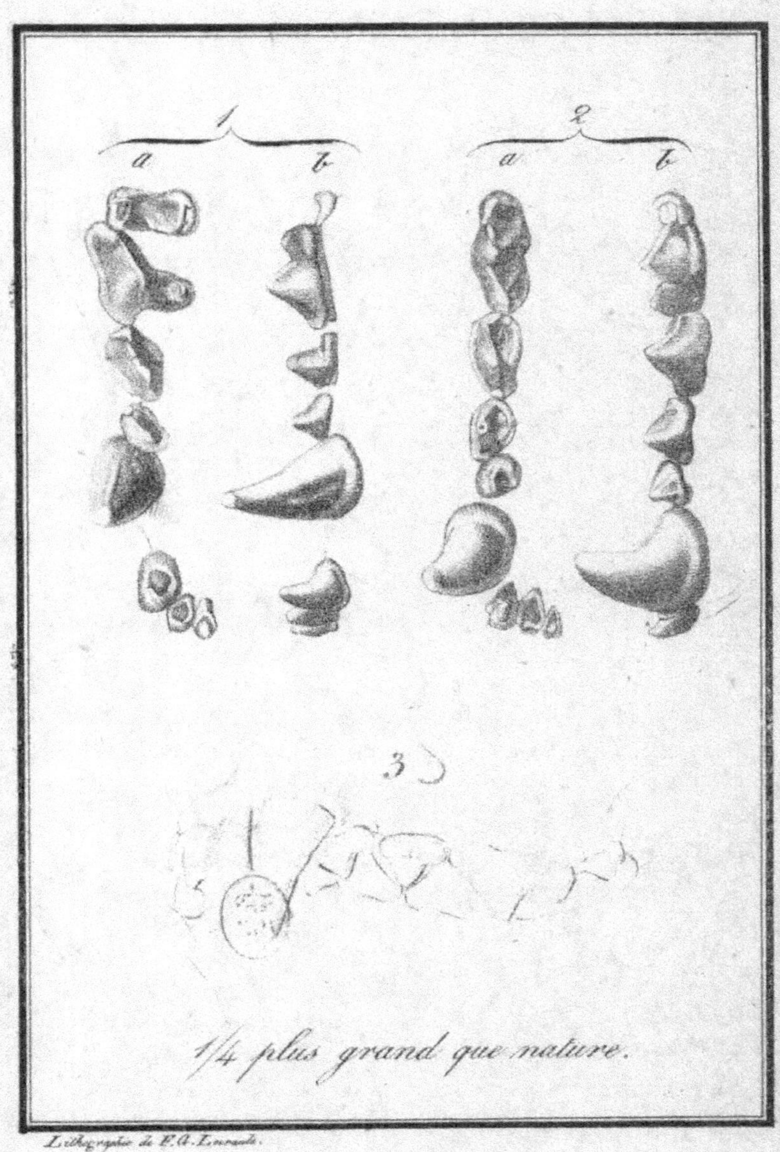

1/4 plus grand que nature.

Lithographie de F. A. Leprado.

N. 31.

ceux qui existaient entre ces dents chez les chats, et que la dent tuberculeuse des hyènes n'est plus rudimentaire, puisqu'au moyen du talon de la carnassière inférieure elle exerce une influence réelle dans la mastication.

Il est cependant à remarquer que l'épaisseur des molaires que nous venons de décrire diminue leur qualité tranchante, que l'augmentation du nombre des fausses molaires, en nécessitant l'alongement des mâchoires, a diminué leur action, et que leur force s'est encore affaiblie par la situation du condyle placé fort au-dessus de la ligne des dents.

Les hyènes sont en effet des animaux bien moins carnassiers que les chats ; aussi ne mangent-elles guère de viande que lorsqu'elle commence à se corrompre et à se diviser plus facilement. Il n'est point impossible de les habituer à manger des substances végétales, du pain par exemple ; et ce qui se trouve en parfaite harmonie avec la grande épaisseur de leurs dents, c'est l'extrême facilité et le goût qu'elles ont pour briser les os les plus durs.

N° XXXI.

RATEL.

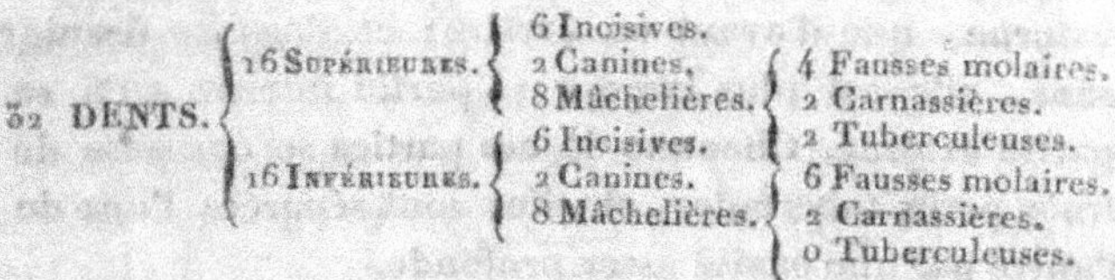

De tous les animaux carnassiers, c'est le ratel qui nous montre le système de dentition où celui des chats a été le moins altéré, quant au nombre des dents : il n'a qu'une petite fausse molaire inférieure de plus qu'eux ; mais sa carnassière inférieure et sa tuberculeuse supérieure se sont agrandies, et ont pris assez exactement la forme des dents analogues des martes et des gloutons ; et comme les dents tuberculeuses ont plus d'influence que les fausses molaires, nous plaçons le ratel après les hyènes, quoique celles-ci aient une fausse molaire supérieure de plus, parce que leur tuberculeuse n'est encore que rudimentaire.

A LA MACHOIRE SUPÉRIEURE il y a trois incisives, une canine, deux fausses molaires, une carnassière et une tuberculeuse. Les incisives n'offrent rien de remarquable, et sont ce que nous les avons vues chez les chats ; il en est de même des canines. La première fausse molaire, plus petite que la seconde, a les mêmes formes qu'elle. Ce sont des dents analogues aux fausses molaires normales que nous avons décrites jusqu'à présent ; mais elles sont un peu plus épaisses que celles des chats ; et au lieu de suivre la direction de l'os maxillaire, elles sont placées obliquement par rapport à cet os. La carnassière ne diffère de celle des chats que par son petit tubercule interne, qui est plus distinct, et par sa partie moyenne, formée d'un tubercule plus aigu. La tuberculeuse s'est beaucoup agrandie, et est toujours beaucoup plus large du côté interne au côté externe, que d'avant en arrière ; et dans ce dernier sens, elle est plus large à sa partie interne qu'à sa partie externe. Chacune de ces parties se compose de trois petits tubercules, et elles sont séparées l'une de l'autre par une cavité assez profonde.

A LA MACHOIRE INFÉRIEURE on trouve trois incisives, une canine, trois fausses molaires et une carnassière. La première incisive est très-petite ; les deux autres sont à peu près de même grandeur ; mais la seconde est placée plus en arrière que les autres, quoique sa couronne vienne en avant se placer sur la même ligne qu'elles. La canine n'a rien de particulier. La première fausse molaire est petite, placée obliquement dans la mâchoire, et plus large du côté interne que du côté externe ; de ce côté la dent se termine par un tubercule conique, et de l'autre par un talon. La seconde ressemble à la première, excepté qu'elle est plus grande. La troisième a la forme des fausses molaires normales, seulement elle est plus élargie postérieurement. La carnassière est épaisse, principalement à sa partie postérieure, et garnie de trois tubercules, un en avant, un au milieu, et un autre en arrière.

Dans leur position réciproque, les relations de ces dents sont les mêmes que celles que nous avons observées entre les dents des hyènes : c'est la partie postérieure très-agrandie de la carnassière d'en bas qui correspond à la grande tuberculeuse supérieure.

Le ratel, dont on ne connaît point encore bien le naturel, doit être, à quelques égards, plus carnassier que les hyènes, à d'autres moins. En effet, si ses dents sont plus minces et plus tranchantes, sa molaire tuberculeuse supérieure s'est sensiblement agrandie, ce qui le rapproche de la manière la plus intime du groupe que nous allons décrire.

Nᵒ XXVI et XXVII.

PUTOIS, ZORILLE et MARTES.

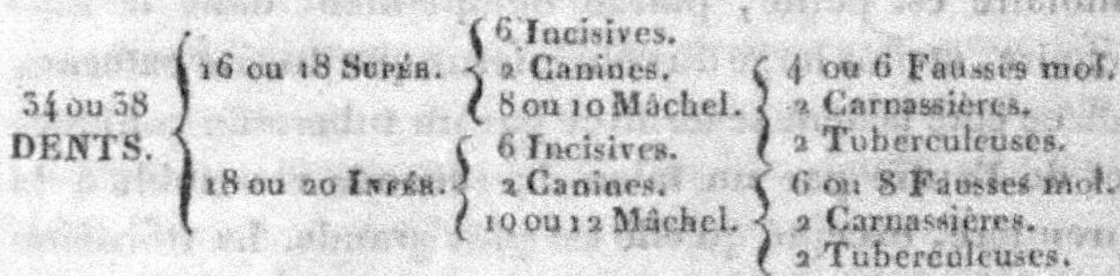

Nous réunissons ces animaux pour décrire leurs dents, parce que la seule différence qu'ils présentent sous ce rapport, c'est que les martes ont aux deux mâchoires une fausse molaire en rudiment de plus que le putois et le zorille, et que le zorille a le tubercule interne de la carnassière inférieure plus développé qu'on ne le trouve sur la dent analogue des martes et des putois. Du reste, leurs systèmes de dentition sont tout-à-tait identiques.

A LA MACHOIRE SUPÉRIEURE on trouve trois incisives, une canine, deux ou trois fausses molaires, une carnassière et une tuberculeuse. Les incisives et les canines n'offrent rien de remarquable, et sont ce que nous les avons vues chez les chats, les hyènes et le ratel, si ce n'est qu'elles ont leur lobe interne très-petit. La première fausse molaire des martes est une très-petite dent, à une seule racine, et dont la couronne se termine par une pointe très-mousse; c'est une dent rudimentaire. Les deux suivantes, qui sont les analogues des deux seules fausses molaires supérieures des putois et du zorille, sont à plusieurs racines, minces de dehors en dedans, larges d'avant en arrière et très-pointues; la première est un peu plus petite que la seconde, elles sont normales. La carnassière ne diffère point de celle des

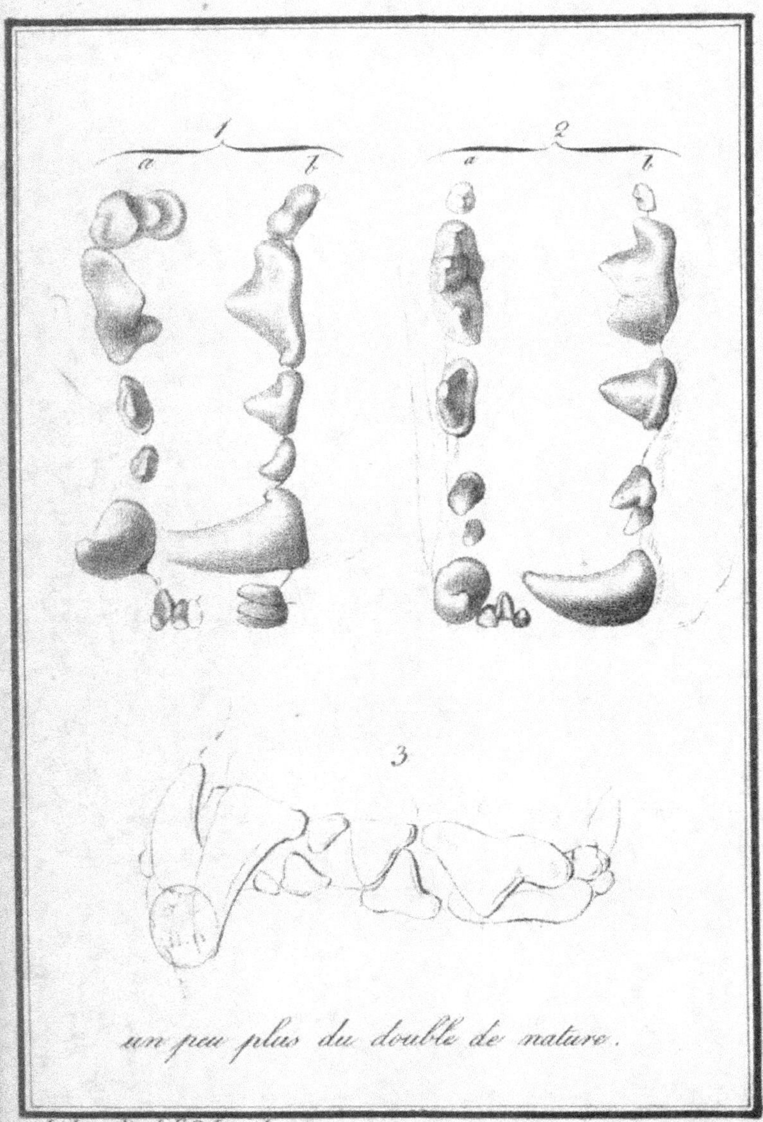

un peu plus du double de nature.

N. 26.

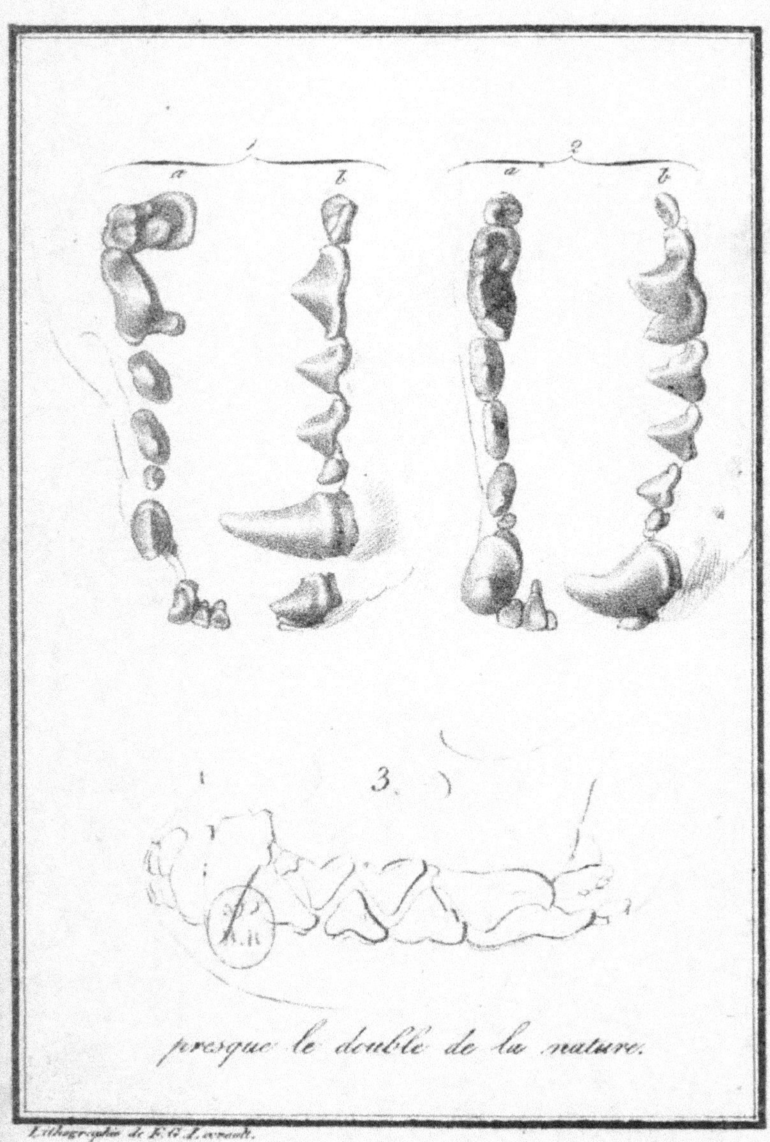

presque le double de la nature.

N. 27.

chats, si ce n'est, comme nous l'avons dit pour le ratel, que le tubercule interne est plus distinct, et la partie moyenne plus grande et plus aiguë. La tuberculeuse est tout-à-fait semblable à celle du ratel sans aucune exception.

A LA MACHOIRE INFÉRIEURE se trouvent trois incisives, une canine, trois ou quatre fausses molaires, une carnassière et une tuberculeuse. Les incisives présentent les mêmes formes et les mêmes irrégularités que celles du ratel, et les canines sont aussi tout-à-fait semblables à celles de cet animal; immédiatement à la base de la canine viennent les fausses molaires. La première, chez les martes, est rudimentaire et à une seule racine; les trois suivantes, qui sont les trois seules fausses molaires inférieures du putois et du zorille, ont deux racines et les formes des fausses molaires normales; et, comme celles du ratel, elles sont placées un peu obliquement dans la mâchoire. La carnassière est semblable à celle des chats, à l'exception du talon qui s'est développé à sa partie postérieure, ainsi que nous l'avons déjà vu chez le ratel; et nous avons déjà fait remarquer que le tubercule interne de cette dent, qui n'est qu'à l'état rudimentaire chez le putois et les martes, est très-saillant chez le zorille. Enfin la tuberculeuse est petite, ronde, et sa couronne se termine par trois petites pointes.

DANS LEUR POSITION RÉCIPROQUE, les relations de ces dents sont à peu près les mêmes que celles que nous avons observées jusqu'ici. Toute la différence, c'est que la partie antérieure de la tuberculeuse d'en bas est en opposition avec la portion postérieure de la partie interne de la tuberculeuse d'en haut; le grand développement du tubercule interne de la carnassière inférieure établit avec la tuberculeuse supérieure des rapports semblables à ceux que nous avons fait observer entre ces mêmes dents chez le ratel.

On voit par ce qui précède que les putois, les zorilles et les martes, sont un peu moins carnassiers que le ratel, à cause de leur tuberculeuse inférieure; mais comme cette dent n'est que rudimentaire, son influence sur le naturel des animaux ne peut être que fort légère.

Du reste, s'il y a de la différence entre ces trois petites tribus, ce sont les putois qui doivent être plus carnassiers et avoir les mâchoires les plus fortes.

N° XXXII.

GRISON, TAYRA et GLOUTON.

34 ou 38 DENTS.	16 ou 18 Supér.	6 Incisives. 2 Canines. 8 ou 10 Mâchel.	6 ou 8 Fausses mol. 2 Carnassières. 2 Tuberculeuses.
	18 ou 20 Inférr.	6 Incisives. 2 Canines. 10 ou 12 Mâchel.	6 ou 8 Fausses mol. 2 Carnassières. 2 Tuberculeuses.

J'aurais pu traiter des dents de ces animaux dans l'article précédent, car, sous le rapport de ces organes, ils ne diffèrent point des martes, du putois et des zorilles. Le grison et le tayra ressemblent au putois, et le glouton aux martes. Les deux premiers ont deux fausses molaires supérieures et trois inférieures, et le dernier en a une de plus à chaque mâchoire. Du reste, ces animaux n'ont plus rien dans les dents qui les distingue, c'est-à-dire qu'ils ont les mêmes incisives, les mêmes canines, les mêmes carnassières et les mêmes tuberculeuses, et cela sans plus d'exception pour les relations que pour les formes et pour le nombre; aussi

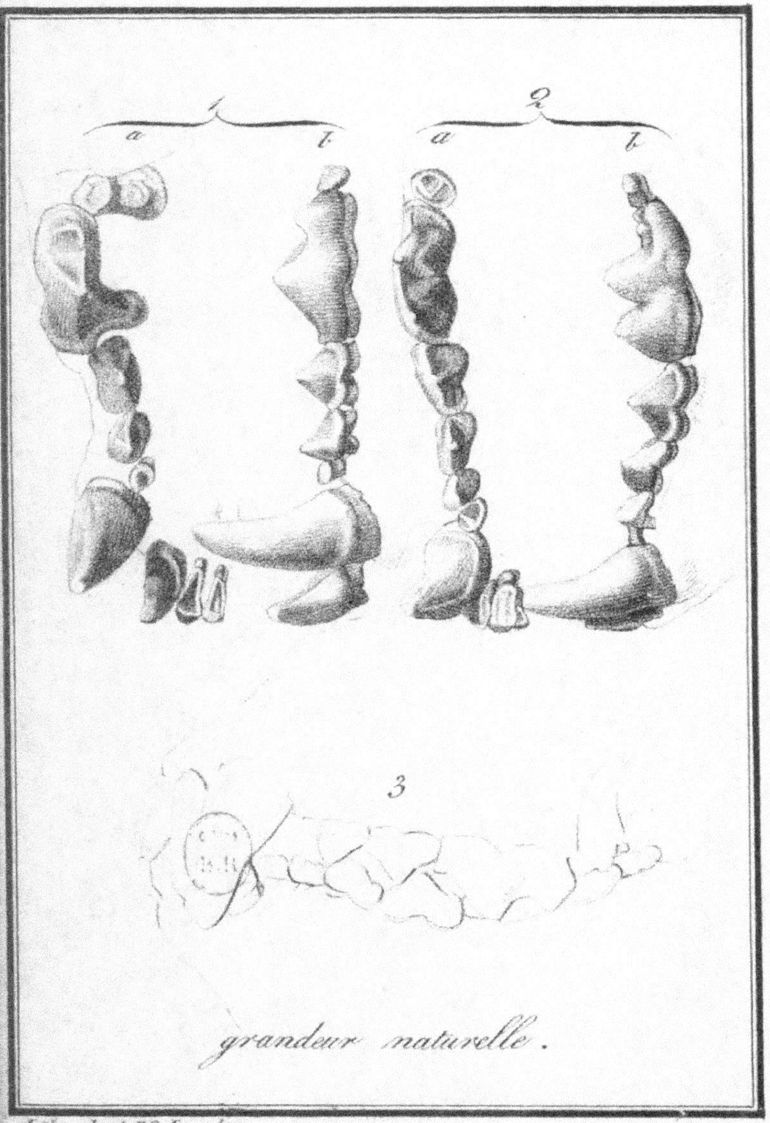

grandeur naturelle.

Lithographie de F.G. Levrault.

N. 32.

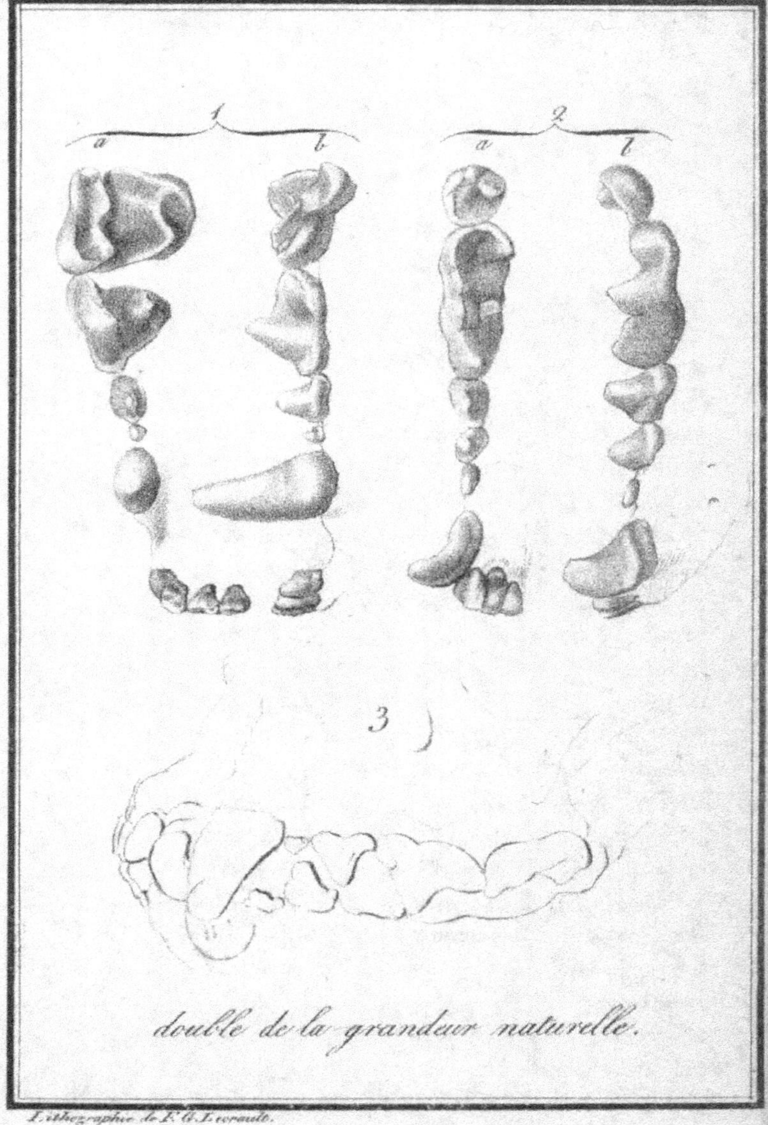

double de la grandeur naturelle.

Lithographie de F. G. Levrault.

N. 28.

ont-ils tous le naturel sanguinaire, et on ne pourrait les séparer les uns des autres, sans la marche plantigrade du grison, du tayra et du glouton, qui ne change rien à leurs goûts et ne fait que modifier quelques-uns des moyens qu'ils ont de les satisfaire.

N° XXVIII.

MOUFETTES et MIDAUS.

32 DENTS.
- 14 Supérieures.
  - 6 Incisives.
  - 2 Canines.
  - 6 Mâcheliéres. { 2 Fausses molaires. 2 Carnassières. 2 Tuberculeuses.
- 18 Inférieures.
  - 6 Incisives.
  - 2 Canines.
  - 10 Mâchelières. { 6 Fausses molaires. 2 Carnassières. 2 Tuberculeuses.

C'est à compter des moufettes que le système de dentition des martes commence à éprouver des modifications d'une certaine importance. On ne peut cependant encore méconnaître ce système chez ces animaux, ni même celui des chats, que nous avons déjà vu recevoir des changemens notables chez les ratels, les putois et les gloutons : c'est principalement par le développement toujours croissant des dents tuberculeuses que les carnassiers dont il nous reste à parler diffèrent de ceux qui ont déjà fait l'objet de nos descriptions, et ce sont les moufettes et les midaus qui nous en montrent les premières traces.

À la machoire supérieure, les incisives et les canines sont exactement celles des martes. Il y a deux fausses molaires, une très-petite, rudimentaire, et une normale à deux racines et à une pointe. La carnassière se fait remarquer par le grand développement du tubercule interne, qui lui donne une grande épaisseur et une forme triangulaire ; et la tuberculeuse ; par ses dimensions, qui sont à peu près les mêmes du bord antérieur au bord postérieur que du côté interne au côté externe. Chez les martes, au contraire, cette dent n'avait quelque étendue que dans ce dernier sens ; et ses tubercules, peu saillans et arrondis, ne se marquaient pas nettement. Chez les moufettes, ces tubercules sont devenus très-forts et anguleux, ce qui en fait vraiment une dent triturante ; il y en a quatre principaux, séparés par des creux assez profonds, mais l'extrême irrégularité de leur figure ne permet pas de les décrire.

A LA MACHOIRE INFÉRIEURE, les incisives et les canines sont semblables à celles des martes, sans exception, et il en est de même des trois fausses molaires, qui ne diffèrent point de celles du grison : la première est beaucoup plus petite que les autres, qui ont les formes et les proportions des fausses molaires normales. La carnassière est divisée en deux parties à peu près égales par une cavité assez forte : l'antérieure est formée de trois tubercules pointus, disposés en triangle ; et la postérieure, d'un talon terminé par deux tubercules aigus et assez minces, qu'un sillon profond sépare. Enfin, la tuberculeuse est la même que celle des martes.

DANS LEUR POSITION RÉCIPROQUE. Les caractères particuliers des carnassières et des tuberculeuses ont seuls occasioné des différences entre le rapport de ces dents et ceux que nous avions fait remarquer entre celles des martes. Le grand tubercule interne de la carnassière supérieure remplit le vide que laissent entre eux les trois tubercules disposés en triangle de la mâchoire inférieure, et le talon de celle-ci est en relation avec la moitié antérieure de la grande tuberculeuse supérieure, qui, par sa partie postérieure, correspond avec le tubercule inférieur.

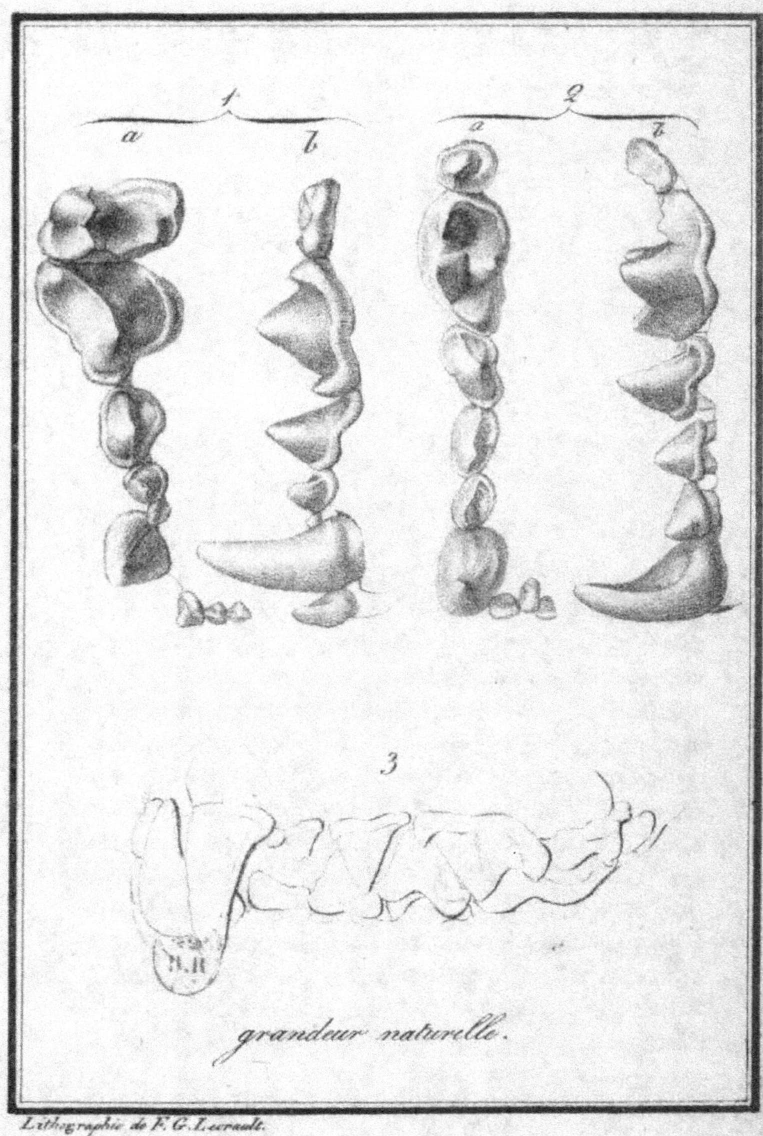

Nº 29.

Les moufettes et les midaus sont donc beaucoup moins carnassiers que les martes et les gloutons à cause de l'épaississement de leurs dents tranchantes, et sont plus frugivores à cause de l'élargissement de leurs dents tuberculeuses. La différence qui distingue les moufettes des midaus consiste entre autres dans les formes de la tête, et conséquemment dans les rapports des organes des sens.

N° XXIX.

LOUTRES.

56 DENTS.	18 Supérieures.	6 Incisives. 2 Canines. 10 Mâchelières.	6 Fausses molaires. 2 Carnassières. 2 Tuberculeuses.
	18 Inférieures.	6 Incisives. 2 Canines. 10 Mâchelières.	6 Fausses molaires. 2 Carnassières. 2 Tuberculeuses.

Ces animaux se lient encore sous le rapport de la dentition, de la manière la plus intime, aux moufettes et aux midaus, et par conséquent aux martes.

A la machoire supérieure, les incisives et les canines sont exactement ce que nous les avons vues chez les martes, les gloutons et les moufettes. Les fausses molaires sont au nombre de trois ; la première est très-petite et rudimentaire, la seconde, un peu plus grande que la première, mais bien plus petite que la troisième, est, ainsi que cette dernière, régulièrement conformée comme toutes les fausses molaires normales. La carnassière est principalement remarquable par l'étendue et la forme que le tubercule interne a prise. Ce n'est plus même une pointe saillante reposant sur une base très-large comme chez les moufettes, c'est une surface large, terminée du côté interne par une ligne circulaire, et bordée dans cette partie par une crête unie et saillante. La tuberculeuse a repris les dimensions et les formes de celle des martes : elle est de même plus étendue du côté externe au côté interne que d'avant en arrière, et les inégalités qui en divisent la surface ne diffèrent en rien de ce que nous avons fait observer chez ces derniers animaux.

A la machoire inférieure, les incisives et les canines n'ont rien qui les distingue des systèmes de dentition des moufettes, et il en est de même des fausses molaires, de la carnassière et de la tuberculeuse.

Dans leur position réciproque. Il résulte des différences que nous venons de faire remarquer entre les moufettes et les loutres, que dans celles-ci un tubercule ne vient plus remplir le vide que laissent entre eux les tubercules disposés en triangle de la carnassière inférieure. Le premier de ces tubercules, celui qui est à la partie antérieure de la dent, est en opposition avec le centre creusé de la surface large, bordée d'une crête, qui a remplacé chez ces animaux le tubercule que nous voyons encore chez les moufettes ; les deux autres tubercules remplissent le vide qui reste entre la carnassière et la tuberculeuse opposée ; et cette dernière présente presque toute sa couronne au talon postérieur de la carnassière d'en bas. Il ne reste en opposition avec la tuberculeuse de cette dernière mâchoire que le bord postérieur de la dent analogue de la mâchoire d'en haut.

On sait que les loutres sont des animaux qui se nourrissent principalement de poissons : on peut aussi les nourrir de chair, mais on les habitue sans peine à prendre des alimens végétaux. Il serait néanmoins difficile de

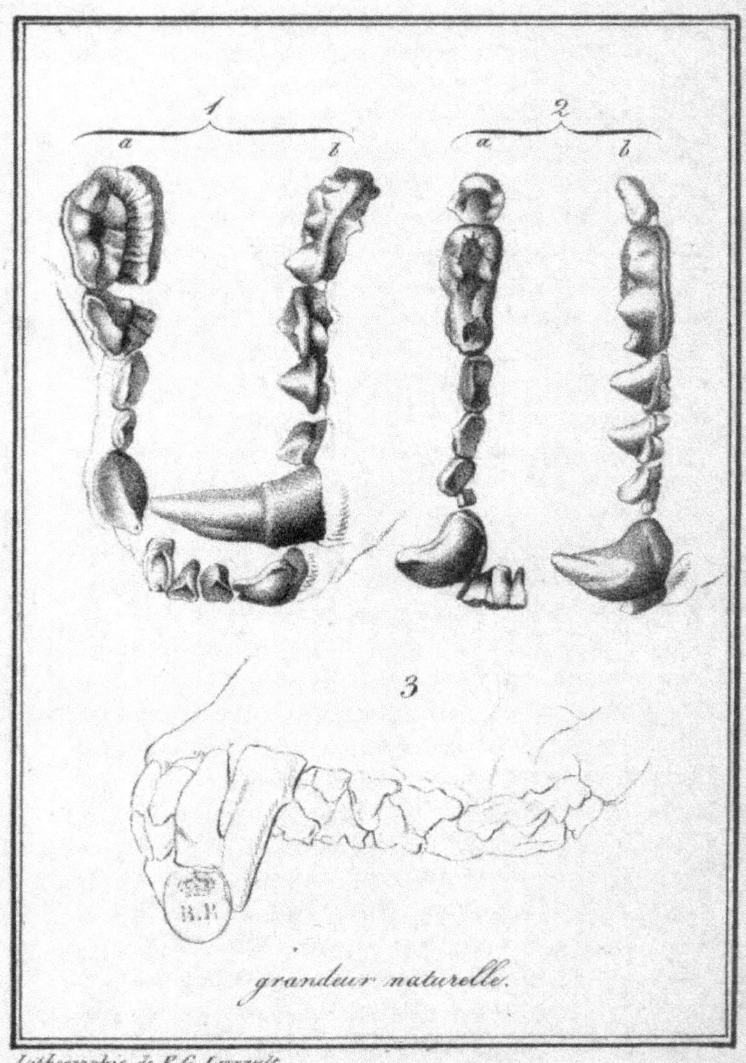

N.° 30.

déterminer si, par les dents, elles sont plus carnassières
que les moufettes; car si elles paraissent avoir des dents
carnassières qui s'éloignent un peu plus de celles des
martes que les carnassières des moufettes, elles ont
par contre des dents tuberculeuses moins étendues que
celles de ces derniers animaux.

N°. XXX.

BLAIREAU.

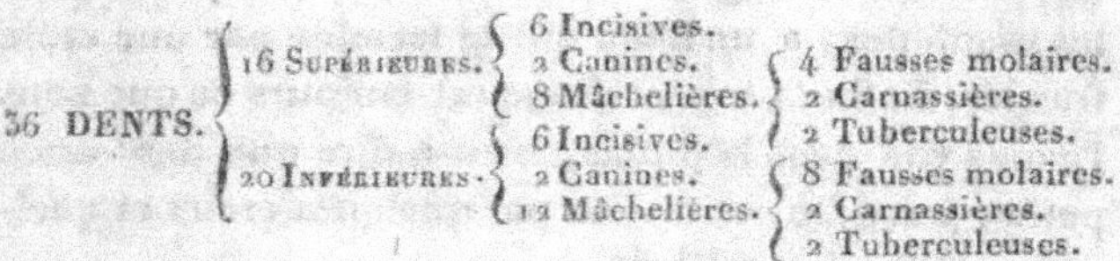

Le système de dentition des blaireaux et celui des
moufettes ont les plus grandes analogies; et ce n'est
encore que par quelques modifications dans les carnassières et la tuberculeuse supérieure qu'ils se distinguent l'un de l'autre.

A LA MACHOIRE SUPÉRIEURE, les incisives et les canines
ne présentent rien que nous n'ayons dit en parlant
des martes. Les fausses molaires, au nombre de deux,
ont les formes normales de ces sortes de dents. La carnassière, remarquable par sa petitesse, à cause de la
diminution de sa partie postérieure, qui en fait presque, en apparence extérieurement, une fausse molaire,
a sa partie interne composée d'une base que garnissent
trois petits tubercules, séparés par un creux assez sensible. La tuberculeuse est démesurément grande, et
aussi large que longue; son bord externe est garni de
trois tubercules, son bord interne d'une crête frangée,

et son milieu d'une autre crête divisée en deux parties
principales par une légère échancrure.

A LA MACHOIRE INFÉRIEURE, les incisives et les canines
ne nous offrent rien de particulier à décrire. Les fausses
molaires sont au nombre de quatre. La première est
rudimentaire, et a une seule racine; les trois autres
ont les formes normales de ces sortes de dents. La carnassière a sa partie antérieure composée de trois tubercules, comme celle des moufettes et des loutres;
mais sa partie postérieure, outre les deux tubercules
dont nous avons parlé en décrivant cette partie chez
les moufettes, a un talon qui se termine par une crête
frangée. Enfin la tuberculeuse est toujours ce que nous
l'avons vue dans le putois, c'est-à-dire une dent assez
petite, arrondie, et divisée par quelques creux et quelques saillies irrégulières.

DANS LEUR POSITION RÉCIPROQUE. Le caractère principal
de ces dents consiste, comme nous venons de le voir,
dans la carnassière inférieure, et dans la tuberculeuse
supérieure; aussi les relations que ces dents ont entre
elles sont plus étendues. Les deux premiers tubercules de la carnassière inférieure sont en relation
avec le bord postérieur de la carnassière opposée : c'est
la partie carnassière de ce système de dentition ; et l'extrémité du premier de ces deux tubercules remplit le
creux qui sépare les trois petits tubercules de la base
élargie qui se trouve à la face interne de la carnassière
supérieure. Tout le reste de la carnassière inférieure
se trouve en opposition avec les deux tiers de la tuberculeuse d'en haut; le dernier tiers correspond avec la
tuberculeuse d'en bas.

De ces dispositions on voit que le blaireau est un
animal qui commence à devenir frugivore, et que ses

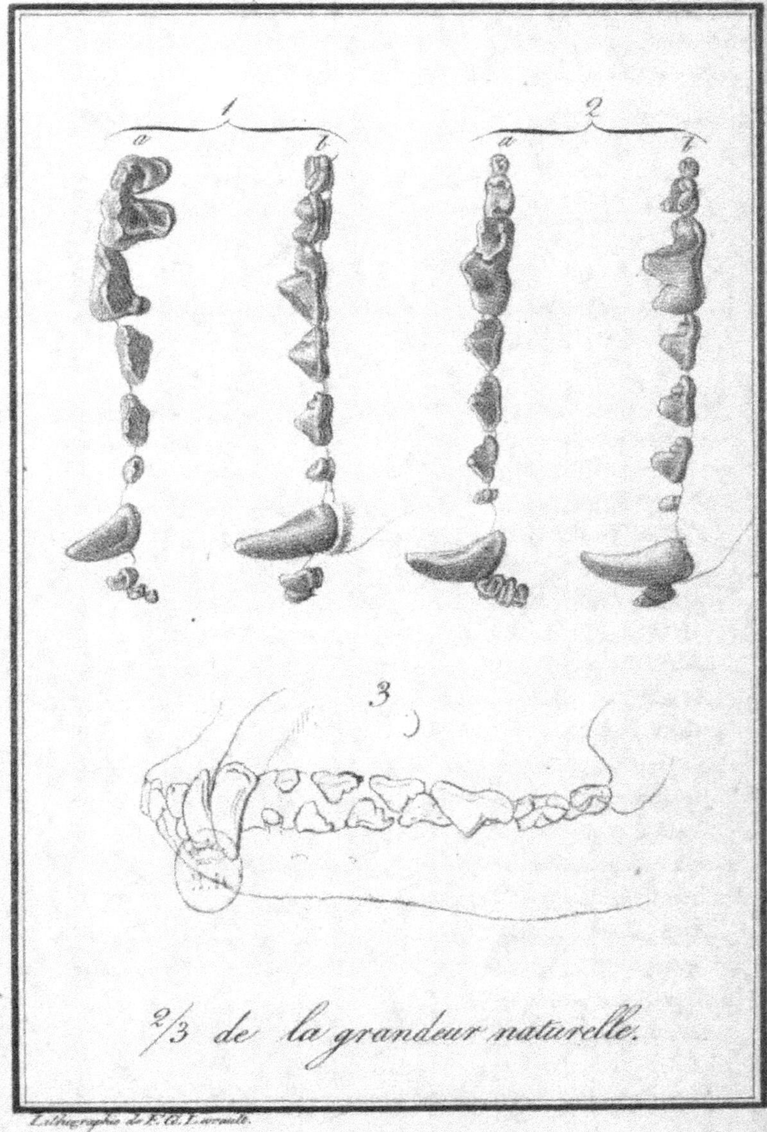

2/3 de la grandeur naturelle.

Lithographie de F. G. Levrault.

N. 33.

facultés triturantes l'emportent beaucoup sur les carnassières. En effet, ce sont des animaux qu'on nourrit sans peine de substances végétales.

N° XXXIII.

CHIENS et RENARDS.

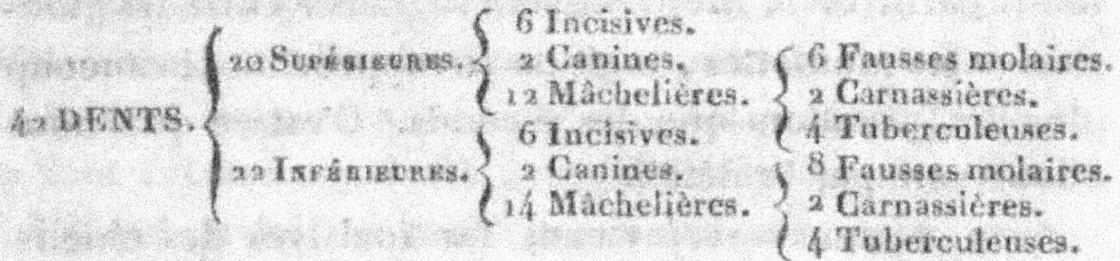

Nous n'avons point interrompu la série des systèmes de dentition caractérisée par une seule molaire tuberculeuse à chaque mâchoire, parce qu'ils nous ont présenté d'une manière sensible la marche de la nature pour modifier graduellement les formes et changer les facultés, tout en conservant les caractères principaux des formes primitives. En effet, en plaçant le putois à la tête de cette série, nous sommes arrivés, par le développement successif de la tuberculeuse supérieure, de la partie interne de la carnassière qui la précède, et de la partie postérieure de la carnassière d'en bas, nous sommes arrivés, dis-je, sans intervalle considérable, jusqu'aux blaireaux, en passant par les zorilles, les martes, les grisons, les gloutons, les moufettes et les loutres; c'est-à-dire que, d'animaux presque aussi carnassiers que les chats, nous sommes parvenus insensiblement à des animaux qui le sont presque aussi peu que des ours. Il est arrivé de là que les chiens se trouvent fort loin du rang qu'ils doivent occuper comme animaux carnassiers, quoiqu'ils aient deux dents tuberculeuses supérieures et deux inférieures ; car leurs carnassières ont tous les caractères de celles des martes ; et l'on a vu que la qualité de se nourrir de viande s'affaiblissait non-seulement à mesure que le nombre des tubercules augmentait, mais encore à mesure que les carnassières, en prenant de l'épaisseur, perdaient de leur qualité tranchante. Ainsi les chiens, comme animaux carnivores, me paraissent se placer entre les gloutons et les moufettes, mais en se rapprochant beaucoup plus des premiers que des seconds. C'est ce que nous allons voir par le détail.

A LA MACHOIRE SUPÉRIEURE, les incisives des chiens sont, quant au nombre, à la proportion et à la situation respective, les mêmes que celles des martes ; mais elles ont dans leurs formes des caractères qui leur sont propres : elles sont trilobées, c'est-à-dire qu'elles présentent un lobe moyen principal, et deux autres plus petits sur ses côtés ; leur face interne n'est point partagée par un sillon transversal, mais elle est bordée d'une crête qui naît sur les bords des deux petits lobes, et qui, à la naissance de la racine, forme, en se réunissant, un angle plus ou moins aigu. Les canines ressemblent encore à celles de la famille des martes, et il en est de même des fausses molaires ; seulement un intervalle vide les sépare de la canine, et les deux dernières ont leur partie postérieure prolongée en un talon très-sensible, formé d'un lobe particulier séparé du lobe principal par une échancrure. La carnassière a tout-à-fait la forme que nous avons vue à la dent analogue des martes : elle est divisée en deux lobes dans sa partie principale, un antérieur qui est plus grand, plus pointu, et un postérieur qui est plus tranchant et plus obtus, et sa face interne ne présente antérieurement qu'un très-petit tubercule plus ou moins mousse ou arrondi, suivant les espèces. La première tuberculeuse est très-grande; sa partie externe est plus large que sa partie interne, ce qui la distingue de celle de la famille des martes; sur sa face externe, elle présente deux tubercules pointus, bordés extérieurement d'une crête. Dans son milieu se voient deux petites éminences qui semblent liées à la crête extérieure, et elles laissent entre elles et le tubercule de la face externe un creux large et profond; enfin, sa face interne, qui est arrondie, se compose d'une crête qui en fait le contour, et qui se termine postérieurement par une échancrure qui la sépare postérieurement des éminences dont nous venons de parler. Entre ces éminences et cette dernière crête, se trouve un second creux très-marqué. La seconde tuberculeuse ressemble de tout point à celle que nous venons de décrire, si ce n'est qu'elle est de plus d'un tiers plus petite.

A la machoire inférieure, les incisives ne sont que *bilobées*, et le lobe le plus voisin de la canine est de moitié plus petit que l'autre. La canine ne diffère point de celle des martes. Après un intervalle vide, viennent les fausses molaires, au nombre de quatre : la première n'est que rudimentaire; et les trois autres, qui ont tous les caractères de ces sortes de dents, ne diffèrent l'une de l'autre qu'en ce qu'elles augmentent un peu de grandeur de la seconde à la quatrième, et en ce que leur partie postérieure se divise par deux dentelures. La carnassière, par sa partie antérieure, rappelle celle des chats; son bord est tranchant et divisé dans son milieu, par une échancrure, en deux parties; mais l'antérieure est moins élevée que l'autre, et l'on trouve à sa base, intérieurement et un peu en arrière, le petit tubercule pointu dont nous avons déjà parlé en traitant des martes. Sa partie postérieure est un talon qui se compose principalement de deux tubercules obtus, un au côté externe, et l'autre au côté interne. La première tuberculeuse est du double plus longue que large; sa partie antérieure se compose de deux tubercules, un en dedans, l'autre en dehors : la postérieure consiste en un talon bordé d'une crête irrégulière. La seconde tuberculeuse est très-petite, circulaire, et composée de deux petits tubercules qu'environne, surtout intérieurement, une petite crête.

Dans leur position réciproque, les rapports de ces dents, quant aux incisives, aux canines et aux fausses molaires, sont ce que nous les avons vues précédemment. Le tubercule interne de la carnassière d'en haut remplit le vide qui sépare la quatrième fausse molaire et la carnassière inférieure. La face externe de la partie antérieure de celle-ci se trouve en rapport avec la face interne de la partie postérieure de la face opposée, et le talon de la première remplit les vides de la tuberculeuse opposée, qui remplit à son tour les vides du talon de la carnassière inférieure. La première partie de la tuberculeuse inférieure remplit le vide qui se trouve entre les deux tuberculeuses supérieures, et la seconde paire de tubercules de cette première dent se trouve en opposition avec la seconde tuberculeuse inférieure, laquelle ne paraît être qu'une dent rudimentaire et sans fonction.

On sait que les chiens, quoique très-carnivores, mangent aussi des substances végétales; elles font même la principale nourriture d'un grand nombre de races de chiens domestiques.

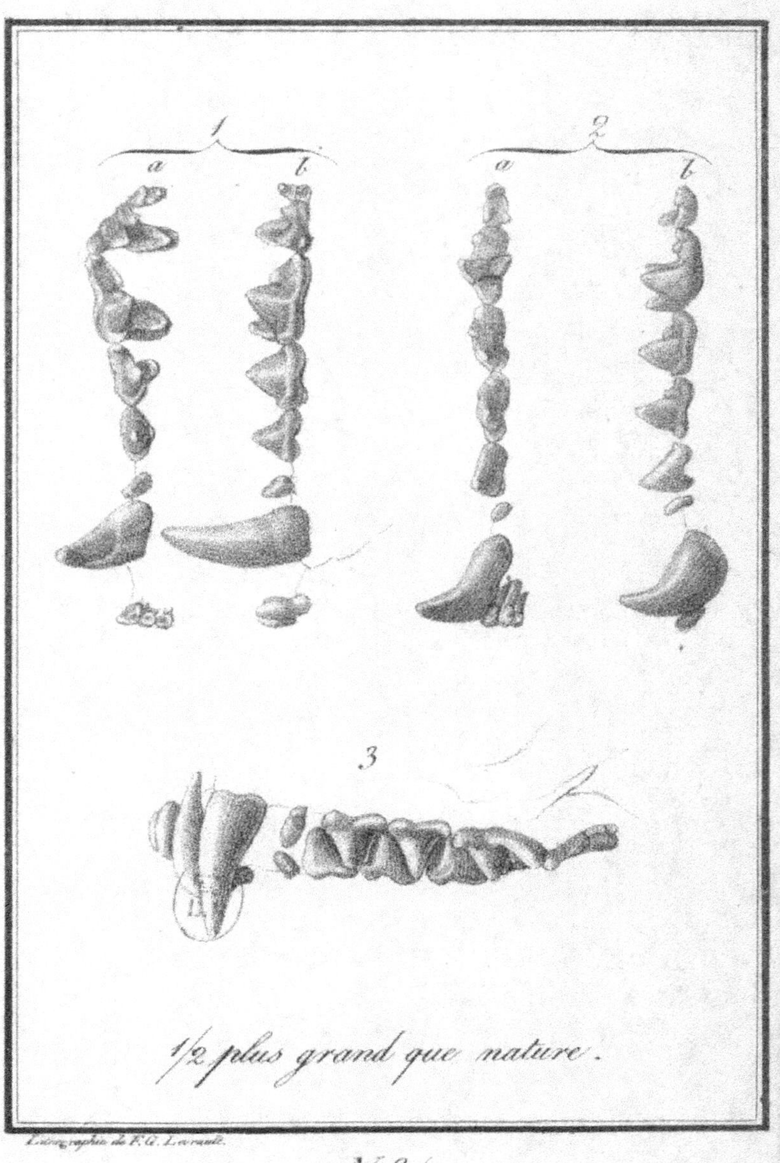

1/2 plus grand que nature.

N. 34.

N° XXXIV.

CIVETTES, MANGOUSTES, GENETTES, PARA-DOXURES.

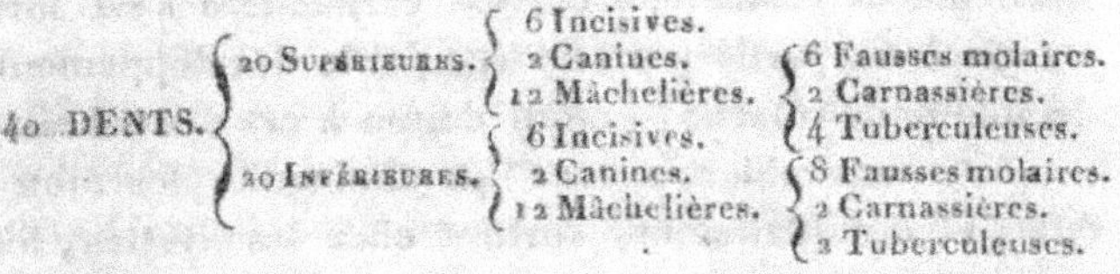

Le système de dentition commun à ces quatre genres se caractérise surtout par le nombre des mâchelières tuberculeuses qui est de deux à la mâchoire supérieure, et d'une seulement à l'inférieure. Ces animaux par là sembleraient devoir prendre place, dans l'ordre des mammifères carnassiers, avant les chiens, qui ont deux tuberculeuses à chaque mâchoire; mais les civettes ayant leurs carnassières beaucoup moins tranchantes et beaucoup plus rapprochées de la forme des tuberculeuses que les chiens, sont réellement moins carnassières qu'eux, et par conséquent plus voisines des ratons et des ours, par lesquels nous terminons la série des carnassiers proprement dits.

A la mâchoire supérieure, nous trouvons les mêmes incisives et les mêmes canines que chez les martes, si ce n'est que ces dernières, chez le paradoxure, sont un peu plus tranchantes à leur partie postérieure, et plus déprimées à leur face interne; du reste, les incisives, chez tous, ont des formes simples, et n'ont point ces divisions formant des lobes que nous leur avons trouvé chez la plupart des chiens. Les fausses molaires sont au nombre de trois : la première, qui est peu éloignée de la canine chez les civettes, les ge-

8.

nettes et les mangoustes, et qui la touche chez le paradoxure, est à une seule racine et rudimentaire ;
les deux autres ont les formes normales de ces sortes de
dents, et la seconde est un peu plus petite que la
troisième et moins épaisse. La carnassière s'est fort
élargie à sa partie postérieure, par le développement
du tubercule interne, ce qui donne à ces dents beaucoup de ressemblance avec les analogues des moufettes et des blaireaux, surtout chez les civettes, les
genettes et les mangoustes; car les paradoxures ont
de plus, tout autour du tubercule interne, une crête
presque aussi élevée que lui, qui augmente encore
d'une manière sensible l'épaisseur de cette dent. La
première tuberculeuse présente deux tubercules pointus, mais peu saillans, à son bord externe, et le
premier repose sur une base très-large. La face interne, bien plus étroite que l'autre, n'a qu'un tubercule, plus saillant que le premier, parce qu'il en
est séparé par un creux profond. Cette description convient aux civettes, aux genettes et aux mangoustes,
mais non pas au paradoxure, qui a la face interne
de sa première tuberculeuse presque aussi large que
sa face externe, c'est-à-dire que le tubercule interne
s'est transformé en une crête qui a la forme d'une
portion de cercle. La seconde tuberculeuse a chez les
mangoustes la même forme que la première ; mais
elle prend de l'épaisseur à sa face interne chez les
genettes, chez les civettes et chez les paradoxures ; et
elle a chez les uns et chez les autres des proportions
relatives différentes : elle ne peut guère être considérée que comme rudimentaire chez les mangoustes,
elle commence à être un peu plus grande chez les
genettes et chez les paradoxures, où elle égale à peu

près le quart de celle qui la précède ; mais elle devient tout-à-fait importante chez les civettes , où elle
a les deux tiers au moins de la première tuberculeuse , différences qui résultent en grande partie du
développement de la partie postérieure du maxillaire.

A la mâchoire inférieure on trouve les mêmes incisives
et les mêmes canines que dans les systèmes de dentition
précédens, et quatre fausses molaires. La première est
en rudiment ; les deux suivantes, à peu près de même
grandeur, ont la forme normale de leur espèce ; mais
la quatrième acquiert une épaisseur que nous n'avons
point encore eu occasion de faire remarquer sur ces
dents. Cette épaisseur vient surtout du développement,
en un tubercule assez fort , du petit talon ou de la petite
crête de la partie postérieure des fausses molaires : mais
c'est principalement chez les paradoxures que cette
épaisseur devient remarquable ; car chez eux ce talon
a pris des dimensions assez considérables, et il s'est
couvert de plusieurs petits tubercules. La carnassière
se compose en avant de trois pointes très-élevées, qui
forment entre elles un triangle, et en arrière d'un talon
assez bas, sur le bord duquel se remarquent trois petites
élévations. Enfin la dernière des dents de cette mâchoire, qui est la tuberculeuse, est petite , aussi large
que longue , et formée de quatre tubercules à peu près
également distans l'un de l'autre, et séparés au milieu
de la dent par un creux sensible. Les mangoustes font
cependant exception à ce que nous venons de dire , en
ce que leur tuberculeuse inférieure est plus grande
d'avant en arrière que d'un côté à l'autre, et qu'elles
présentent principalement trois tubercules.

Dans leur position réciproque. Quant aux relations que
les dents de ces deux mâchoires ont entre elles , nous

nous bornerons à faire observer que les trois tubercules
de la partie antérieure de la carnassière d'en bas remplissent le vide que laissent entre elles la carnassière
et la première tuberculeuse supérieure, chez les civettes,
les genettes et les mangoustes, où cette dernière dent
est très-étroite à sa face interne ; et que chez les paradoxures, où ce vide est beaucoup moindre, ces trois
tubercules sont en opposition avec une partie de la
première tuberculeuse supérieure : du reste, ces animaux ne présentent rien que nous n'ayons vu dans les
systèmes de dentition précédens.

N° XXXIV *bis.*

ICTIDES.

J'ai publié sous le nom de paradoxure à front blanc,
dans le tome IX des Mémoires du Muséum, la figure
d'un animal qui m'avait été envoyée de Calcuta par
M. Alfred Duvaucel ; et je conjecturais, par les caractères
extérieurs et la physionomie générale que cette figure
me faisait connaître, que l'animal qu'elle représentait
devait appartenir au genre que j'avais précédemment
formé, sous le nom de paradoxure, de l'espèce désignée
antérieurement par les noms de genette noire et de
marte des palmiers. Cette conjecture ne pouvait être
vérifiée que par l'examen des dents, et je dois l'avantage de pouvoir le faire aujourd'hui à M. Valencienne,
qui a trouvé la peau et la tête de cet animal dans le cabinet de Bruxelles, et les a obtenues de la complaisance
du directeur, M. Drapiez. Cet animal a en effet les plus
grands rapports de dentition avec les paradoxures. Il appartient et vient enrichir cette famille des civettes qui se

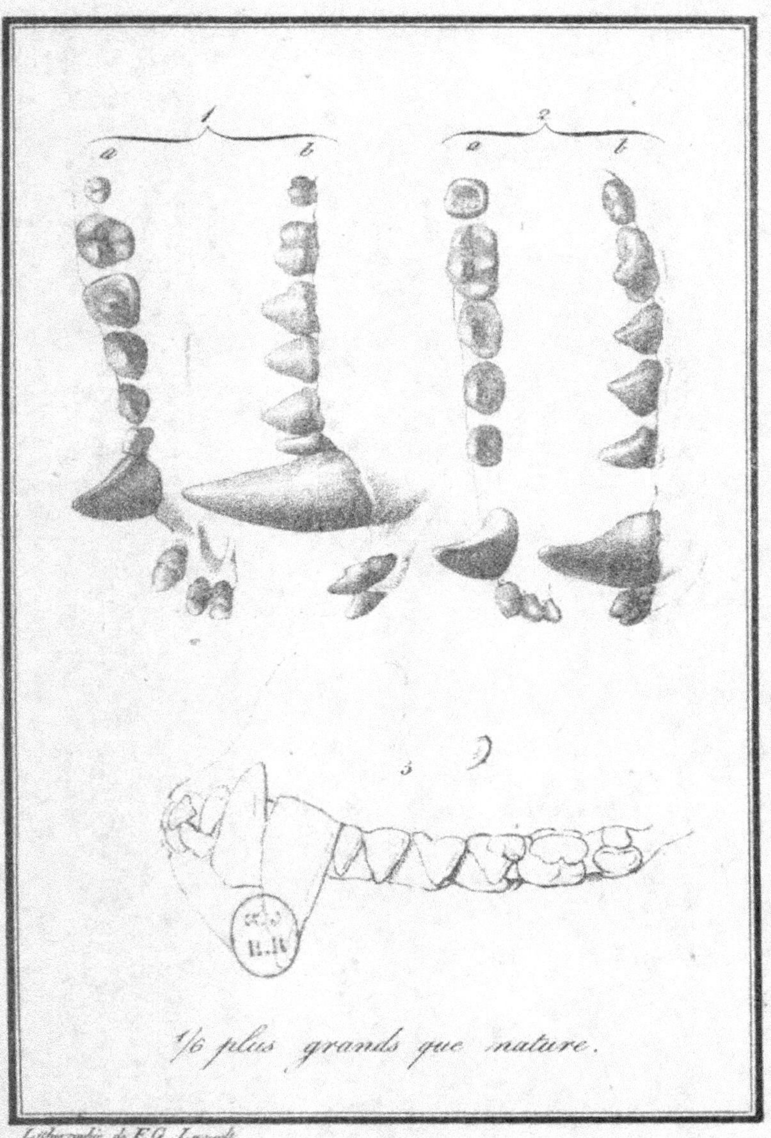

1/6 plus grands que nature.

Lithographie de F.G. Levrault.

N. 34. bis.

caractérise par une molaire tuberculeuse à la mâchoire
inférieure, et par deux molaires semblables à la mâchoire supérieure ; et c'est sans contredit du paradoxure
qu'il est le plus voisin ; mais il se rapproche encore plus
que lui des ratons, c'est-à-dire que ses dents augmentent encore d'épaisseur et deviennent de plus en plus
tuberculeuses.

56 DENTS.	18 Supérieures.	6 Incisives. 2 Canines. 10 Mâchelières.	4 Fausses molaires. 6 Molaires.
	18 Inférieures.	6 Incisives. 2 Canines. 10 Mâchelières.	6 Fausses molaires. 4 Molaires.

A la machoire supérieure, les incisives n'offrent rien de
particulier. Les canines sont très-tranchantes antérieurement et postérieurement, et se rapprochent par là de
celles des coatis. Les deux fausses molaires sont épaisses,
et du reste normales. La carnassière consiste en un tubercule du côté externe, très-semblable à une fausse
molaire, et en une crête du côté interne, qui borde ce
tubercule et est plus saillante et plus épaisse dans sa
partie moyennne ; c'est-à-dire que le tubercule interne
et antérieur que nous avons suivi depuis les chats jusqu'aux paradoxures, se change ici en une crête qui entoure toute la partie interne de la dent. De plus, cette
carnassière est peu étendue. La tuberculeuse qui vient
ensuite est à peu près de la même grosseur que la carnassière, et elle est arrondie dans toutes ses dimensions,
tandis que dans le paradoxure elle est plus étendue de
dedans en dehors que d'avant en arrière ; et ce sont ces
mêmes formes arrondies que présente la seconde tuberculeuse qui est très-petite et rudimentaire, comme
au reste l'analogue de la famille.

A la machoire inférieure, les incisives ont cela de

particulier que les moyennes ne naissent pas en arrière des autres, ce qui est chez toutes les civettes, comme chez les ratons et les coatis. Les canines sont fortes et plus tranchantes en arrière qu'en avant. Les trois fausses molaires sont normales et très-épaisses, et vont en augmentant de grosseur de la première à la dernière. La carnassière a tous les caractères que nous lui avons reconnus dans les paradoxures, ainsi que la tuberculeuse.

Dans leur position réciproque. La carnassière d'en haut comme les fausses molaires est alterne, c'est-à-dire qu'elle correspond au vide que laissent entre elles la troisième fausse molaire et la carnassière d'en bas ; c'est sur la face interne de son tubercule et sur sa crête que ces dents agissent. Du reste, ces dents, envisagées sous ce rapport, ne présentent rien de remarquable.

Quoique jusqu'à présent cet animal ne puisse pas être séparé des paradoxures, et que ses rapports naturels le placent entre ces animaux, les ratons et les coatis, je pense qu'il présente assez de caractères particuliers pour former un genre, et M. Valencienne lui donne le nom d'*ictides*.

Nº XXXV.

SURICATE.

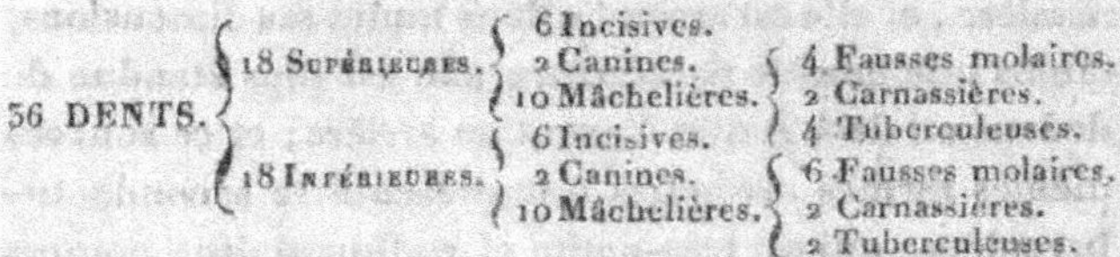

| 56 DENTS. | 18 Supérieures. | 6 Incisives.
2 Canines.
10 Mâchelières. | 4 Fausses molaires.
2 Carnassières.
4 Tuberculeuses. |
| | 18 Inférieures. | 6 Incisives.
2 Canines.
10 Mâchelières. | 6 Fausses molaires.
2 Carnassières.
2 Tuberculeuses. |

J'aurais peut-être pu parler des dents de cet animal en décrivant celles de la famille des civettes ; cependant

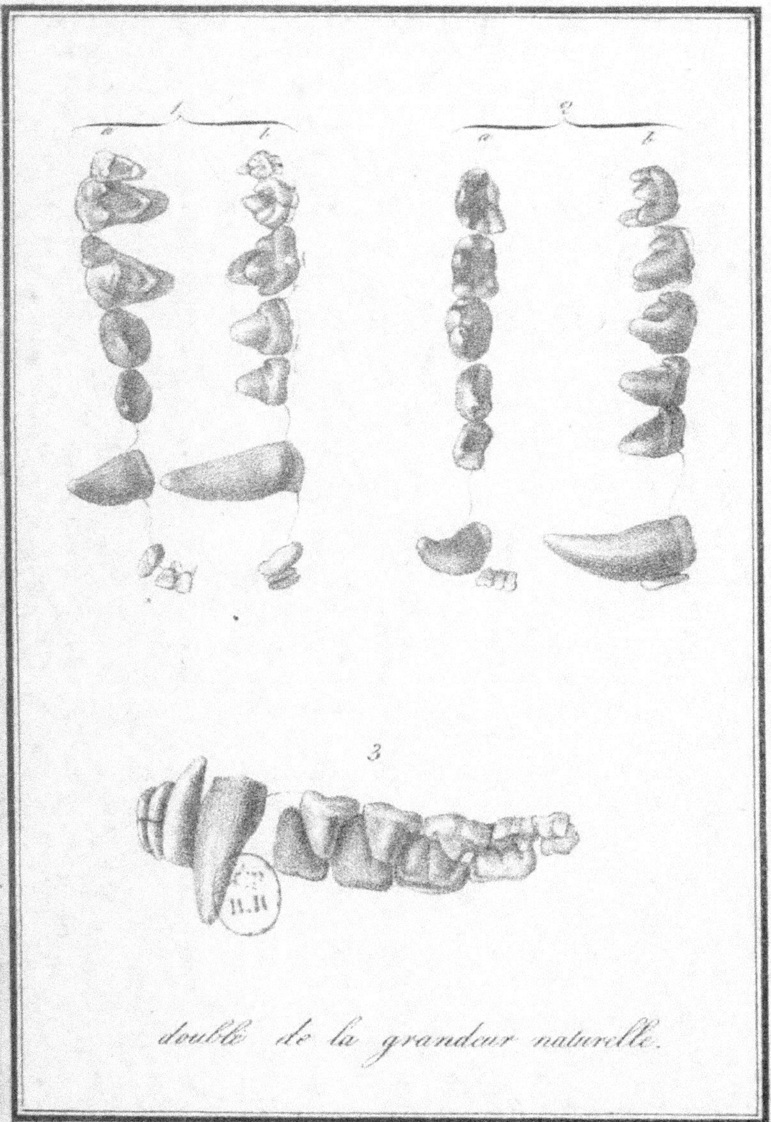

double de la grandeur naturelle.

N. 35.

leurs molaires inférieures présentent une telle anomalie, que j'ai cru devoir en faire un article à part.

A LA MACHOIRE SUPÉRIEURE, les incisives et les canines présentent le nombre et les formes de celles des civettes. Il n'y a que deux fausses molaires, toutes deux avec les formes normales, et la première un peu plus petite que la seconde. La carnassière ne diffère point de celle des mangoustes, et il en est de même de la seule tuberculeuse qui se trouve à la tête que j'ai entre les mains, et qui serait une première si les secondes ne manquaient pas ; car il me paraît certain qu'elles ont existé, quoiqu'il n'en reste aucune trace.

A LA MACHOIRE INFÉRIEURE, je n'ai rien de particulier, et que je n'aie dit dans les articles précédens, à faire remarquer sur les incisives, les canines et les deux fausses molaires normales, qui caractérisent cette mâchoire. Mais la troisième fausse molaire, la carnassière et la tuberculeuse ont cela de remarquable, qu'elles ont évidemment été faites sur le même plan, quoiqu'elles présentent quelques différences. La fausse molaire est telle que nous l'avons trouvée chez le paradoxure : une pointe principale en avant, et un talon divisé en plus petits tubercules. La carnassière antérieurement a un gros tubercule divisé en trois petits mamelons, un moyen, le plus petit de tous, en avant, un à la face externe et l'autre à la face interne de la dent ; elle a en arrière un talon, divisé en trois ou quatre petits tubercules. Enfin, la tuberculeuse a la plus grande ressemblance avec la carnassière, pour les formes et les dimensions ; seulement son tubercule antérieur n'est divisé qu'en deux mamelons.

DANS LEUR POSITION RÉCIPROQUE ces dents ne présentent rien qui les distingue du système de dentition précédent.

Avec une grande attention on retrouve bien, dans ces dents, les formes que nous avons remarquées sur celles qui leur sont analogues chez les civettes; mais les modifications qu'elles ont éprouvées ne peuvent manquer d'être en rapport avec des changemens analogues dans les goûts, les penchans, les besoins; aussi les suricates, carnassiers très-peu connus, présentent-ils une physionomie qui ne peut être confondue avec celle d'aucun autre mammifère.

N° XXXVI.
RATONS et COATIS.

40 DENTS.
- 20 Supérieures.
  - 6 Incisives.
  - 2 Canines.
  - 12 Mâchelières.
    - 6 Fausses molaires.
    - 2 Carnassières.
    - 4 Tuberculeuses.
- 20 Inférieures.
  - 6 Incisives.
  - 2 Canines.
  - 12 Mâchelières.
    - 8 Fausses molaires.
    - 2 Carnassières.
    - 2 Tuberculeuses.

Au premier coup d'œil on ne peut plus apercevoir d'analogie entre le système des dents molaires de ces animaux, et celui que nous avons pris pour type, et pour point de comparaison; autant ces dents, chez les chats, sont minces et tranchantes, autant celles des ratons et des coatis sont épaisses et tuberculeuses. Cependant en y regardant attentivement, et en suivant les dégradations successives ou plutôt les changemens que ces dents ont éprouvés dans les genres dont nous avons parlé après celui des chats, nous retrouvons dans celles que nous allons décrire tous les caractères fondamentaux des premières; et l'intervalle qui sépare le paradoxure ou l'ictide du raton n'est guère plus grand que celui qui sépare ces deux premiers animaux des civettes ou des mangoustes.

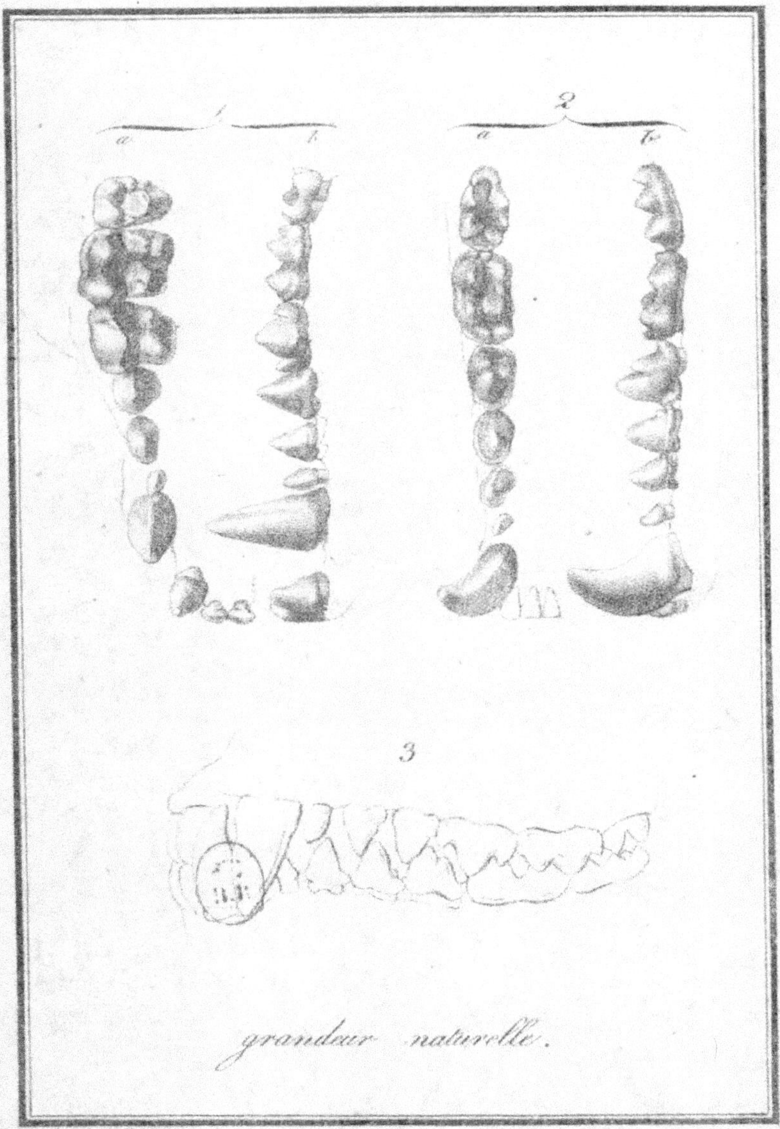

N. 36.

107

A LA MACHOIRE SUPÉRIEURE nous trouvons des incisives,
pour le nombre, la forme et les rapports, qui ne diffèrent point de celles des civettes, une canine plus
mince et plus tranchante que celle des chiens, et assez
ressemblante à celle du paradoxure ; trois fausses molaires, la première qui touche la canine petite et rudimentaire, la seconde normale, mais plus petite et
plus mince que la troisième, remarquable par l'épaisseur de sa base, et le rudiment du tubercule qu'on y
remarque. La carnassière, vue à sa face extérieure,
présente encore les trois divisions caractéristiques, sous
cet aspect, de toutes les carnassières supérieures ; mais
le tubercule interne et antérieur, que nous n'avions vu
qu'en rudiment dans les chats, et qui dans les civettes
avait pris une assez grande étendue, prend, dans le
raton et le coatis, un développement considérable, et
un second tubercule naît derrière celui-ci au bord postérieur de la dent, ce qui la transforme en une véritable dent tuberculeuse. La tuberculeuse qui vient
après la carnassière présente encore, comme celle-ci,
à sa face externe les deux divisions ou les deux tubercules que nous avons observés dans la dent analogue
des chiens et des civettes ; mais, comme la carnassière, elle s'est épaissie et présente dans son intérieur,
après les deux tubercules externes, trois autres tubercules placés sur la même ligne et séparés des premiers
par une dépression profonde ; enfin, un quatrième tubercule se montre sur le bord interne de la dent à sa
partie postérieure, de manière qu'il semble n'être qu'une
division du troisième tubercule interne. La dernière tuberculeuse supérieure, d'un tiers plus petite que la précédente et beaucoup plus étroite à son côté interne qu'à
son côté externe, semble présenter le même nombre de

ubercules ; mais ceux du milieu de la couronne , au lieu
l'être sur une même ligne, se sont placés en triangle, à
cause du rétrécissement de la partie qu'ils occupent.

A LA MACHOIRE INFÉRIEURE les changemens ont été
moins sensibles qu'à la supérieure. Les incisives et les
canines rappellent tout-à-fait celles des civettes , sinon
qu'elles sont proportionnellement plus grandes, les os
maxillaires leur offrant plus d'espace pour se développer. Les fausses molaires sont au nombre de quatre :
la première, placée à la base de la canine , est rudimentaire ; les trois autres vont en grandissant de la
première à la dernière, qui s'épaissit et s'étend à sa
partie postérieure, comme la dent analogue du paradoxure. La carnassière est entièrement semblable à
celle de ce dernier animal ; sa partie antérieure est
composée de trois tubercules principaux, disposés en
triangles , et une petite pointe se montre à la base du
premier tubercule , comme en étant une division , et
sa partie postérieure se compose de deux tubercules
épais et mousses. La tuberculeuse, presque aussi grande
que la carnassière, semble n'être que celle-ci renversée ;
c'est - à - dire qu'antérieurement elle présente deux tubercules , un à son bord externe , et un autre à son
bord interne , et postérieurement trois tubercules disposés en triangle.

DANS LEUR POSITION RÉCIPROQUE, les rapports de ces
dents consistent en ce que les tubercules des unes s'engrènent dans les intervalles que laissent entre eux les
tubercules des autres.

Ce système de dentition annonce des animaux presque entièrement frugivores ; et en effet les ratons et
les coatis peuvent être tout-à-fait nourris de substances
végétales, de pain, de racines et de fruits.

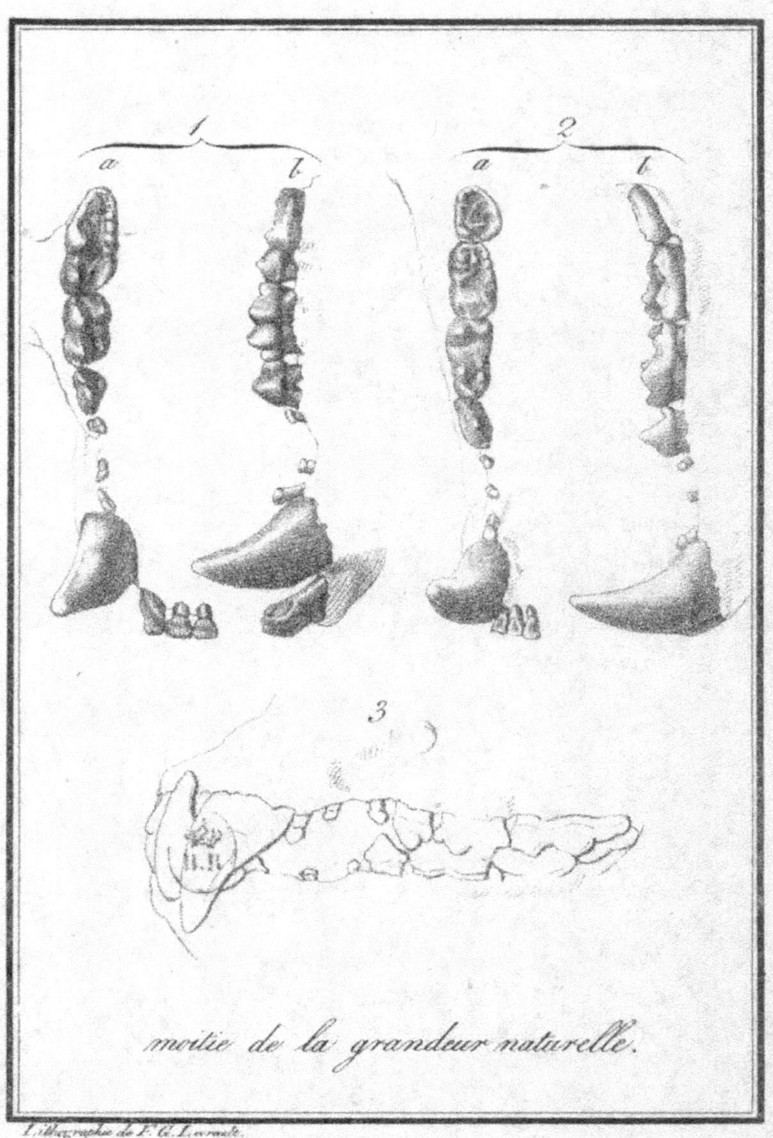

moitié de la grandeur naturelle.

Lithographie de F. G. Levrault.

N. 37.

N° XXXVII.

OURS.

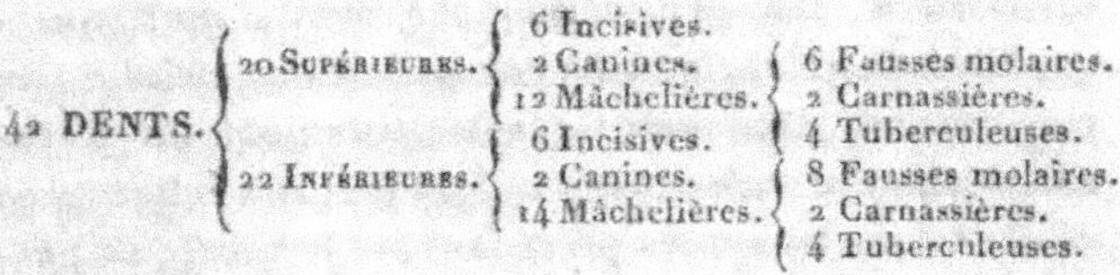

42 DENTS. 20 SUPÉRIEURES. 6 Incisives. 2 Canines. 12 Mâchelières. (6 Fausses molaires. 2 Carnassières. 4 Tuberculeuses.) 22 INFÉRIEURES. 6 Incisives. 2 Canines. 14 Mâchelières. (8 Fausses molaires. 2 Carnassières. 4 Tuberculeuses.)

Nous voici arrivés au dernier point de modification connu du système de dentition des carnassiers proprement dits ; nous ne pourrions même plus rattacher les ours à la famille des chiens ou des civettes, que par les incisives ou les canines, sans l'intermédiaire des ratons, à l'aide desquels nous retrouvons encore dans les ours presque exclusivement frugivores, les traces des molaires des animaux les plus carnassiers.

A LA MACHOIRE SUPÉRIEURE, le nombre des incisives et celui des canines est le même que dans le genre précédent. Les deux premières incisives, d'égale grandeur, ont du rapport avec celles de la même mâchoire des chiens, mais le lobe moyen efface presque entièrement par sa grandeur les lobes latéraux, l'un et l'autre très-petits. Elles sont divisées en deux parties intérieurement par un sillon transversal, et la partie interne, bien moins saillante que la partie opposée, est divisée elle-même en deux lobes par une dépression qui est perpendiculaire au sillon transversal. La troisième incisive est divisée en deux parties par un sillon oblique, et sa forme crochue la rapproche un peu de la canine. Celle-ci vient ensuite après un petit intervalle vide ; elle est conique, un peu crochue, et garnie longitudinalement en avant et en arrière d'une côte tranchante. Immédiatement à la base de la canine est une fausse molaire en rudiment ; puis, à peu de distance, on en trouve une seconde qui tombe quelquefois avec l'âge ; et après un autre vide, on en trouve une troisième à la base de la carnassière, très-peu développée aussi, mais quelquefois à deux racines. La carnassière est réduite aux plus petites dimensions : extérieurement on y reconnaît le tubercule moyen qui est propre à cette espèce de dent dans les genres précédens, et le tubercule postérieur, mais le lobe antérieur est presque effacé ; à son côté interne se trouve postérieurement un tubercule plus petit que les précédens, qui l'épaissit. Cette position particulière du tubercule interne, que nous avons toujours vu jusqu'à présent à la partie antérieure des carnassières supérieures, tandis que c'est à commencer par leur partie opposée que les fausses molaires deviennent tuberculeuses, me ferait pencher à regarder cette dent, que je viens de décrire pour une carnassière, comme étant seulement une fausse molaire ; mais alors la carnassière supérieure aurait entièrement disparu, et la seule fausse molaire normale qui existerait remplirait les fonctions de carnassière.

La dent suivante présente à son bord extrême les deux tubercules principaux des premières tuberculeuses; à son côté interne sont deux tubercules parallèles aux deux premiers, mais séparés l'un de l'autre par un tubercule plus petit. Cette dent est à peu près le double plus longue que large.

La dernière molaire, d'un tiers plus grande que la précédente, mais dont les proportions sont les mêmes quant aux rapports de la longueur à la largeur, présente sur son bord externe, à sa partie antérieure, deux tubercules qui semblent avoir leurs analogues dans la dent précédente, mais qui sont un peu plus petits. Au bord intérieur de cette même partie est une crête divisée en trois par deux petites échancrures. La partie postérieure est un talon qui fait à peu près un tiers de l'étendue de la dent, laquelle est bordée d'une crête divisée irrégulièrement par trois principales échancrures, et tout l'intérieur de la couronne est couvert de petits sillons, de petites aspérités qui sont propres aux ours.

A LA MACHOIRE INFÉRIEURE le nombre des incisives et des canines est celui des genres précédens. Les incisives sont bilobées comme celles des chiens, et les canines garnies de côtes semblables à celles de la mâchoire opposée. Les fausses molaires sont au nombre de deux ou trois, et même quelquefois de quatre; les premières sont à la base des canines, les autres en sont séparées par un intervalle vide, et se trouvent rapprochées des mâchelières proprement dites.

La première est plus grande que la seconde, et se conserve dans l'animal adulte; la seconde, extrêmement petite, tombe avec l'âge; et sous ces différens rapports, la troisième lui ressemble : la quatrième seule a la forme normale.

Après elle vient une dent étroite comparativement à sa longueur, mais non tranchante. On y remarque antérieurement un tubercule, puis un autre à sa face externe, et deux plus petits à la face interne, vis-à-vis du précédent. Ces quatre tubercules forment à peu près la moitié de la dent; après eux vient une profonde échancrure, et la dent se termine en arrière par une paire de tubercules. La mâchelière suivante, qui est la plus grosse des dents de cette mâchoire, est fort irrégulière quant à la distribution de ses saillies et de ses creux, de ses tubercules et des vides ou des dépressions qui les séparent. On y distingue cependant deux tubercules principaux à sa moitié antérieure, l'un à la face interne, l'autre à la face externe, qui sont réunis par une crête transversale ; mais ces tubercules sont subdivisés, l'interne surtout, par de petites échancrures qui le partagent en deux ou trois autres. On pourrait dire de même de la partie postérieure, et cependant la figure seule peut en donner une idée nette, car elle est encore plus irrégulière que l'autre. La dernière dent, encore moins susceptible d'être décrite que la précédente pour les détails, est plus petite qu'elle, a une forme elliptique, est bordée dans son pourtour d'une crête irrégulièrement dentelée, et garnie dans son intérieur de rugosités plus irrégulières encore.

Dans leur position réciproque toutes ces dents sont opposées couronnes à couronnes, excepté la première molaire inférieure, dont le bord externe est à sa partie antérieure en rapport avec le bord interne de la carnassière supérieure, seules dents qui, chez ces animaux, sont propres à couper de la viande, encore ne peuvent-elles le faire qu'imparfaitement.

En effet les ours ont beaucoup de peine à déchirer la viande ; ils ne le font qu'avec leurs incisives, et leurs molaires ne leur servent qu'à la mastication des fruits ou des racines, qui font leur principale nourriture. Aussi est-ce sans raison qu'on a fait des ours plus carnivores que d'autres ; on aura pris leur férocité pour la disposition à se nourrir de chair, et cette erreur aura occasioné l'autre.

Nous avons vu, en décrivant les différens systèmes de dentition des insectivores et des carnassiers, combien il existait de ressemblance entre les molaires des premiers et les mâchelières tuberculeuses des seconds : les unes rappellent tout-à-fait les autres par leurs formes et leur destination ; elles se composent des mêmes tubercules, disposés suivant les mêmes rapports, mais seulement un peu plus obtus dans l'ordre des carnassiers que dans celui des insectivores ; et chez tous elles sont appropriées pour broyer plutôt que pour couper.

Nous allons voir chez les phoques de notre première division, toutes les mâchelières prendre la forme plus ou moins amincie et tranchante des fausses molaires normales, avec des dentelures plus profondes ou plus nombreuses sur leurs bords, et conserver des racines multiples ; et chez ceux de la seconde division, nous les verrons prendre, en s'épaississant, une forme plus ou moins conique, qui semblerait d'autant plus faire le passage de ces dents à celles de quelques espèces de cétacés, que chacune d'elles paraît n'avoir qu'une seule racine.

Ce sont là les deux uniques formes générales sous lesquelles se montrent les mâchelières des phoques ; mais les divisions qu'elles caractérisent, et qui peuvent être considérées comme des sous-ordres ou familles, se partagent l'une et l'autre en plusieurs groupes par d'autres considérations, et entre autres par celle des incisives, dont le nombre diffère suivant les espèces. Sous ce rapport les phoques à dents pourvues de plusieurs racines , forment trois divisions : 1° ceux qui ont six incisives supérieures et quatre inférieures, parmi lesquels se trouve le phoque commun; 2° ceux qui ont quatre incisives supérieures et quatre inférieures , où nous voyons le phoque moine; 3° ceux qui ont quatre incisives supérieures et deux inférieures, et dont le seul exemple nous est offert par le phoque à mitre.

Les phoques dont les dents n'ont qu'une seule racine paraissent avoir deux ou quatre incisives à la mâchoire inférieure et six ou quatre à la supérieure , lorsque l'âge n'en a pas fait tomber quelques-unes; car, à en juger par les exemples que j'ai sous les yeux, elles peuvent disparaître même en totalité; ainsi un phoque à crinière (*phoca jubata*,) a perdu une de ces dents à l'os maxillaire inférieur gauche, sans qu'il soit resté aucune trace de l'alvéole; et un phoque à trompe (*phoca proboscidea*, Péron) ne conserve plus d'autres marques de ses deux incisives inférieures que des dépressions fort insuffisantes pour que les dents aient pu y être enracinées.

Les canines sont pour le nombre et la forme extérieure semblables à celles des carnassiers des premiers genres, à une seule exception que nous indiquerons au n° 39. Les mâchelières à racines multiples sont au nombre de cinq ou de six de chaque côté de la mâchoire supérieure , et au nombre de cinq de chaque côté de la mâchoire inférieure; celles à racines simples sont, dans trois espèces, au nombre de six à chaque maxillaire supérieure, et au nombre de cinq à chaque maxillaire inférieure; et une quatrième, le phoque à trompe, n'en a que cinq de chaque côté des deux mâchoires ; mais nous devons faire remarquer que cette tête paraît avoir appartenu à un animal assez vieux, et que c'est elle qui n'a conservé que de légères traces des alvéoles de ses incisives inférieures; d'un autre côté, une seconde tête de cette division n'avait conservé que les cinq premières mâchelières supérieures d'un côté, sans aucune trace de la sixième, tandis que les six étaient bien entières du côté parallèle. Ces animaux seraient-ils sujets à perdre leurs dents, et leurs alvéoles se rempliraient-elles rapidement ?

Jusqu'à Péron les phoques avaient été réunis dans un seul genre, et, d'après l'indication de Buffon, il prit les caractères génériques de ces animaux dans le développement de la conque externe de l'oreille chez les uns, et dans l'absence entière de cet organe chez les autres. Il nomma les premiers Otaries, et il laissa aux autres le nom de Phoques. Sans examiner la valeur physiologique de ce caractère, je ferai seulement remarquer qu'il n'a rien d'assez absolu, et que le phoque commun, qui est considéré comme un phoque et non point comme un otarie, a une conque externe, très-petite il est vrai, mais très-nettement formée. Quoi qu'il en soit cette division a généralement été suivie, et les derniers travaux des zoologistes la reproduisent. Le point de vue sous lequel j'envisage les phoques ne me permet pas de m'y conformer; je crois même que le caractère pris des incisives, et que M. de Blainville a le premier employé pour les divisions d'un ordre inférieur, est préférable à celui qui est tiré de l'oreille, quoiqu'il ne produise point encore de réunions naturelles d'espèces, comme nous aurons occasion de le faire remarquer (1). Ce sont donc les divi-

(1) J'exposerai, dans un travail particulier, les caractères génériques des phoques.

9.

sions formées par les dents que je suivrai dans les détails où je vais entrer; malheureusement je ne pourrai rapporter à ces divisions qu'un petit nombre d'espèces, n'en ayant que neuf à examiner, et les auteurs qui se sont attachés à nous donner les caractères spécifiques de ces animaux n'ayant point été conduits à décrire les racines des dents, lorsqu'ils en faisaient connaître les couronnes.

PHOQUES DONT LES DENTS ONT DES RACINES MULTIPLES.

N° XXXVIII.

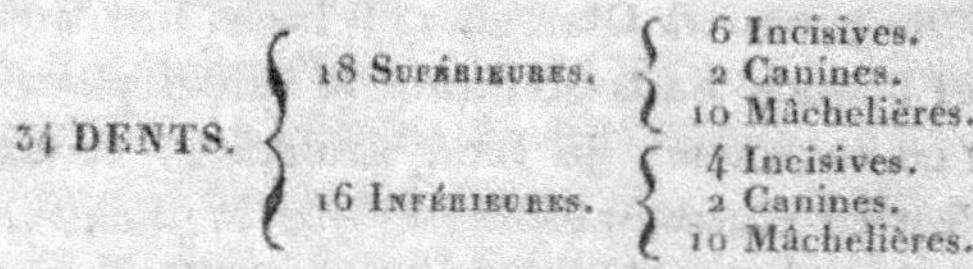

A la machoire supérieure, la première incisive est un peu plus petite que la seconde, et celle-ci de moitié plus que la troisième; toutes sont crochues, terminées en pointe et de la forme des canines, surtout la dernière. La canine vient après un intervalle vide; elle est forte, arrondie uniformément, excepté à sa face interne, où l'on voit de légères côtes longitudinales, séparées à la base de la dent et réunies à sa pointe. La première mâchelière, située à la base de la canine, est de moitié plus petite que les autres, arrondie, terminée par une pointe autour de laquelle se remarquent quelques autres pointes très-petites disposées irrégulièrement. Les quatre qui suivent et qui se ressemblent ont, comme je l'ai dit, la forme des fausses

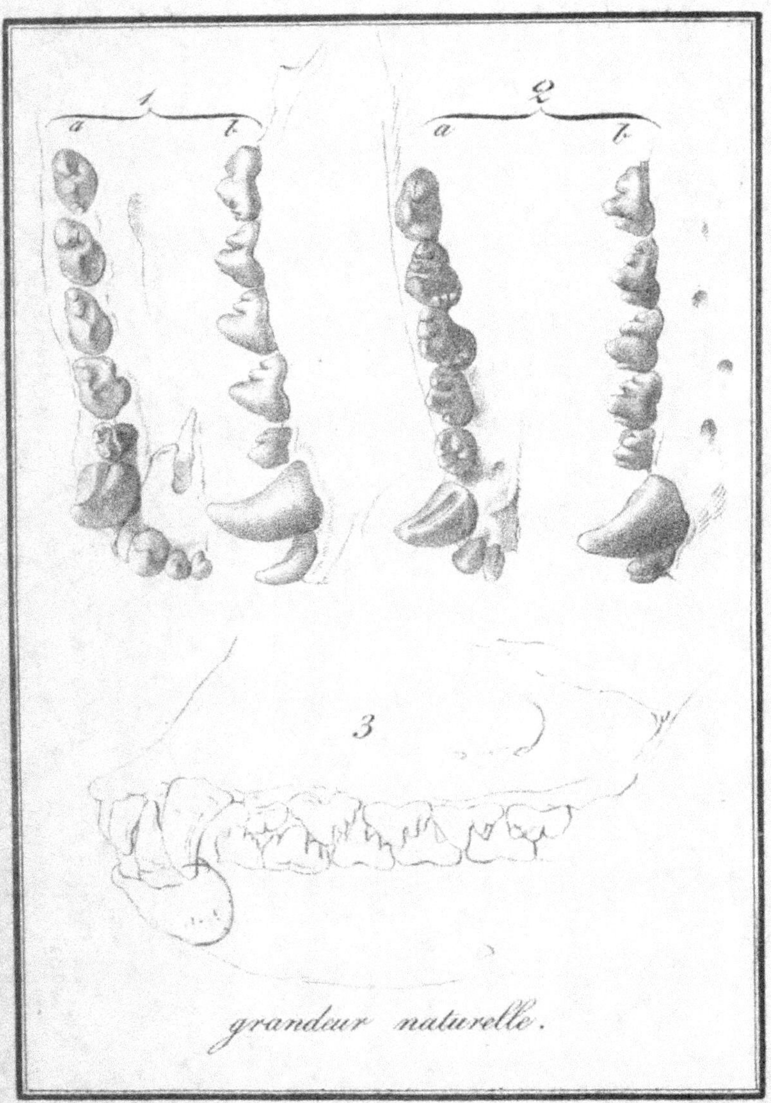

1
a   b
2
a   b
3
grandeur naturelle.
Lithographie de F. G. Levrault.
N. 38.

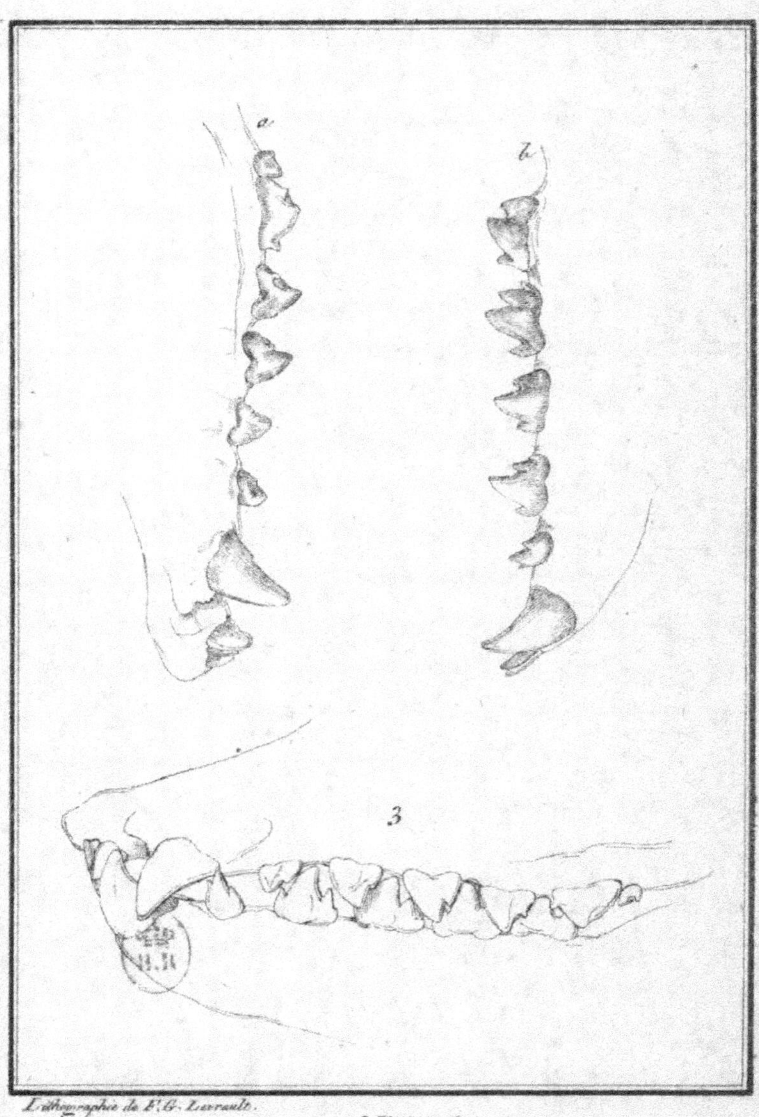

N.º 38. (Bis.)

molaires; mais elles sont épaisses, et leur tranchant postérieur est divisé en deux dentelures par deux échancrures, la première très-profonde et la seconde moindre. Ces échancrures ne sont pas aussi nettement marquées sur la dernière de ces dents. Toutes se touchent et se recouvrent un peu par leur base.

A LA MACHOIRE INFÉRIEURE, la première incisive est plus petite que la seconde, et elles participent aussi un peu l'une et l'autre à la forme des canines. Les canines sont semblables à celles de l'autre mâchoire, et il en est de même des mâchelières, seulement on voit une ou deux échancrures, et par conséquent une ou deux dentelures sur le tranchant antérieur de celles-ci.

DANS LEUR POSITION RÉCIPROQUE, les incisives et les canines des deux mâchoires sont dans les mêmes rapports que celles des carnassiers; et les mâchelières ressemblent encore à cet égard aux fausses molaires de ce dernier ordre; elles sont alternes, et ne passent point l'une devant l'autre de manière à couper comme les deux lames d'un ciseau, mais les tranchans des unes sont opposés directement aux tranchans des autres, de sorte que, tout en divisant, elles compriment.

C'est le phoque commun (*phoca vitulina*) qui nous fournit ce type de dentition.

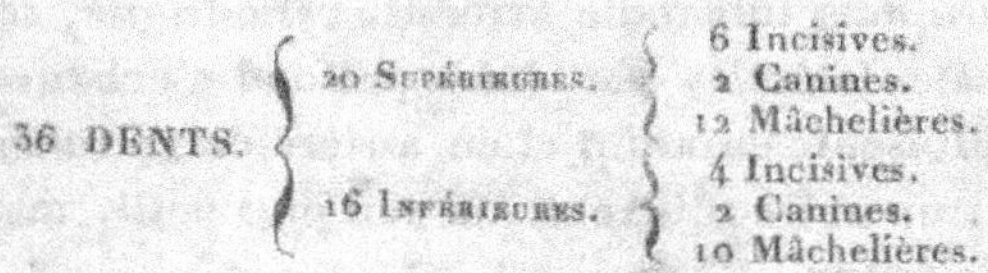

N° XXXVIII bis.

36 DENTS.	20 Supérieures.	6 Incisives. 2 Canines. 12 Mâchelières.
	16 Inférieures.	4 Incisives. 2 Canines. 10 Mâchelières.

Les différences qui caractérisent ce système de dentition, et qui le font différer du précédent, consistent, outre le nombre des mâchelières supérieures, dans la

forme de toutes les dents de cette espèce : la dernière
mâchelière supérieure est petite, arrondie, terminée
par une ou deux très-petites pointes. Les autres sont
petites, minces; les supérieures à une pointe à la base
postérieure de leur tubercule principal; les inférieures
à deux pointes, une en avant et une en arrière du
tubercule moyen, et un vide assez grand les séparent
toutes l'une de l'autre.

Nous tirons ces détails de la tête d'un phoque envoyé
de New-York par M. Milbert, tête qui se fait surtout
remarquer par le prolongement en avant des inter-
maxillaires et des maxillaires.

<h2 style="text-align:center">N° XXXVIII. A.</h2>

32 DENTS.	16 Supérieures.	{	4 Incisives. 2 Canines. 10 Mâchelières.
	16 Inférieures.	{	4 Incisives. 2 Canines. 10 Mâchelières.

A LA MACHOIRE SUPÉRIEURE, la première incisive est
plus petite que la seconde, et toutes deux ont les formes
de la canine; celle-ci, qu'un léger intervalle vide sépare
des incisives, est très-forte, arrondie en dehors avec
deux crêtes, l'une au côté interne, l'autre au côté
postérieur. Les mâchelières sont toutes de même grandeur et de même forme; leur partie moyenne se compose d'un long tubercule arrondi, cylindrique, séparé
de parties latérales par deux profondes échancrures
qui produisent, en avant et en arrière de ce tubercule
moyen, un autre tubercule un peu plus petit, mais de
la même forme.

A LA MACHOIRE INFÉRIEURE, les incisives, les canines
et les mâchelières sont semblables à celles de la supérieure en tous points.

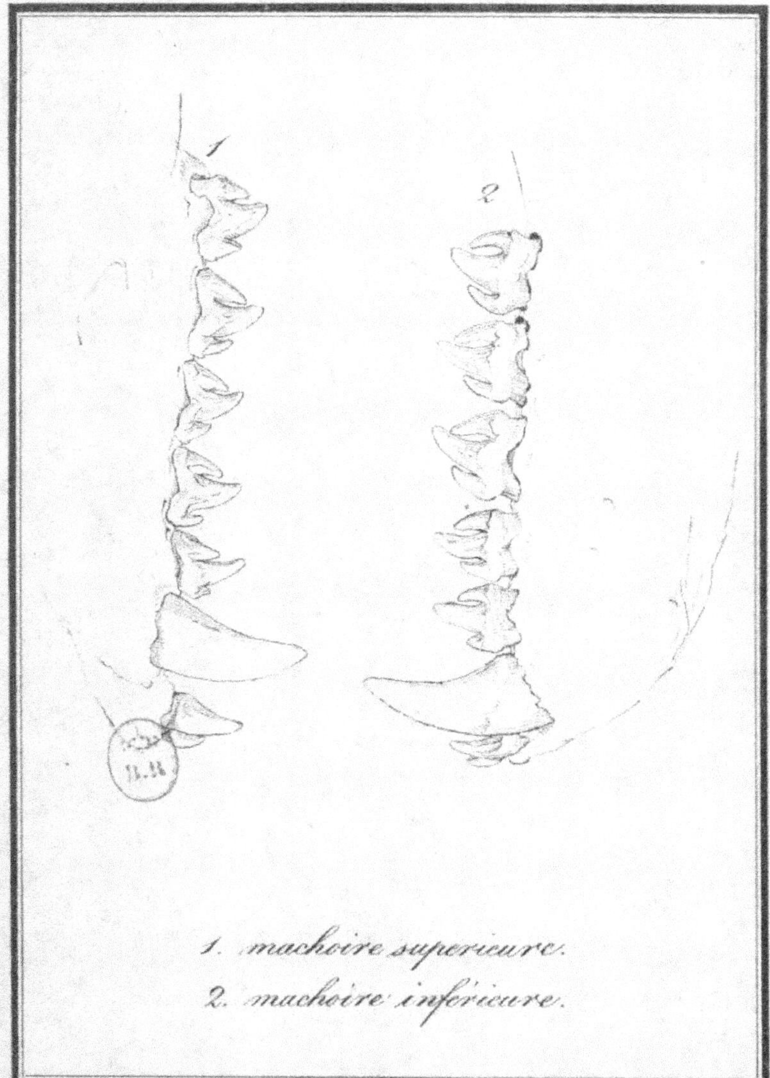

1. machoire superieure.

2. machoire inferieure.

N. 38. A.

Dans leurs positions réciproques ces dents sont absolument ce que nous les avons vues dans les systèmes précédens, seulement les incisives sont elles-mêmes alternes, et les deux moyennes contiguës de la mâchoire inférieure se logent dans le vide qui sépare les deux analogues de la mâchoire opposée.

Ces dents nous ont été offertes par la tête du phoque nommé *leptonyx* par M. de Blainville; les mâchelières semblent nous montrer celles du phoque commun développées au dernier degré : toutes les échancrures de leurs tranchans sont profondes et produisent de longues pointes.

Le phoque moine appartiendrait aussi par le nombre des dents à cette division ; mais il s'en éloigne à plusieurs égards. Ses incisives supérieures sont échancrées transversalement, parce que les inférieures agissent contre leur face postérieure et que ces dents ne sont point alternes comme dans l'espèce précédente. De plus les molaires, très-épaisses à leur base, ressemblent beaucoup plus à celles du phoque commun qu'à celles du leptonyx, et ces dents, dans leur action réciproque, agissent un peu comme les dents carnassières ; c'est-à-dire que celles d'en haut postérieurement, par leur face interne, sont en relation avec la face externe et antérieure de celles d'en bas, différences qui, jointes à d'autres, très-sensibles dans les formes et les proportions de la tête, me confirment dans la pensée que des observations ultérieures conduiront à admettre de meilleurs caractères pour les subdivisions génériques des phoques, que le nombre des incisives.

N° XXXVIII. B.

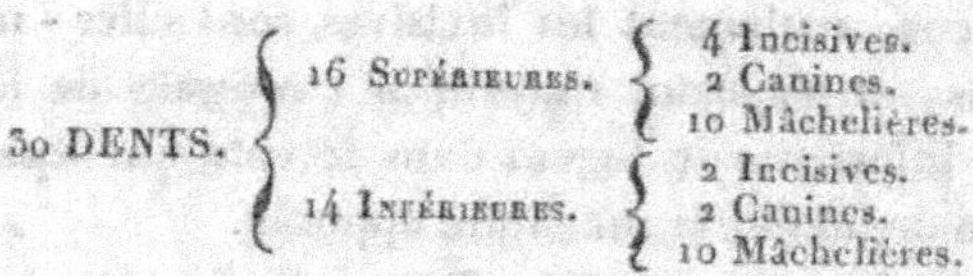

A LA MACHOIRE SUPÉRIEURE, la première incisive est de plus de moitié plus petite que la seconde, et elles ont l'une et l'autre les formes de la canine. Celle-ci est forte et semblable aux canines que nous avons décrites dans les articles précédens. Des mâchelières, qui viennent immédiatement après la canine, la première est la plus petite, mais elle a la même forme que les autres, lesquelles sont principalement remarquables par les stries qui partent du col de la racine et qui viennent se réunir à la pointe de la couronne; les plus profondes sont à la face interne, où l'on en remarque principalement deux: ces sillons divisent légèrement les bords de la dent et surtout le bord postérieur, qui l'est d'ailleurs plus profondément encore que l'autre par une échancrure. La dernière mâchelière paraît avoir deux échancrures au lieu d'une sur son bord postérieur.

A LA MACHOIRE INFÉRIEURE, l'incisive est petite et rudimentaire. La canine ne présente aucun caractère particulier, et les molaires sont tout-à-fait semblables à celles de la mâchoire opposée, seulement un peu plus divisées sur leurs bords antérieurs. En général toutes ces mâchelières ont leur partie moyenne très-mousse.

DANS LEUR ACTION RÉCIPROQUE, les incisives moyennes paraissent être sans emploi. La seconde supérieure fait l'effet de canine sur la partie antérieure de la canine inférieure; et les mâchelières inférieures passent en de-

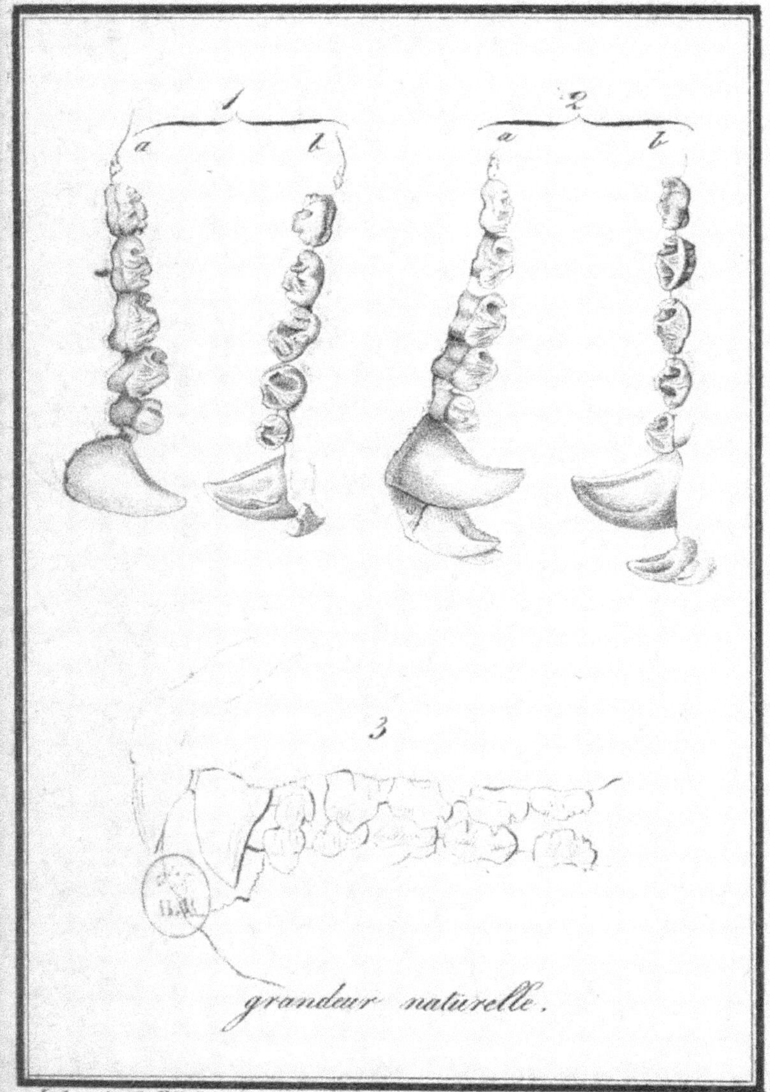

N. 38. B.

dans des supérieures, de manière qu'elles sont dans les mêmes relations que les mâchelières du phoque moine.

Ce système de dentition est tiré d'un phoque envoyé de New-Yorck , par M. Milbert , sous le nom de *phoqua mitrata*. Je dois faire remarquer que M. de Blainville parle, sous ce nom , d'une espèce qui aurait la même origine, mais dont les incisives supérieures seraient au nombre de six. J'ai lieu de présumer qu'il y a là quelque erreur, ou cette espèce n'existerait plus dans nos galeries.

La tête du phoque à mitre est plus remarquable qu'aucune autre par l'extrême développement de sa boîte cérébrale, la grandeur de la cavité orbitaire, et la brièveté proportionnelle du museau.

Le cabinet d'anatomie possède une autre tête ayant les mêmes caractères que la précédente et les mêmes dents, mais qui est beaucoup plus grande et qui appartient à une espèce particulière originaire de la côte des Patagons. Ces deux têtes annoncent le type d'un groupe particulier.

Ce sont là les seuls systèmes de dentition à plusieurs racines que nous ayons à décrire.

PHOQUES DONT LES DENTS ONT DES RACINES SIMPLES.

Toutes les têtes de phoques de cette division que possède le cabinet d'anatomie, sont très-âgées et mal conservées , ce qui ne me permettra pas d'entrer comme je le voudrais dans quelques détails secondaires de la forme de leurs dents.

122

N.º XXXIX.

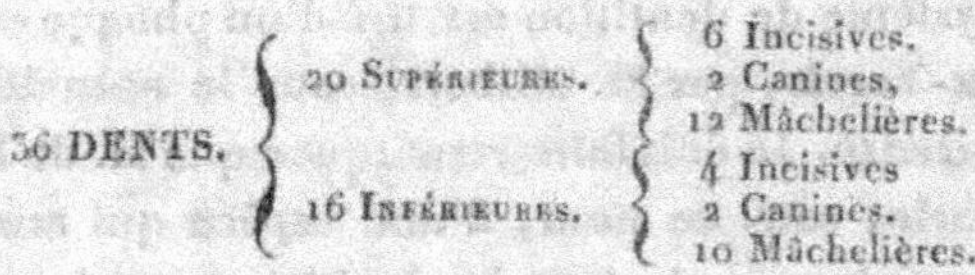

A LA MACHOIRE SUPÉRIEURE, les deux premières incisives sont petites, comprimées latéralement, à peu
près d'égale grandeur, quelquefois partagées en deux
par un sillon transversal, et beaucoup plus petites que la
troisième, qui a toutes les formes des canines. Celles-ci
sont très-fortes, très-larges à leur base, et terminées seulement en arrière par une côte saillante. Immédiatement après viennent les mâchelières qui se ressemblent
toutes. Un étranglement sépare nettement la racine
de la couronne ; celle-ci est généralement conique,
avec un petit tubercule à la base de sa partie antérieure. Les cinq premières se suivent régulièrement à
la même distance ; mais la dernière est séparée de la
largeur de tout un alvéole de celle qui la précède ; et
elle est beaucoup moins profondément enracinée que
les autres. Les racines ont cela de très-remarquable,
qu'après l'étranglement qui les sépare de la couronne
elles se renflent fortement pour s'allonger ensuite en
un cône deux fois plus long que la couronne elle-même.

A LA MACHOIRE INFÉRIEURE, les incisives paraissent être
conique et de grandeur à peu près égale. La canine est
semblable à celle de la mâchoire opposée, et les mâchelières sont, de même que celles de cette autre mâchoire, coniques, avec des racines plus grosses et plus
longues que la couronne, mais ayant par-derrière, comme
par-devant, un petit tubercule pointu à leur collet.

1
a b
2
a b
3
4/7 de la grandeur naturelle.
Lithographie de F.G. Levrault.

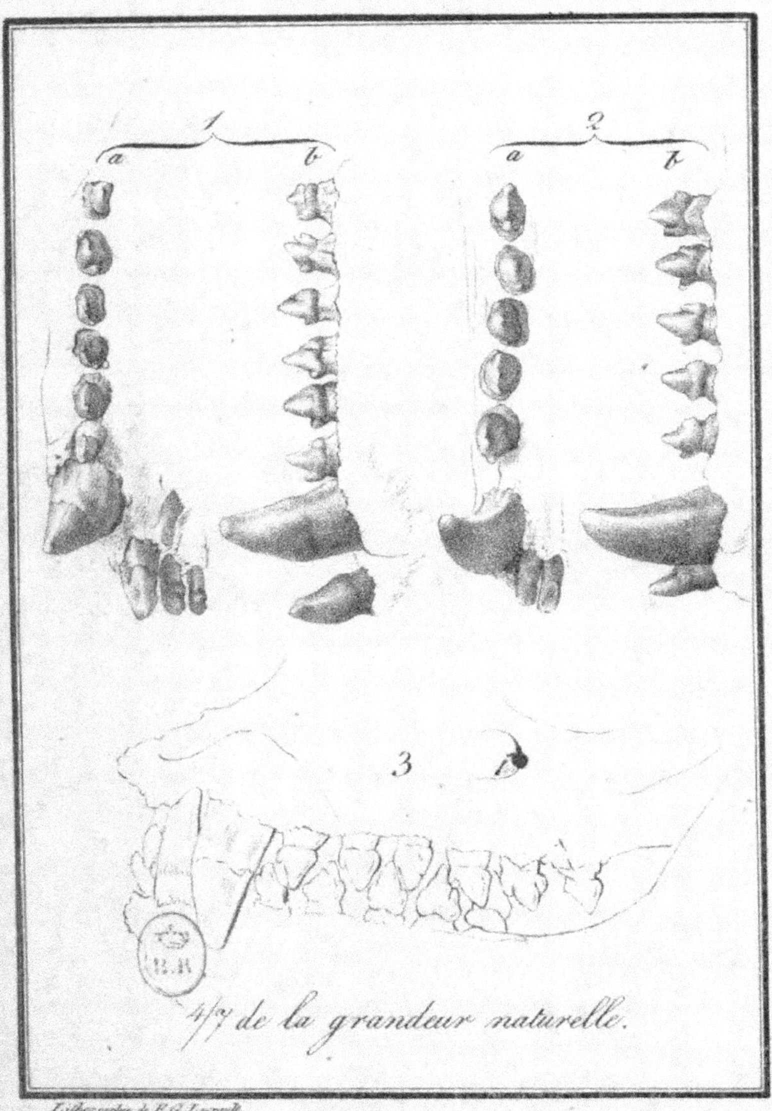

N. 39.

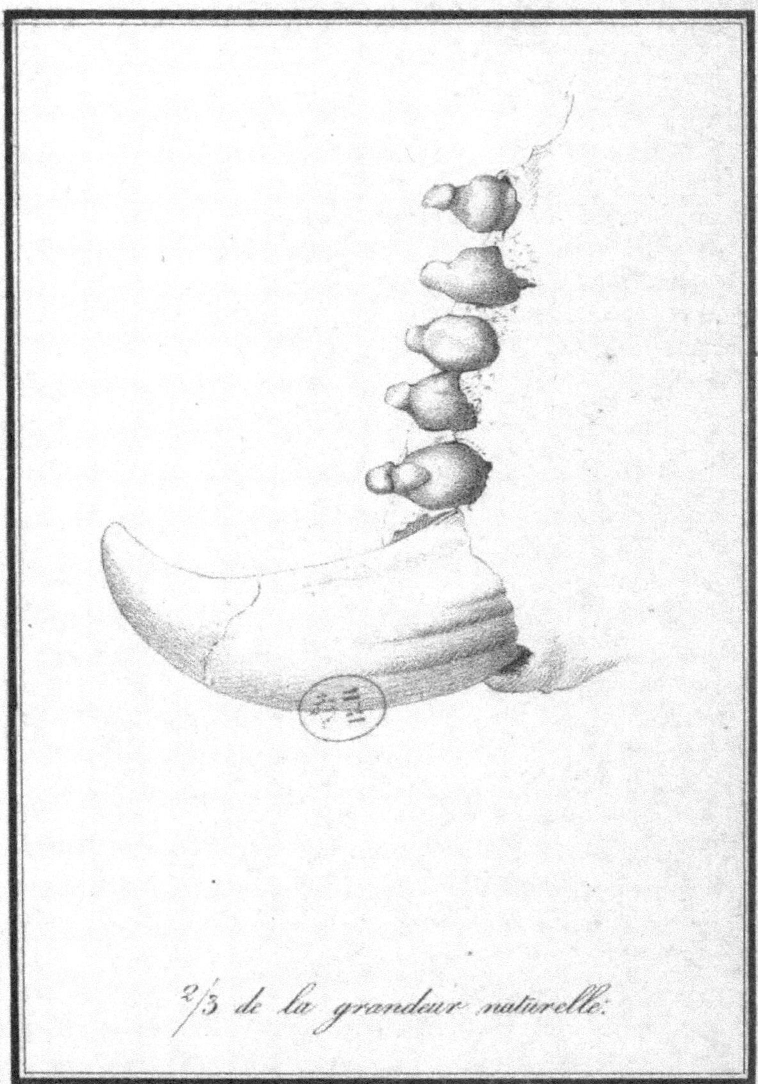

2/3 de la grandeur naturelle.

Lithographie de F. G. Levrault.

N. 39. A.

Dans leur action réciproque, toutes ces dents paraissent alternes, et la sixième supérieure n'en a aucune qui lui soit opposée.

J'ai tiré cette description d'une tête qui avait appartenu à l'ours marin (*phoca ursina*), et qui avait été rapportée du cap de Bonne-Espérance par M. Lalande, et d'une autre qui portait le nom de lion marin (*phoca ubata*); et cette description se rapportait exactement à une troisième tête sans nom, assez différente de la première, et plus encore de la seconde, venant de l'expédition de M. Freycinet, et rapportée par MM. Quoy et Guaimard.

N° XXXIX. A.

$$\text{30 DENTS.} \begin{cases} \text{16 Supérieures.} \begin{cases} \text{4 Incisives.} \\ \text{2 Canines.} \\ \text{10 Mâchelières.} \end{cases} \\ \text{14 Inférieures.} \begin{cases} \text{2 Incisives.} \\ \text{2 Canines.} \\ \text{10 Mâchelières.} \end{cases} \end{cases}$$

A la machoire supérieure, la première incisive est de moitié plus petite que la seconde, et toutes deux paraissent avoir les formes de la canine. Celle-ci est d'une force extraordinaire, surtout par l'épaisseur de sa base. Les mâchelières sont incontestablement à racines simples, les alvéoles en sont la preuve ; mais, toutes ces dents étant tombées, je ne puis rien dire de leur couronne.

A la machoire inférieure, l'incisive de chaque maxillaire ne laisse d'autres traces qu'un creux large et peu profond, qui paraît avoir contenu la racine très-obtuse de cette dent (1). La canine est plus longue et

(1) Dans un dessin de Camper, dont mon frère a vu l'original dans le cabinet de ce savant anatomiste, ces deux dents sont coniques.

non moins forte que celle de la mâchoire supérieure, et ce qui la rend très-remarquable, c'est qu'elle consti- tue une véritable défense, qu'elle est entièrement creuse, et que la capsule dentaire reste tout-à-fait libre à sa base. Les cinq mâchelières qui suivent se ressemblent absolument, le collet de la racine est très-large, et la couronne qui naît de ce collet est semblable à un petit mamelon obtus, qui paraît être le diminutif de celle des mâchelières que nous avons décrite au numéro précédent.

Ce singulier système de dentition nous a été offert par le phoque à trompe (*phoca proboscidea*, Péron), qui, comme nous voyons, n'a pas la moindre affinité avec le phoque commun, quoiqu'ils soient l'un et l'autre plus ou moins privés d'oreilles.

MARSUPIAUX FRUGIVORES.

Nous passons, sans intermédiaire, des phoques à la famille des marsupiaux frugivores qui, jusqu'aux phascolomes exclusivement, forment un groupe dont les genres se lient très-intimement, et qui, si l'on en excepte les organes génitaux, n'ont que des rapports assez éloignés avec les marsupiaux réunis dans les genres péramèles, sarigues et dasyures dont nous avons fait connaître la dentition en traitant des insectivores.

Cette famille a évidemment un même système de dents antérieures ; car les variations qu'elle nous présente dans ses incisives et ses canines ou fausses molaires sont peu importantes et ne peuvent guère exercer d'influence sur le naturel des animaux qui la composent. Il n'en est pas tout-à-fait de même pour les mâchelières ; quoique assez rapprochées par leurs formes, elles se partagent cependant en plusieurs divisions : dans l'une se trouvent les phalangers à dents composées ; dans une autre les phalangers à dents simples et les hypsiprymnus d'Illiger, et dans une troisième les kanguroos. Par ces dents les premiers ont quelques rapports, éloignés il est vrai, mais sensibles, avec les ruminans ; les seconds rappellent un peu les sajous et les guenons, et les troisièmes se lient aux pachydermes par les tapirs : c'est-à-dire que nous rencontrons dans une famille très-naturelle, et comme des modifications d'un même type, des formes que nous retrouvons dans des familles très-naturelles elles-mêmes, mais fort éloignées l'une de l'autre, nouvelles preuves des innombrables ressources que la nature sait tirer de sa simplicité même. Les incisives existent dans les deux mâchoires, mais les dents qui suivent n'ont point de caractères bien déterminés; celles qui, par leurs formes, rappelleraient un peu les canines, n'existent qu'à une seule mâchoire, ne sont en opposition avec aucune dent et dépendent presque autant de l'os incisif que du maxillaire; et celles qui viennent après n'ont pas non plus les caractères des fausses molaires; quelques-unes d'entre elles sont même rudimentaires. Ainsi, sous ce rapport, cette famille, comme celle des insectivores, est tout-à-fait anomale.

PHALANGERS.

Dans l'origine on réunit sous ce nom des marsupiaux qui ont quelques caractères communs : des membres à peu près d'égale longueur, un pouce distinct des autres doigts, et surtout deux doigts réunis en un seul. Mais considérant que les uns, semblables aux écureuils volans, avaient une membrane étendue sur les flancs, entre les membres antérieurs et postérieurs, qui, dans leurs sauts, contribuait à les soutenir en l'air, en faisant l'office de parachute, tandis que d'autres étaient tout-à-fait privés de cet organe, on les a partagés en deux divisions : 1° les phalangers proprement dits, sans membrane aux flancs ; 2° les pétaurus, pourvus de ces membranes. Ce n'est point ici le lieu d'établir combien cette différence d'organisation en apporterait peu dans le genre de vie d'animaux qui, sous tous les autres rapports, se ressembleraient. Nous nous bornerons à faire remarquer que les divisions ou les genres établis sur ces caractères réunissent des animaux qui ont des systèmes de dentition fort différens, ce qui d'abord nous oblige à les sépa-

rer, ayant principalement en vue la structure des dents ;
mais de plus les analogies nous autorisent à penser que
ces genres, fondés sur des modifications des organes du
mouvement, ne sont point naturels, ce que nous pourrions déjà établir par la comparaison des parties que nous
sommes à portée d'examiner, le squelette, et, ce qui s'é-
tablira sûrement beaucoup mieux encore, lorsqu'on
pourra comparer les phalangers proprement dits et les
pétaurus dans toutes leurs parties. Quoi qu'il en soit, la
famille des phalangers nous présente deux systèmes
de dentition bien distincts, qui caractérisent deux genres
fort naturels dont toutes les espèces sont prises dans
cette famille ; et ces genres se subdivisent l'un et l'autre
en deux sous-genres, par la considération des particularités des organes du mouvement : la présence ou l'absence d'une membrane étendue sur les flancs entre les
membres antérieurs et postérieurs.

L'usage nous autoriserait à donner des noms nouveaux à des genres que nous fondons sur des caractères
qui le sont eux-mêmes ; mais comme nous pensons
qu'il convient mieux, lorsqu'il n'y a point de contre-
sens, de changer la signification de noms déjà admis que
d'introduire dans la science des noms nouveaux qui la
surchargent inutilement, tout en la laissant embarrassée
d'une nomenclature à laquelle se rattachent des idées
fausses, nous nous bornerons à transporter le nom de
pétaurus à notre première division, et celui de phalangers à la seconde. Tous ces animaux, sans exception,
sautent en effet avec une vélocité extrême, et tous ont
deux doigts de leurs membres postérieurs réunis en un
seul.

N° LX.

PÉTAURUS.

38 DENTS.	22 SUPÉRIEURES.	6 Incisives.	
		0 Canines.	
		16 Mâchelières.	8 Fausses molaires.
			8 Molaires.
	16 INFÉRIEURES.	2 Incisives.	
		0 Canines	
		14 Mâchelières.	6 Fausses molaires.
			8 Molaires.

A LA MACHOIRE SUPÉRIEURE, les os incisifs formant entre eux un angle plus ou moins aigu, les incisives sont elles-mêmes disposées de la sorte. La première est forte et tranchante ; la seconde, tranchante aussi, a sa couronne très-large comparativement à sa racine, ce qui lui donne l'apparence d'une palette ; la troisième, qui est la plus petite, est obtuse. Après un intervalle vide vient une petite dent à une pointe qui a un peu la forme d'une fausse molaire, et qui a une grandeur proportionnelle à celle des autres dents dans quelques espèces, entre autres dans le phalanger de Cook ; mais qui dans quelques autres, comme le taguanoïde, est réduite à un point rudimentaire. La seconde fausse molaire est plus petite que la première, mais de même forme : la troisième, plus grande que les deux qui la précèdent, approche aussi de la forme normale ; enfin la quatrième diffère de la précédente par plus de grandeur et surtout plus d'épaisseur : ces deux dernières dents se touchent ; les autres sont constamment séparées l'une de l'autre. Les trois premières molaires se ressemblent ; elles sont à peu près carrées et présentent à chacun de leurs angles une pointe triangulaire ; et entre la paire de pointes antérieures se trouve, ainsi qu'entre la paire postérieure,

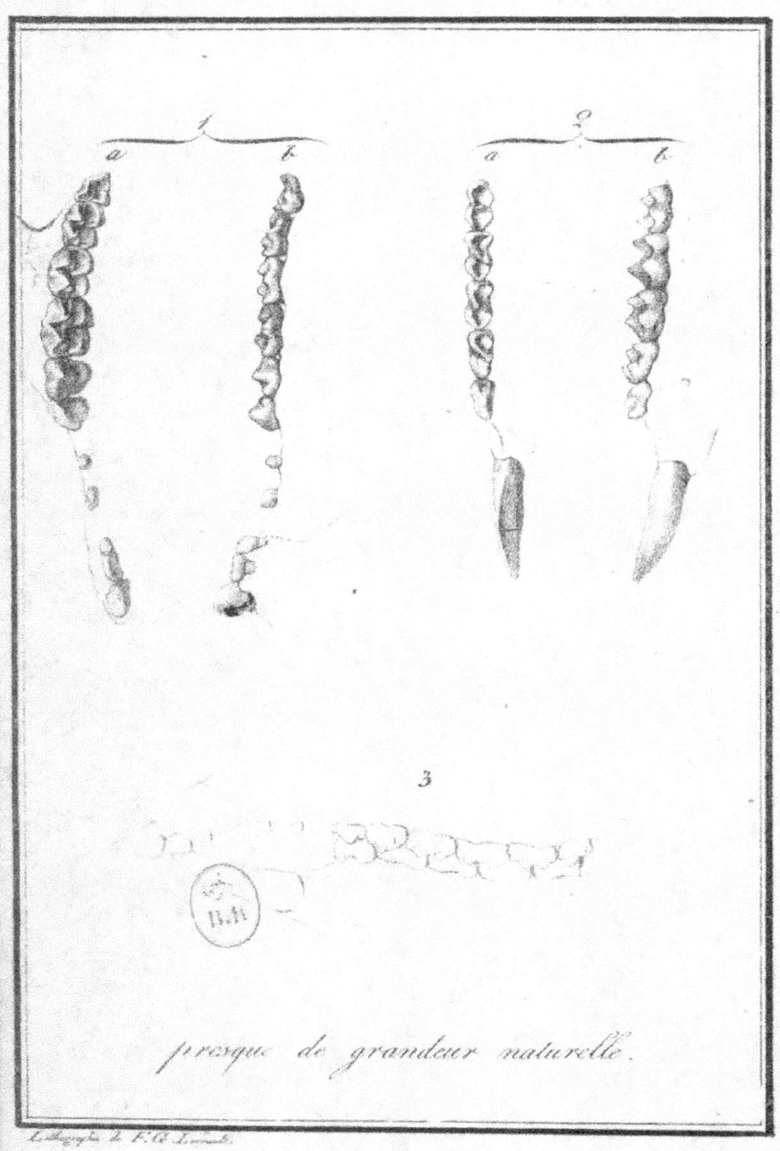

presque de grandeur naturelle.

N. 40.

une pointe de la même forme que les autres, mais
beaucoup plus petite. Au bord externe de ces dents se
remarquent en outre deux petits tubercules anguleux
qui sont situés, le premier à la partie antérieure de la
dent, le second à sa partie moyenne. La dernière molaire n'a que trois pointes principales, deux en avant et
une en arrière. Ces pointes et ces tubercules font de ces
dents des organes de formes assez compliquées.

A la machoire inférieure, l'incisive est une longue
dent, couchée en avant presque horizontalement,
arrondie en devant, plus aplatie à sa face interne,
mince et pointue à son extrémité. Les deux premières
fausses molaires sont deux points rudimentaires, l'un
qui paraît à la base de l'incisive, l'autre à la base de
la troisième et dernière fausse molaire, et qu'un intervalle vide assez grand sépare. La troisième fausse molaire a un peu la forme normale de ces sortes de dents,
mais elle est plus épaisse à sa moitié postérieure qu'à sa
moitié antérieure. Les quatre molaires se ressemblent
sous tous les rapports, et se composent, comme celles
des ruminans, de quatre pointes triangulaires disposées par paires, deux en avant et deux en arrière.

Dans leur position réciproque, les incisives inférieures, par leurs bords externes, sont opposées à la face
interne des supérieures. Les deux premières fausses
molaires de chaque mâchoire sont séparées par un
grand vide, et conséquemment ne se touchent point.
La dernière fausse molaire inférieure est opposée par
sa face externe à la face interne des deux supérieures,
et les molaires d'une mâchoire remplissent par leurs
saillies les vides de celles qui leur sont opposées.

Ce système de dentition nous est donné par le phalanger de Cook, le taguanoïde, le didelphoïde, le

macroure de M. Geoffroy, et une espèce qui ne porte aucun nom.

N° XLI.

PHALANGERS PROPREMENT DITS.

Le système de dentition des phalangers est identique dans toutes les espèces pour les incisives, les canines et les molaires ; les fausses molaires rudimentaires seules diffèrent pour le nombre dans deux espèces ; mais ces fausses molaires sont des points dentiformes, cachés sous les gencives, et qui ne sont là que comme des traces de dents plus complètes. Nous ne regarderons donc ces différences que comme de simples accidens.

40 DENTS.	22 SUPÉRIEURES.	6 Incisives.		
		4 Canines.		
		12 Mâchelières.	4 Fausses molaires,	
			8 Molaires.	
	18 INFÉRIEURES.	6 Incisives.		
		0 Canines.		
		16 Mâchelières.	8 Fausses molaires.	
			8 Molaires.	

A LA MACHOIRE SUPÉRIEURE, les incisives sont absolument semblables à celles des pétaurus. Immédiatement après elles vient une dent qui a tout-à-fait la forme extérieure des canines ; mais qui sort autant de l'os incisif que de l'os maxillaire, et à l'origine de laquelle la capsule dentaire reste tout-à-fait libre, ce qui lui donne le caractère particulier des défenses ; une seconde dent plus petite, de même forme et de même nature que celle qui la précède, se montre après un intervalle vide ;

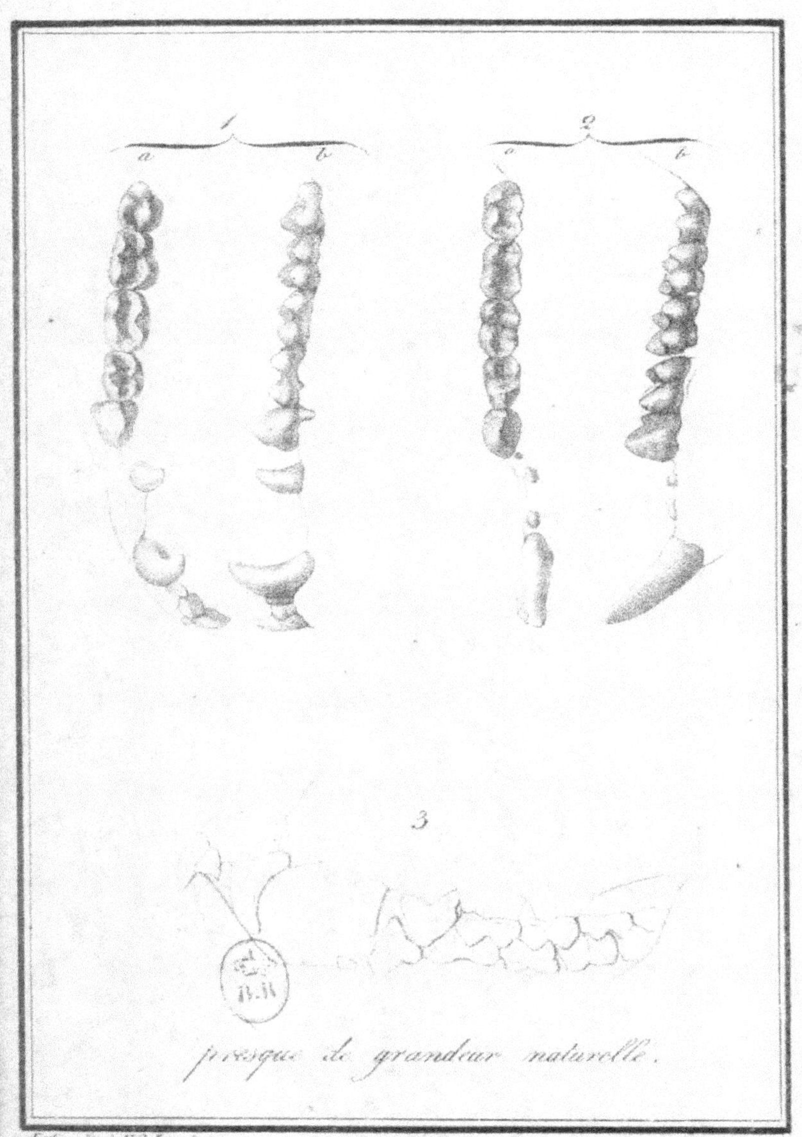

presque de grandeur naturelle.

N. 41.

et, dans quelques espèces, entre celle-ci et la dernière fausse molaire, est une petite dent obtuse et rudimentaire, qui doit rester cachée sous les gencives ; la fausse molaire qui précède immédiatement les vraies molaires, est une grosse dent à une seule pointe très-obtuse, et un peu comprimée à sa partie antéro-interne.

Des quatre molaires qui viennent ensuite, les trois premières se ressemblent ; elles sont à peu près carrées et présentent sur chacun de leurs angles un tubercule obtus ; ces tubercules résultent d'un sillon profond qui sépare transversalement la dent en deux parties égales, et d'une dépression du milieu des petites collines produites par le sillon transversal. La dernière est semblable aux autres dans sa moitié antérieure ; mais sa moitié postérieure ne se compose que d'une seule partie en forme de talon.

A la machoire inférieure, les incisives ressemblent encore à celles des pétaurus, si ce n'est qu'elles sont un peu plus relevées. Les trois premières fausses molaires sont de très-petites dents rudimentaires et obtuses qui se partagent également l'intervalle qui sépare les incisives de la quatrième et dernière fausse molaire. Celle-ci ressemble à l'analogue de la mâchoire opposée. La première molaire a un gros tubercule triangulaire à sa partie antérieure, et sa partie postérieure présente deux petites éminences semblables à celles que nous avons vues sur les angles des molaires supérieures auxquelles les trois dernières molaires inférieures ressemblent absolument.

Dans leur position réciproque les incisives sont comme nous les avons vues chez les pétaurus. Les canines n'ont aucune dent qui leur soit opposée. Les dernières

fausses molaires se correspondent par leur face comprimée, et font un peu l'office des dents tranchantes.
Les molaires remplissent par leurs saillies les dépressions de celles qui leur sont opposées, de manière que
la moitié antérieure de celles d'en bas répond à l'intervalle de deux dents d'en haut, et de telle sorte que
les premières sont d'une demi-dent en avant des secondes ; ce qui au reste est général pour la plupart des
dents molaires.

Ce système de dentition nous a été présenté par le
phalanger roux, le phalanger tacheté, le phalanger
renard et le phalanger sciurien. Deux autres têtes sans
nom nous ont présenté les différences suivantes : dans
l'une, la petite fausse molaire rudimentaire supérieure
a disparu, et la troisième fausse molaire inférieure est
plus rudimentaire encore que les autres et ne partage
pas également avec elles l'intervalle qui sépare les incisives de la dernière et grosse fausse molaire ; dans l'autre, les canines au lieu d'être grosses, aiguës et arrondies,
sont obtuses, petites et un peu comprimées, et la
mâchoire inférieure n'a plus qu'une seule petite fausse
molaire rudimentaire, qui est couchée à la base des
incisives.

C'est sans doute ici que vient se placer un animal
dont on a fait un genre sous le nom de Koala ou
Phascolarctos ; mais dont on ne connaît point encore
les dents d'une manière exacte et complète.

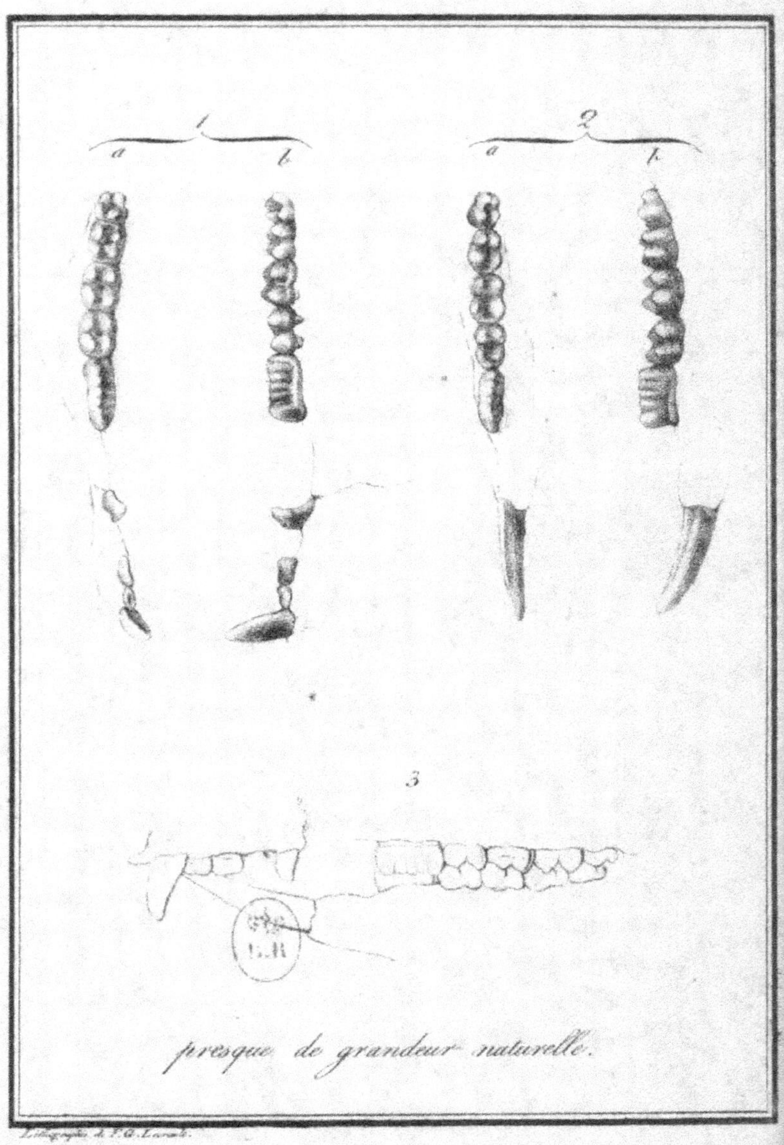

presque de grandeur naturelle.

N. 42.

Voici le tableau que nous tirons de ce que rapporte M. de Blainville, qui a donné le nom de phascolarctos.

$$28\ \text{DENTS.} \begin{cases} 18\ \text{Supérieures.} \begin{cases} 6\ \text{Incisives.} \\ 4\ \text{Canines.} \\ 8\ \text{Mâchelières.} \end{cases} \\ 10\ \text{Inférieures.} \begin{cases} 2\ \text{Incisives.} \\ 0\ \text{Canines.} \\ 8\ \text{Mâchelières.} \end{cases} \end{cases}$$

N° XLII.

HYPSYPRYMNUS.

Ces animaux ont les plus grands rapports par leurs dents avec les phalangers proprement dits, et forment très-naturellement le passage entre eux et les kanguroos. Les phalangers et les hypsyprymnes ont les mêmes incisives, les uns et les autres ont des canines qui se présentent avec les mêmes caractères, et leurs molaires sont absolument semblables; d'un autre côté les hypsyprymnes ont les organes du mouvement des kanguroos : leurs membres antérieurs courts et grêles, leurs membres postérieurs longs et forts, et une queue qui leur rend l'office d'une troisième jambe.

$$30\ \text{DENTS.} \begin{cases} 18\ \text{Supérieures.} \begin{cases} 6\ \text{Incisives.} \\ 2\ \text{Canines.} \\ 10\ \text{Mâchelières.} \begin{cases} 2\ \text{Fausses molaires.} \\ 8\ \text{Molaires.} \end{cases} \end{cases} \\ 12\ \text{Inférieures.} \begin{cases} 2\ \text{Incisives.} \\ 0\ \text{Canines.} \\ 10\ \text{Mâchelières.} \begin{cases} 2\ \text{Fausses molaires.} \\ 8\ \text{Molaires.} \end{cases} \end{cases} \end{cases}$$

A la machoire supérieure, la première incisive est forte, plus longue que les autres, à trois faces, arrondie en avant, et droite sur ses deux autres côtés; elle est en outre enracinée très-profondément, et la capsule dentaire reste libre : la seconde est une petite dent sem-

blable à l'analogue des pétaurus et des phalangers : la
troisième, un peu plus grande que la précédente, est
tranchante et se rapproche de la forme normale des
dents de son ordre. Après un petit intervalle vide vient
une petite dent mince, comprimée et crochue, qui est
la canine, et qui, comme l'analogue des phalangers,
dépend presque autant de l'os incisif que du maxillaire. Un
large vide suit, et la première mâchelière est une fausse
molaire remarquable par sa forme singulière, mais
dans laquelle on retrouve modifiée l'analogue des phalangers; elle est longue, mince, en forme de coin, striée
sur ses deux faces et dentelée sur son bord. Les quatre
molaires qui viennent immédiatement après se ressemblent entre elles, si ce n'est que la dernière est plus
petite que les autres, et elles ont absolument les formes
des molaires des phalangers.

A la machoire inférieure, les incisives ressemblent à
celles des deux genres précédens; et les fausses molaires
sont, comme les molaires, sans aucune exception,
semblables à leurs analogues de la mâchoire opposée.

Dans leur action réciproque, ces dents n'offrent rien
de particulier, si ce n'est que la face externe de la fausse
molaire inférieure correspond à la face interne de la
fausse molaire supérieure.

Ce système de dentition nous est donné par quatre
têtes qui appartiennent certainement à trois ou quatre
espèces; l'une est celle du kanguroo rat (*hypsyprymnus
murinus*); les espèces auxquelles les autres appartiennent ne me sont point connues : je m'abstiendrai donc
de les nommer; car après le tort de donner des noms
nouveaux à des espèces bien connues et qui en ont déjà
reçu, vient le ridicule d'en donner à celles qu'on ne
connaît point.

135

KANGUROOS.

Ces animaux viennent terminer la série que nous avons commencée par les pétaurus. Les organes du mouvement ont éprouvé d'importans changemens, et les dents n'en ont éprouvé que d'assez légers; elles sont allées en se simplifiant, et en effet les kanguroos ont un moindre nombre de dents que les genres précédens; mais ce dernier groupe que nous avons vu se partager en deux divisions, l'une caractérisée par la présence d'un mufle, l'autre par l'absence de cet organe (Dictionnaire des sciences naturelles, article *kanguroo*), se partage aussi de même par le nombre et la forme des dents et par la structure de la tête. Il serait important de savoir, si ces divisions se correspondent, si celle qui renferme les espèces pourvues d'un mufle, renferme toujours aussi les espèces où les dents diffèrent de celles des autres et sont plus nombreuses? C'est ce que je n'ose affirmer. Ce que je puis dire, c'est que le kanguroo élégant est dans ce cas, et que les kanguroos macropodes, à moustaches, gris-roux, à cou roux, enfumés, etc., sont dans le cas contraire; et ce qui est certain, c'est que les différences qui caractérisent ces animaux, et que je ne puis toutes exposer ici, suffisent pour en former des groupes naturels, qui s'annoncent ne pas moins devoir se distinguer par le genre de vie que par la structure des organes.

Je crois donc pouvoir les désigner par des noms différens; et comme les naturalistes paraissent avoir préféré de conserver le nom de *macropus* donné par Shaw aux kanguroos, plutôt que d'adopter celui d'*halmaturus* qu'Illiger donnait aux mêmes animaux, j'ap-

pliquerai particulièrement ce dernier nom au groupe
dont le kanguroo élégant me paraît devoir former le
type, et je réserverai le premier, comme on l'a déjà
fait, pour le groupe des kanguroos proprement dits.

N° XLIII.

HALMATURUS.

28 DENTS.
{ 16 Supérieures. { 6 Incisives.
                   o Canines.
                   10 Mâchelières. { 2 Fausses molaires.
                                     8 Molaires.
  12 Inférieures. { 2 Incisives.
                   o Canines.
                   10 Mâchelières. { 2 Fausses molaires.
                                     8 Molaires.

A LA MACHOIRE SUPÉRIEURE, les incisives des deux
inter-maxillaires forment entre elle un angle aigu et
sont d'égale longueur; la première est un peu arquée,
et plus petite que les autres; la seconde est semblable à
l'analogue des genres précédens, mais divisée par un
sillon longitudinal; la troisième un peu plus petite que
celle qui la précède, a de la ressemblance avec elle,
quoiqu'un peu plus irrégulière de forme. Un large vide
sépare ces dents des mâchelières qui, dans toutes les
têtes que j'ai à examiner, présentent un caractère dé-
cisif pour distinguer les halmaturus des kanguroos
proprement dits. Dans les jeunes individus paraissent
successivement quatre de ces dents mâchelières : une
première analogue aux fausses molaires du genre précédent, mais plus épaisse et plus obtuse, et trois autres formées chacune de deux collines transversales, séparées par un sillon profond et légèrement infléchies
dans leur milieu : lorsque les deux premières commencent à être usées, elles tombent chassées toutes

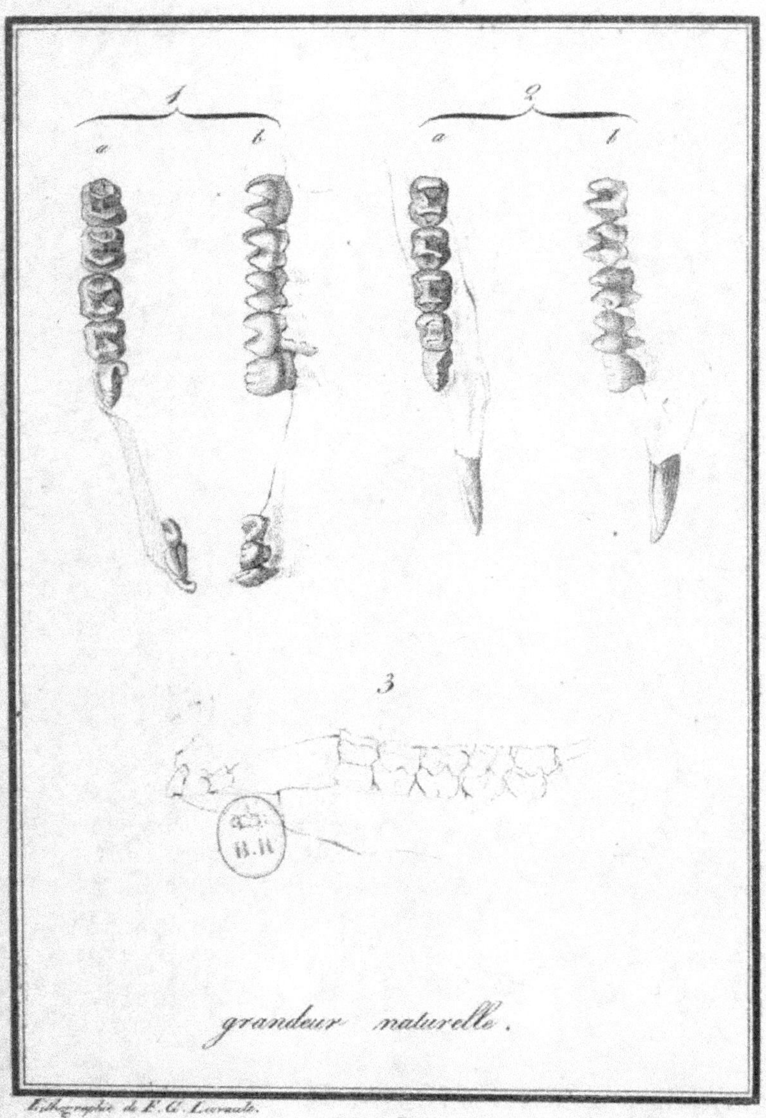

N.° 43.

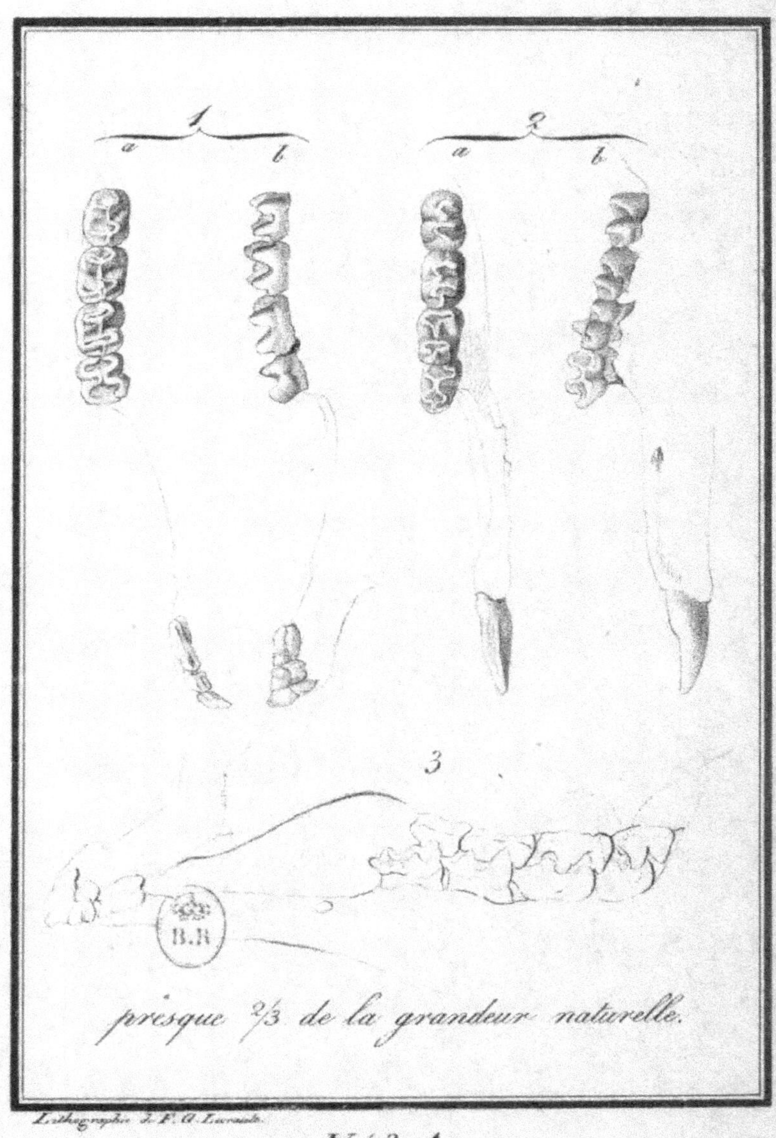

presque ⅔ de la grandeur naturelle.

Lithographie J. F. A. Lacroix.

N.43.A.

deux par une fausse molaire tranchante, sillonnée sur
ses faces et découpée à son bord absolument comme
celles des hypsyprymnes, et en même temps se développe une dernière molaire postérieurement, tout-
à-fait semblable à celles qui la précèdent, de sorte
que dans cette dernière dentition le système dentaire
recule, mais se compose toujours de cinq mâchelières.

A LA MACHOIRE INFÉRIEURE, les incisives ne diffèrent
point de celles des hypsyprymnes, et les mâchelières
de toute espèce et sous tous les rapports ressemblent à
ce que nous venons de dire pour celles de la mâchoire
supérieure.

DANS LEUR ACTION RÉCIPROQUE, ces dents se comportent
exactement comme nous les avons vu le faire dans les
genres précédens.

N° XLIII. A.

MACROPUS.

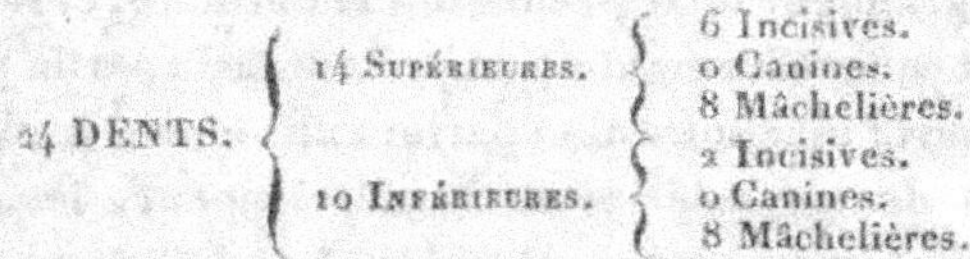

<table>
<tr><td rowspan="6">24 DENTS.</td><td rowspan="3">14 Supérieures.</td><td>6 Incisives.</td></tr>
<tr><td>o Canines.</td></tr>
<tr><td>8 Mâchelières.</td></tr>
<tr><td rowspan="3">10 Inférieures.</td><td>2 Incisives.</td></tr>
<tr><td>o Canines.</td></tr>
<tr><td>8 Mâchelières.</td></tr>
</table>

A LA MACHOIRE SUPÉRIEURE, les incisives des deux inter-
maxillaires forment entre elles un angle aigu. La première, très-séparée de celle de l'autre inter-maxillaire
à sa racine, et tout-à-fait rapprochée de cette dent à sa
couronne, est arquée et de la forme ordinaire des incisives pour tout le reste; la seconde, de la même grandeur que la première, en a aussi à peu près la forme; la
troisième est du double plus grande que les autres et
de forme analogue à la leur.

Un vide très-grand sépare ces dents des mâchelières ;
et il résulte de tous les exemples que j'ai sous les yeux,
que ces dernières dents sont toujours au nombre de
quatre dans le jeune âge, une fausse molaire et trois
molaires ; au nombre de quatre dans l'âge adulte, sans
fausses molaires, et la dernière molaire imparfaitement
développée ; et au nombre de trois, toutes molaires
complètes lorsque la vieillesse commence : c'est à cause
de ces variations, dont nous allons montrer les causes,
que nous avons pris un terme moyen dans le tableau de
ces dents.

Dans le jeune âge, la première mâchelière est mince
et analogue aux fausses molaires des genres précédens. Toutes les autres sont principalement formées de
deux collines transverses, séparées, excepté dans leur
partie moyenne, par un sillon assez profond, et l'on
remarque à leur partie antérieure comme le rudiment d'une autre colline et d'un autre sillon semblables aux précédens ; ces dents vont en augmentant un
peu de grandeur de la première à la dernière, et se développent successivement en se portant de la partie postérieure de la mâchoire à sa partie antérieure. A mesure
que les dents postérieures se développent, les antérieures qui se sont usées et qui sont poussées en avant
par les premières, s'oblitèrent et tombent de manière
qu'elles finissent, comme nous venons de le dire, par
se réduire à trois. Ainsi les premières ne sont pas,
comme chez les halmatures, remplacées par des dents
qui se développent sous elles, mais par les dents qui
se sont développées derrière elles : c'est du moins la
seule conséquence qu'on puisse tirer des faits que j'ai
eus en ma possession ; et c'est au reste ce qu'avait déjà
vu mon frère.

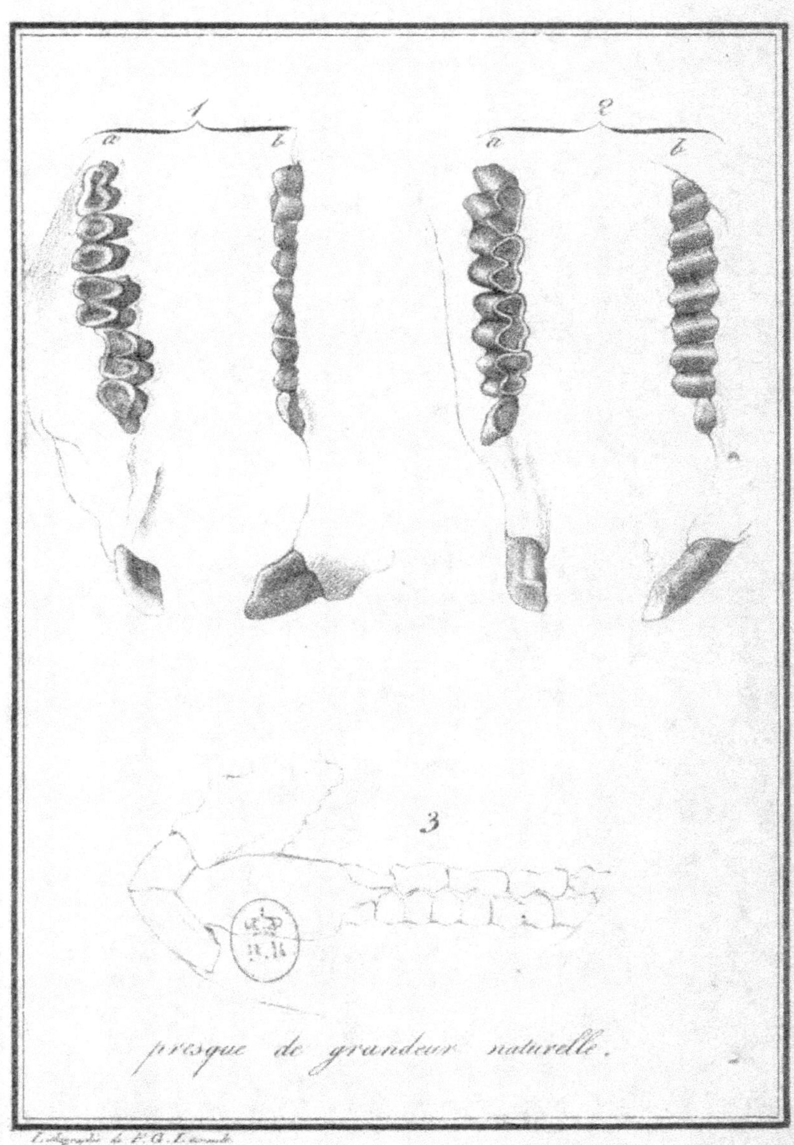

presque de grandeur naturelle.

N. 44.

A la machoire inférieure, les incisives sont semblables à celles des genres précédens, et ce que nous venons de dire des mâchelières supérieures paraît en tout point convenir aux mâchelières inférieures ; il nous paraît seulement que les changemens s'opèrent plus vite dans celle-ci que dans l'autre.

Dans leur position réciproque, ces dents n'offrent rien que nous n'ayons vu précédemment.

Ce système de dentition a été tiré des kanguroos géant, enfumé, à cou rouge, gris-roux, etc., et leurs rapports ne s'établissent pas moins bien par les formes de leurs têtes que par celles de leurs dents.

PHASCOLOMES.

Nous voici arrivé à un type isolé qui a de la ressemblance avec les genres précédens par les organes de la génération, mais qui, sous tous les autres rapports et principalement sous le rapport des dents, en diffère tout-à-fait. Il tend à se rapprocher des rongeurs frugivores, mais de bien loin encore, et il se place à la tête d'un ordre nouveau dont toutes les espèces et tous les genres sont encore à découvrir.

N° XLIV.

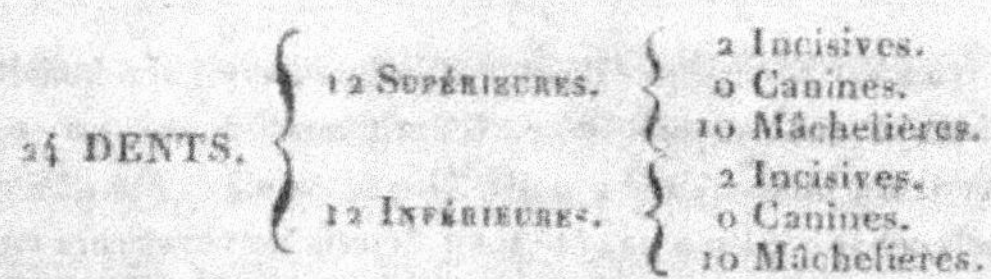

A la machoire supérieure, les incisives très-fortes paraissent être de véritables défenses ; elles sont arquées, leur forme est elliptique et leur couronne est plate. Après un grand intervalle vide, vient la première molaire qui, comme toutes les autres, est une dent sans racine, c'est-à-dire à la base de laquelle la capsule dentaire reste libre. Elle est simple et de forme à peu près elliptique. Toutes les autres de même grandeur sont composées de deux parties semblables à la première, réunies vers leur côté externe, de sorte que vers leur côté interne elles sont séparées par une profonde échancrure, tandis qu'un léger sillon seulement les sépare vers le côté opposé. La partie postérieure de la dernière est moins grande que l'antérieure et à peu près circulaire ; la surface de leur couronne est lisse et présente dans chaque partie un milieu entouré d'émail et formant une crête relevée.

À LA MACHOIRE INFÉRIEURE, les incisives et les mâchelières sont semblables à leurs analogues supérieures ; seulement la dernière mâchelière est composée de deux parties égales, et la grande échancrure de ces dents est vers leur côté externe.

DANS LEUR POSITION RÉCIPROQUE, toutes ces dents, les incisives comme les mâchelières, sont opposées couronnes à couronnes, de sorte que les premières paraissent agir sur les alimens comme les secondes.

On sait que ce genre ne contient encore qu'une seule espèce, le *wombat* (1).

(1) Le wombat, décrit par Bass et Flinders, avait six incisives et deux canines à chaque mâchoire. C'était sans doute un animal très-différent du phascolome ; aussi Illiger en a fait son genre amblotis ; mais cet animal n'a pas été revu depuis les voyageurs anglais, qui l'ont trop imparfaitement décrit pour qu'on puisse établir ses rapports avec les autres marsupiaux.

RONGEURS.

Cet ordre est un des plus naturels quand on considère les animaux dont il se compose d'après le mode suivant lequel ils divisent et broient leurs alimens : tous n'ont que deux sortes de dents, des incisives propres à ronger et des mâchelières propres à triturer; mais il ne constitue pas, sous le rapport de la forme et de la structure de ces organes, un tout identique et tel que l'on puisse passer d'un système de dentition à l'autre par des dégradations insensibles et de manière à retrouver constamment dans l'un les traces incontestables de l'autre, comme nous l'avons vu chez les carnassiers.

A cet égard il présente des différences nombreuses dont il est important de faire connaître les principales.

On doit se rappeler ce que nous disons dans notre discours préliminaire de la manière dont les dents sont produites et de la division que nous avons établie entre les dents pourvues de racines et celles qui en sont privées.

Les incisives de tous les rongeurs sont des dents qui n'ont d'émail qu'à leur face antérieure, qui sont dépourvues de racines et par conséquent susceptibles de croître indéfiniment; mais ces dents ne sont des incisives que par leurs fonctions; elles n'en sont point, à proprement parler, par leur origine : toutes naissent d'un germe situé dans le maxillaire, quelquefois à sa partie antérieure, comme chez les lièvres, d'autres fois plus en arrière même que les dernières molaires, comme chez le zemny.

Excepté les lièvres et les logomys, qui ont quatre incisives, deux antérieures, et deux postérieures, tous les autres rongeurs n'en ont que deux.

Les mâchelières, chez quelques-uns de ces animaux, sont à racines distinctes de la couronne, chez les autres elles sont privées de racines proprement dites et ne se composent que d'une couronne. De ces différences dans la structure nous formons deux divisions : la première composée des rongeurs omnivores et la seconde des rongeurs frugivores. En effet, tous les rongeurs dont les dents ont des racines se nourrissent à peu près indifféremment de substances végétales, ou animales, et tous n'ont qu'un cœcum rudimentaire lorsqu'ils ne sont pas privés de cet organe ; ceux dont les mâchelières sont sans racines ne se nourrissent naturellement que de substances végétales, et leur cœcum, toujours plus développé et plus compliqué que leur estomac, paraît jouer un rôle très-important dans la digestion.

Considérés quant au nombre de ces dents, les rongeurs présentent plusieurs différences : les uns, de chaque côté des deux mâchoires, en ont deux, d'autres trois, d'autres quatre, d'autres quatre et trois, et d'autres enfin en ont cinq ; mais ces caractères n'en supposent pas nécessairement d'autres et ne produisent point des réunions naturelles.

Si actuellement nous envisageons les mâchelières sous le rapport des matières dont elles se composent et de leurs formes, nous trouvons, parmi celles qui ont des racines, que les unes ne sont composées que de matière osseuse et d'émail, tandis que d'autres le sont

en outre de cortical , que les formes de ces dernières
sont infiniment plus compliquées que celles des autres ,
que leur complication est d'autant plus grande qu'elles
sont moins usées , l'organe qui les produit se modifiant
à mesure qu'elles croissent, et que, lorsque l'usure des
unes et des autres est parvenue à son dernier période,
leur couronne ne présente plus qu'une surface plus ou
moins unie. Parmi celles qui sont dépourvues de racines , nous en trouvons également qui ne se composent
que de matière osseuse et d'émail , et d'autres chez lesquelles le cortical entre aussi comme matière consti-
tuante ; mais les unes et les autres présentent toujours
les mêmes formes , l'organe qui les produit ne se modifiant pas à mesure qu'elles se développent.

Chacune de nos deux divisions se partagerait donc
sous ce rapport en deux groupes : le premier qui ren-
fermerait les dents simples , celles qui ne se composent
que de matière osseuse et d'émail , et le second les
dents composées , celles qui, avec la matière osseuse
et l'émail , contiennent encore le cortical ; mais nous
attachons peu d'importance à ces groupes qui ne paraissent point non plus former de réunions naturelles.

Les dents pourvues de racines doivent encore être
considérées sous le rapport des changemens de forme
qu'elles présentent à mesure qu'elles s'usent, changemens qui peuvent les rendre tout-à-fait méconnais-
sables, les collines, les sillons, les échancrures qui divisent de tant de manières la plupart d'entre elles avant
que l'animal s'en soit servi, s'effaçant graduellement
et finissant quelquefois par disparaître sans qu'il en
reste la moindre trace.

Sans doute il existe des rapports nécessaires entre les
diverses formes que présente une même dent à mesure

qu'elle s'use; les dents en germe, dont toutes les parties sont liées, les contiennent certainement toutes, puisqu'elles sont reproduites dans leurs diverses coupes horizontales; mais l'expérience n'a point encore fait connaître ces rapports, et sans elle on ne pourrait guère s'appuyer que sur des conjectures vagues pour établir ceux d'une forme à une autre. Afin de ne rien donner que de positif sur ce point important, j'ai évité toute espèce de supposition et ai fait représenter, chaque fois que je l'ai pu, ces sortes de dents à l'état de germe et à différenss degré d'usure. Cette partie de mon travail est encore fort incomplète, le temps seul peut la perfectionner, et je la lui confie.

L'usage uniforme que font tous les rongeurs de leurs dents, malgré les différences de forme qu'elles présentent, ne nous permet pas non plus de nous servir de ces organes pour établir les rapports naturels des différens genres dont cet ordre se compose. A cet égard nous sommes dans le cas où nous avons été pour les insectivores : nous ne pouvons plus, comme pour les carnassiers, faire dériver le naturel des animaux, des modifications de leurs organes masticateurs. Tous les rongeurs, omnivores ou frugivores, paraissent l'être au même degré; et si la ressemblance ou la différence de leurs dispositions naturelles se manifestent par les organes, ce n'est plus que par ceux d'un ordre inférieur à celui des dents, par les organes du mouvement, des sens ou de la génération.

Tous les rongeurs présentent, entre leurs dents, les mêmes relations: les incisives inférieures, par leur face antérieure, sont en rapport avec la face interne des incisives supérieures; et les mâchelières sont toutes opposées couronnes à couronnes. Je me dispenserai donc, en décrivant chaque système de dentition de cet ordre, de parler de LA POSITION RÉCIPROQUE DES DENTS ; ce que je viens d'en dire ne souffre aucune exception.

———

Dans ce qui précède nous n'avons eu en vue que les rongeurs proprement dits, et cependant nous n'en séparerons point une espèce anomale et qui leur a été réunie par quelques naturalistes, tandis que d'autres, et M. de Blainville le premier, l'ont rapprochée des quadrumanes ; je veux parler de l'aye-aye. Cet animal en effet n'est point un rongeur ; il forme un type nouveau, et sa capacité cérébrale, comme la forme et les relations des différentes parties de sa tête, le rapprochent beaucoup plus des lémuriens que d'aucun autre groupe, quoiqu'il se trouve cependant encore assez éloigné de celui-ci, surtout par ses dents ; il n'a en effet que des incisives et des mâchelières, et les premières sont des dents sans racines, tout-à-fait semblables sous ce rapport à celles des rongeurs, comme sous le rapport du point d'où elles naissent ; mais elles sont entièrement enveloppées d'émail, et ses mâchelières sont aussi très-remarquables par leur extrême simplicité et par la portion très-épaisse d'émail qui les enveloppe. L'aye-aye pourrait donc être considéré comme un embranchement par lequel les rongeurs se lieraient aux quadrumanes à l'aide des rongeurs omnivores. C'est ainsi que nous avons déjà vu le potto se lier imparfaitement aux quadrumanes, les roussettes aux cheroptères, le phascolome aux didelphes herbivores, etc., etc.

———

N.° XLV.

AYE-AYE.

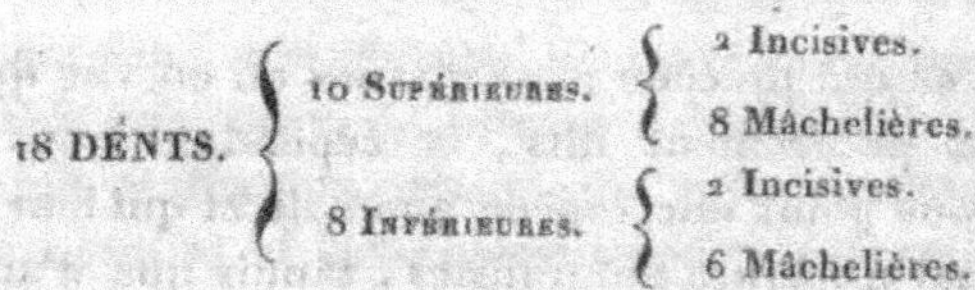

A LA MACHOIRE SUPÉRIEURE, l'incisive est étroite d'un côté à l'autre, arrondie en avant, large d'avant en arrière, coupée obliquement à sa face interne, pointue et convergente avec celle de l'autre incisive. La première molaire, qui est très-petite, a l'aspect d'un tubercule mousse; la seconde et la troisième de forme circulaire présentent une surface lisse, très-plate, avec quelques petits enfoncemens irréguliers; la quatrième, de moitié plus petite que les précédentes, en a tous les autres caractères.

A LA MACHOIRE INFÉRIEURE, l'incisive, plus étroite d'un côté à l'autre, mais plus large d'avant en arrière que celle de l'autre mâchoire, est usée à sa face interne suivant une ligne courbe; et elle est très-pointue. La première mâchelière est un peu plus petite que la seconde, et la troisième beaucoup plus; quant à leurs formes, elles ont tous les caractères de celles de la mâchoire supérieure, c'est-à-dire qu'étant l'une et l'autre fort usées il leur en reste très-peu.

L'aye-aye de Madagascar est la seule espèce de son genre; et le seul individu connu de cette espèce est celui dont je tire cette description.

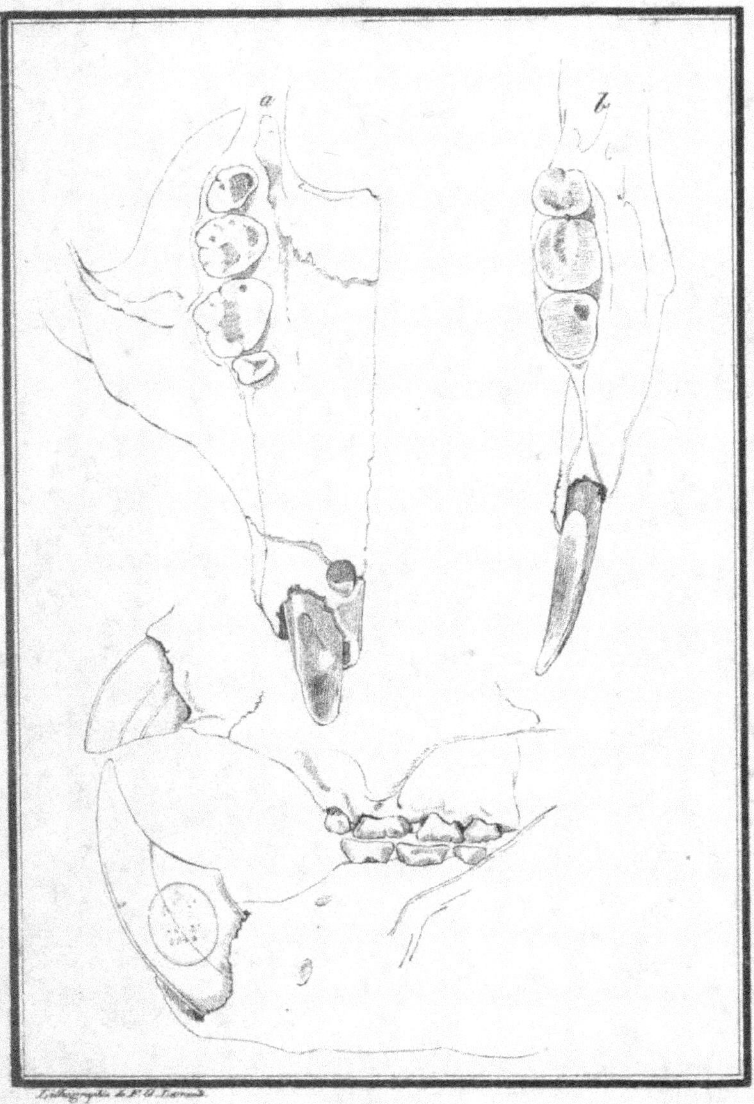

N. 45.

RONGEURS HERBIVORES.

Les rongeurs herbivores se lient aux didelphes par le phascolome qui n'a comme eux que des dents sans racines; mais d'une autre part ils se lient à quelques genres des pachydermes et à tous les autres herbivores; de sorte que nous pouvons indifféremment décrire leurs dents en terminant ou en commençant ce que nous avons à dire sur l'ordre des rongeurs; ce qui importe au reste, c'est la connaissance des exacts rapports.

Ces animaux, dans la famille des campagnols, nous présentent un de ces cas particuliers où des dents sans racines finissent par en prendre, ce qui fait un point d'union de plus entre nos deux principales divisions de rongeurs. En effet, les campagnols proprement dits, comme le rat d'eau, le schermaus, ne m'ont jamais offerts d'exemples de dents pourvues de racines; tandis que l'ondatra, dont la couronne des dents présente les mêmes formes que celles des espèces précédentes, a, dans les individus même très-jeunes, de véritables dents à racines; et cependant il n'est pas possible de séparer ces animaux l'un de l'autre; car il est évident que la structure de leurs têtes est la même, qu'elles ont été construites d'après le même type, qu'elles ont, en un mot, les unes avec les autres tous les rapports qui unissent les têtes des genres les plus naturels. Nous terminerons donc la série des rongeurs herbivores par les campagnols et la commencerons par les cabiais dont les dents contiennent beaucoup de cortical, tandis qu'à compter des lièvres cette matière ne se rencontre plus.

N.° XLVI.

CABIAI.

A LA MÂCHOIRE SUPÉRIEURE, l'incisive très-grosse a une cannelure arrondie et longitudinale à la face antérieure qui partage cette dent en deux parties à peu près égales. Les trois premières mâchelières, de grandeur et de forme semblables, présentent à peu près deux triangles profondément échancrés à leur face externe ; toute la partie des triangles, renfermée par l'émail, est remplie de matière osseuse ; l'intervalle qui les sépare et l'échancrure de chacun d'eux sont remplis de cortical, de sorte qu'à leur naissance ces triangles sont vraisemblablement séparés ; ils ne se lient qu'à mesure que la matière corticale se dépose. La quatrième ou dernière mâchelière, qui égale en longueur les trois précédentes et qui les surpasse en largeur, se compose de onze ou douze parties réunies par la matière corticale qui s'est interposée, et qui leur sert de lien. La première de ces parties ressemble à l'un des triangles dont se composent les molaires précédentes ; toutes les autres sont des lames simples, étroites relativement à leur longueur et qui sont tranchantes sur leurs bords ; la dernière est cependant quelquefois divisée en deux portions égales par un étranglement.

A LA MÂCHOIRE INFÉRIEURE, les incisives ressemblent à celles de la mâchoire opposée. La première mâchelière

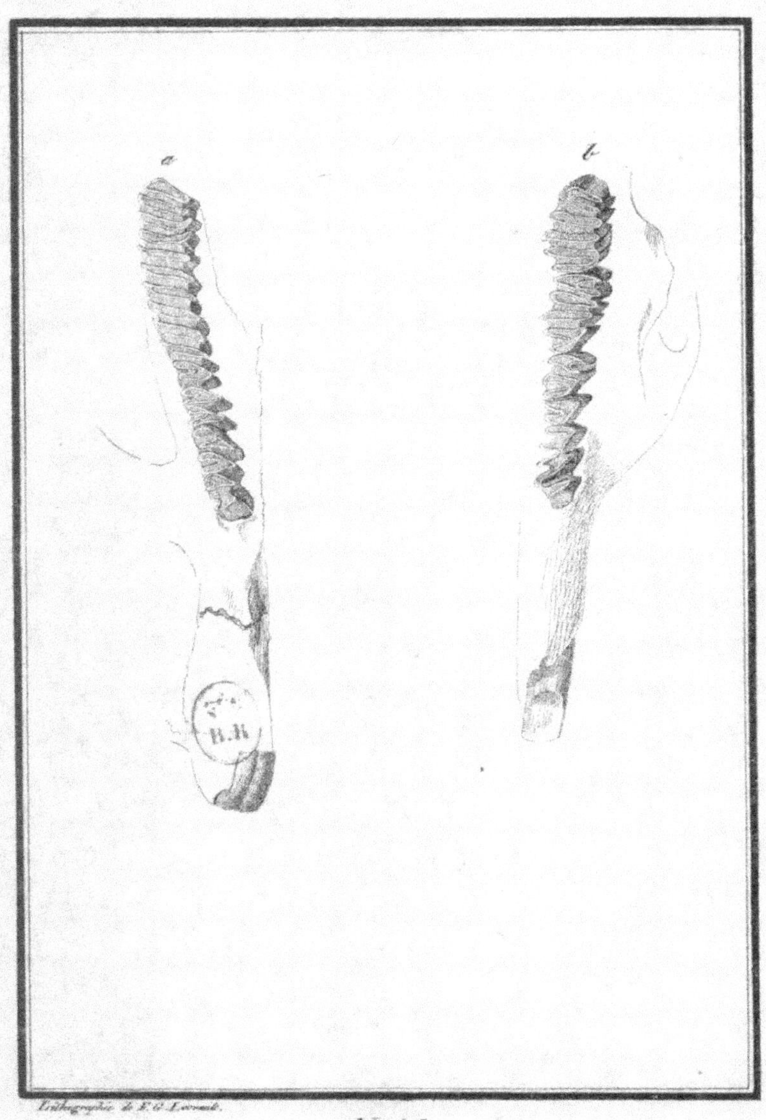

Lithographie de F. G. Levrault.

N. 46.

se compose de trois triangles semblables à ceux dont se forment les premières molaires supérieures; mais elles sont renversées, et les échancrures se trouvent, par-là, du côté interne, au lieu d'être du côté externe, et les deux derniers triangles sont liés dans leur partie moyenne par la continuation de la matière osseuse et de l'émail; la seconde mâchelière a sa partie antérieure formée d'un triangle semblable à ceux de la dent précédente; sa partie postérieure présente, au côté interne, deux échancrures profondes qui produisent trois dentelures entourées d'émail, et à son côté externe une ligne oblique laquelle se termine à une échancrure qui pénètre dans la dernière dentelure, et qui en forme une autre vis-à-vis de celle-ci. Les échancrures sont en partie remplies de cortical, surtout les internes; la troisième mâchelière est formée de quatre parties réunies seulement par le cortical : la première est un triangle échancré semblable à ceux que nous venons de décrire, les deux parties suivantes sont deux lames transversales qui ressemblent à celles dont se compose en partie la dernière mâchelière supérieure, et la quatrième est encore un triangle plus étroit que les autres et échancré à son côté externe; enfin la quatrième de ces dents se compose aussi de quatre parties réunies par du cortical : la première présente deux lames qui sont quelquefois réunies à leur bord externe par de l'émail; les deux autres sont deux lames isolées, et la quatrième est semblable à la première, si ce n'est que les lames dont elle se compose sont réunies à leur bord interne.

On sait que le genre cabiai ne se compose encore que d'une seule espèce, du *capybara*.

150

N° XLVII.

ANOEMA.

20 **DENTS.**
- 10 Supérieures.
  - 2 Incisives.
  - 8 Mâchelières.
- 10 Inférieures.
  - 2 Incisives.
  - 8 Mâchelières.

A LA MÂCHOIRE SUPÉRIEURE, l'incisive a sa face antérieure unie et arrondie. Les mâchelières ont toutes la
même grandeur et la même figure; chacune d'elles se
compose de deux parties : la première en forme de losange, laquelle se lie par son bord extérieur à la seconde, qui est triangulaire avec une légère dépression à
son côté externe. Ces deux parties sont séparées l'une
de l'autre par une profonde échancrure du côté interne
remplie de matière corticale.

A LA MÂCHOIRE INFÉRIEURE, l'incisive est semblable à
celle de la mâchoire opposée, et les mâchelières ressemblent aussi à celles de la mâchoire supérieure, seulement elles sont retournées, c'est-à-dire que leur côté
interne correspond au côté externe des autres, et ce
qui n'était qu'une dépression au côté externe de la seconde partie de celles-ci est une échancrure profonde
au côté interne de la seconde partie de celles-là.

Ce genre ne renferme encore que l'*aperea*.

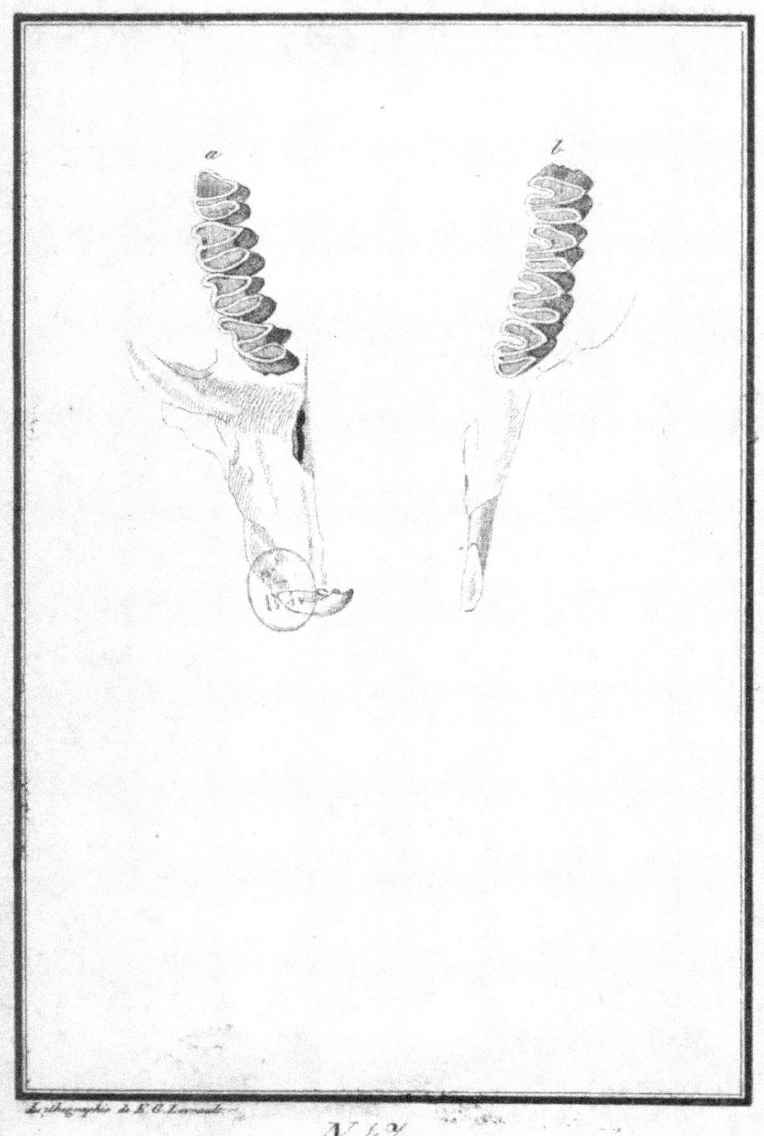

Lythographie de F. G. Levrault

N. 47.

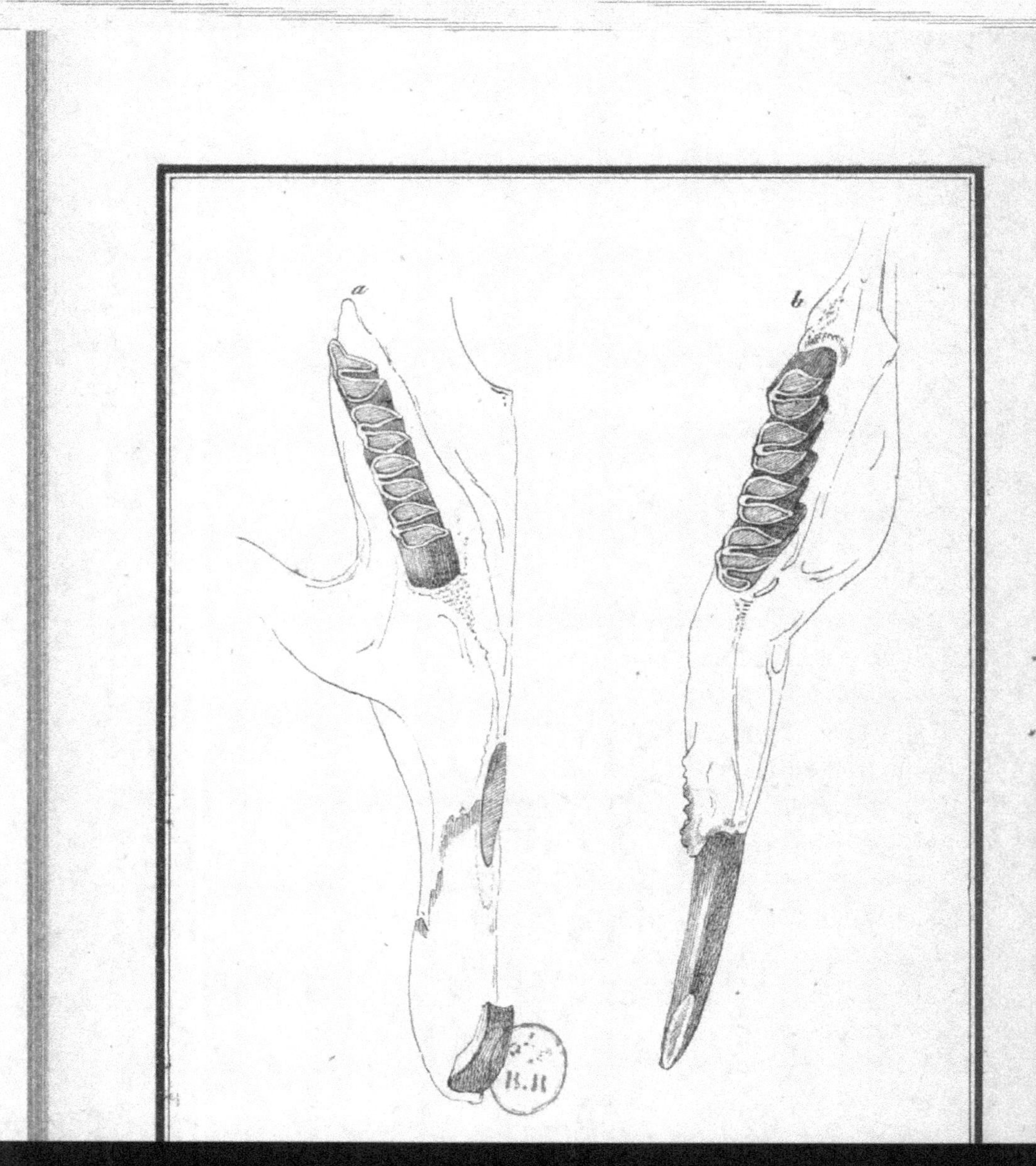

a
b
B.B.

151

N° XLVIII.

KÊRODON.

$$20 \text{ DENTS.} \begin{cases} 10 \text{ Supérieures.} \begin{cases} 2 \text{ Incisives.} \\ 8 \text{ Mâchelières.} \end{cases} \\ 10 \text{ Inférieures.} \begin{cases} 2 \text{ Incisives.} \\ 8 \text{ Mâchelières.} \end{cases} \end{cases}$$

Nouveau genre qui a des rapports avec l'anoëma; mais qui en diffère par les organes du mouvement comme par ceux de la mastication.

A LA MACHOIRE SUPÉRIEURE, l'incisive est lisse et arrondie à sa face antérieure. Les quatre mâchelières se ressemblent de tous points ; elles se composent de deux parties égales, semblables l'une et l'autre à un triangle ou plutôt à un cœur, réunis du côté externe de la dent, et séparés du côté interne; ces triangles ou ces cœurs sont entourés chacun par leur émail et remplis de matière osseuse ; et leur séparation produit une échancrure anguleuse en partie remplie de cortical.

A LA MACHOIRE INFÉRIEURE, l'incisive ressemble à la supérieure, et les mâchelières ne diffèrent de celles de l'autre mâchoire, que parce qu'elles sont retournées, que la partie qui fait le côté externe des unes fait le côté externe des autres. La première de ces dents est de plus composée de trois triangles au lieu de l'être de deux, le premier est plus petit que les deux autres.

Nous ne connaissons encore dans ce genre que l'espèce qui nous a donné ce système de dentition et qui reçoit au Brésil, suivant M. de Saint-Hilaire, le nom de moco.

N° XLIX.

HELAMIS.

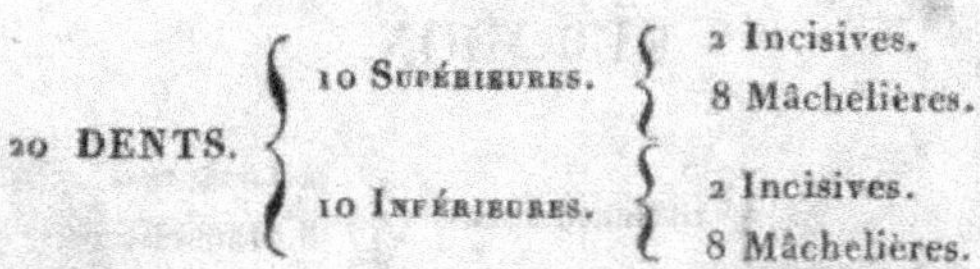

A la machoire supérieure, l'incisive est unie, large et plate à sa face antérieure. Les mâchelières ont la même figure et la même grandeur; elles sont formées de deux parties elliptiques réunies par leur extrémité interne et séparées dans le reste de leur longueur par une profonde échancrure du côté externe remplie de cortical.

A la machoire inférieure, l'incisive ressemble à celle qui lui est opposée; et les mâchelières sont aussi semblables à celles de la mâchoire supérieure, si ce n'est que, comme dans les systèmes de dentition précédens, ces dents sont retournées : ce qui est au côté interne aux mâchelières supérieures est au côté externe à celles-ci, et réciproquement.

Le Mannet des Hottenttos, *Helamis capensis*, est la seule espèce dont ce genre est formé.

N° L.

LIÈVRES.

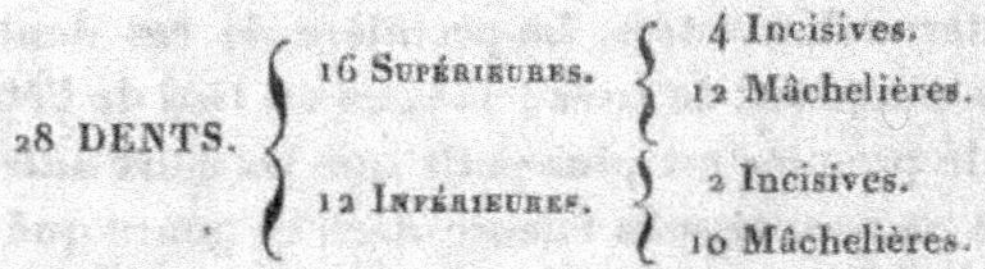

On sait combien les lièvres sont anomaux dans l'ordre des rongeurs, par le nombre et la disposition singulière

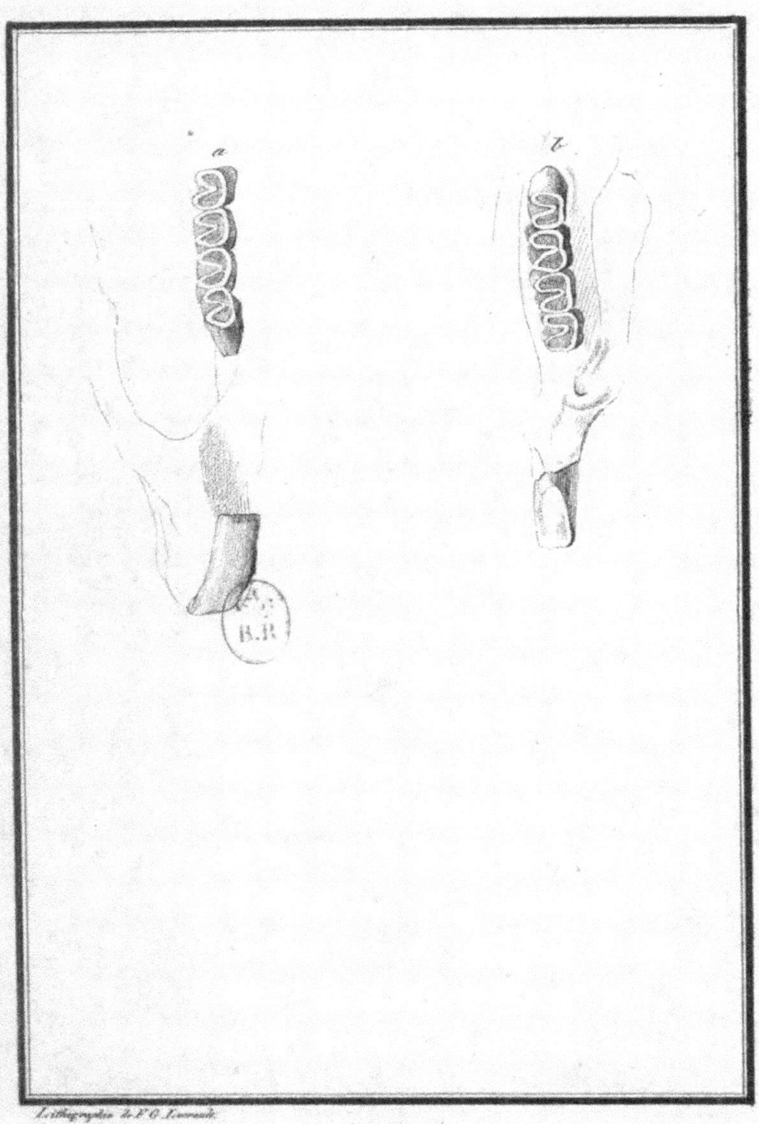

N. 49.

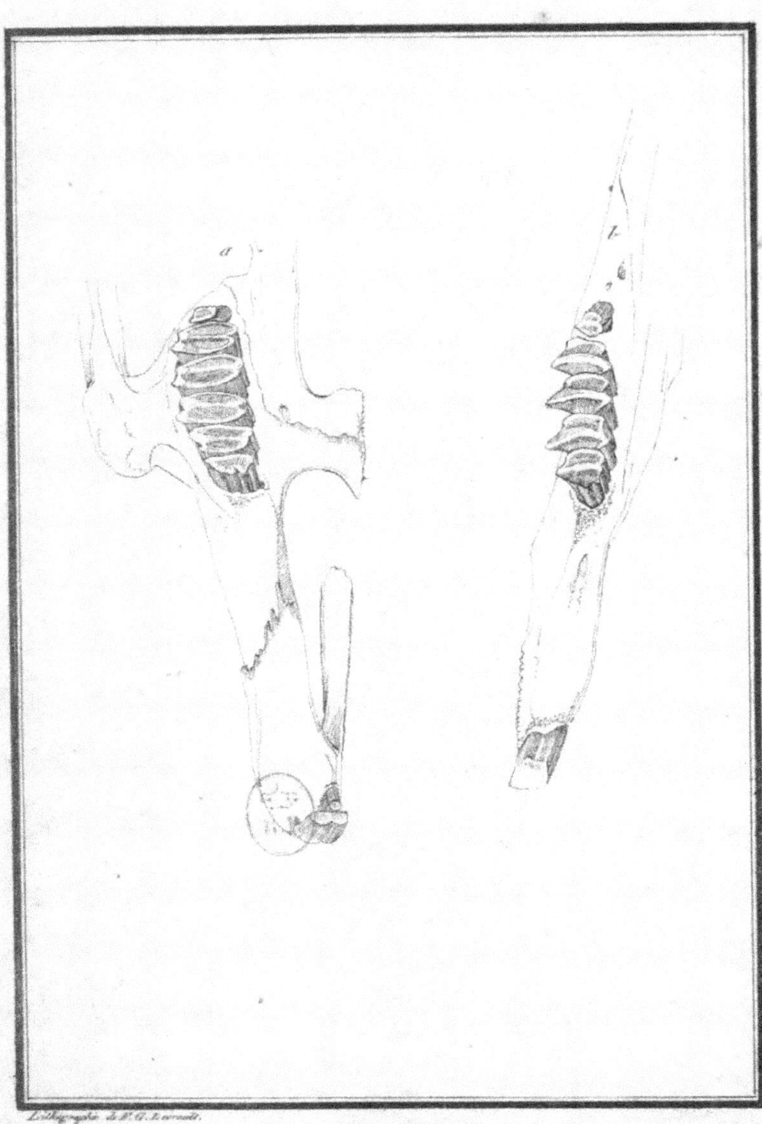

Lithographie de F. G. Levrault.

N. 50.

de leurs incisives supérieures. Ils ne le sont pas moins
par la structure de leur tête, et par plusieurs autres
particularités organiques qui ne permettent guère de
les rapprocher naturellement d'aucun autre groupe
de leur ordre.

A LA MACHOIRE SUPÉRIEURE, l'incisive antérieure est
plate à sa face antérieure, partagée inégalement par un
sillon longitudinal plus rapproché de son bord interne
que de son bord externe. Derrière cette dent s'en trouve
une autre petite partagée à son extrémité par une rai-
nure transversale; et, dans les très-jeunes individus,
on en voit une troisième derrière la seconde, mais elle
tombe bientôt et son alvéole disparaît; ces deux dernières
dents naissent dans les inter-maxillaires. Les six mâchelières ont à peu près la même structure, mais leur grandeur diffère. Elles sont du double plus longues que larges:
la première, un peu plus petite que celle qui vient après,
présente deux replis de l'émail à sa face antérieure,
mais dont toutes les parties se rejoignent et se soudent.
Les quatre suivantes sont de même grandeur et divisées
longitudinalement, dans leur milieu, par deux replis de
l'émail qui naissent à leurs extrémités, et qui se rapprochent, ainsi que les lames dont ils se composent, de
manière à se réunir tout-à-fait et à ne laisser aucun vide
propre à être rempli par le cortical. C'est le repli interne
qui est le plus profond. La dernière molaire, qui est
extrêmement petite, paraît n'avoir aucun repli et être
d'une structure simple, c'est-à-dire qu'elle présente la
forme d'une ellipse très-allongée, entourée d'émail.

A LA MACHOIRE INFÉRIEURE, l'incisive est unie et plate.
Les mâchelières sont formées d'après le même système
que celles de la mâchoire supérieure; mais elles diffèrent un peu l'une de l'autre. La première, qui est la

plus grande, présente trois côtes à sa face externe et
une légère dépression longitudinale à sa face antérieure, quoiqu'elle ne soit partagée qu'en deux parties
par un profond repli de l'émail dont les lames se réunissent. Les trois suivantes se ressemblent : elles sont
de même grandeur, et partagées par un profond repli
de l'émail dont les lames ne se réunissent que du côté
externe, ce qui laisse un profond sillon à leur face interne. La cinquième est d'un tiers plus petite que les
précédentes, et partagée en deux parties inégales par
deux sillons latéraux, une antérieure, plus grande, et
une postérieure, plus petite.

Ce système de dentition est tiré de sept espèces différentes de lièvres.

N° LI.

LAGOMYS.

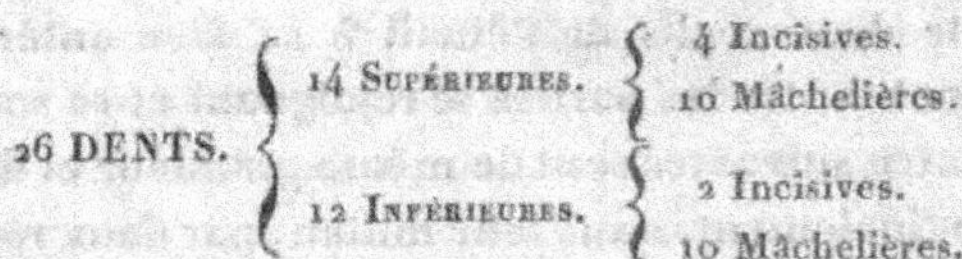

26 DENTS.

14 SUPÉRIEURES. { 4 Incisives. / 10 Mâchelières.

12 INFÉRIEURES. { 2 Incisives. / 10 Mâchelières.

Le système de dentition de ces animaux est celui des
lièvres pour la forme des dents ; ils ne diffèrent l'un de
l'autre que parce que les lagomys n'ont point la dernière petite mâchelière supérieure que nous avons
trouvée chez les lièvres, et que les mâchelières inférieures des premiers ont un sillon longitudinal aussi
profond à leur face externe qu'à leur face interne.

C'est le lagomys ogoton qui nous a donné le système
de dentition de ce sous-genre, lequel aurait besoin d'être
vérifié sur d'autres espèces pour acquérir l'autorité d'un
fait général.

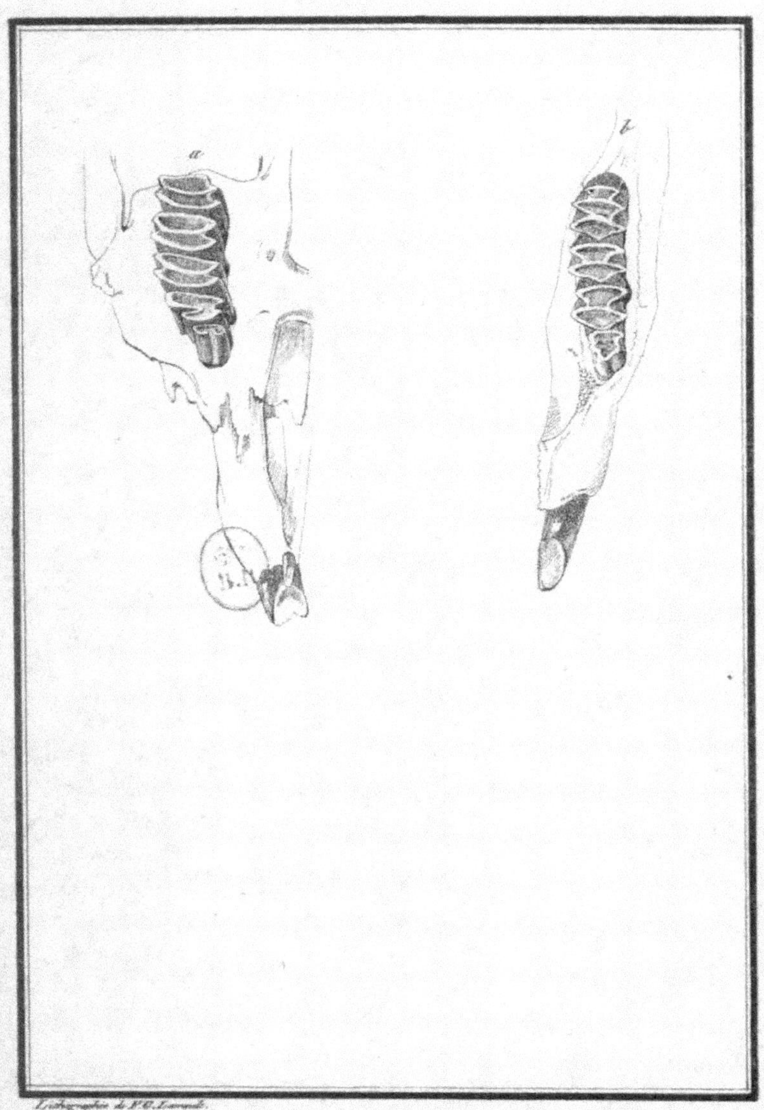

Lithographie de P.C. Leonard.

N. 51.

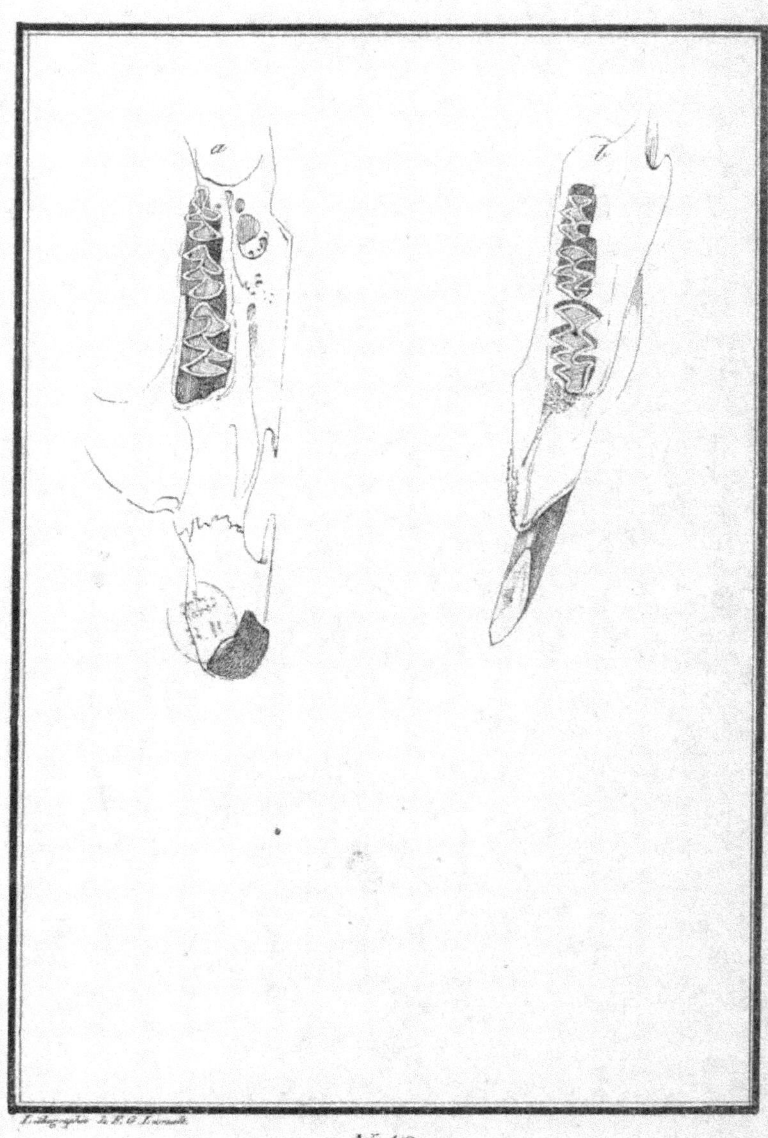

N. 52.

N° LII.

CAMPAGNOLS.

16 DENTS. { 8 SUPÉRIEURES. { 2 Incisives. / 6 Mâchelières. } 8 INFÉRIEURES. { 2 Incisives. / 6 Mâchelières.

Ce système de dentition se compose de petits triangles entourés d'émail et disposés alternativement de chaque côté d'un axe commun, de sorte qu'un petit intervalle vide, aussi triangulaire, reste entre chacun d'eux et forme à l'extérieur de la dent un profond sillon. Il se partage en deux divisions : celle qui renferme les campagnols proprement dits, et celle qui se forme d'une espèce dont nous possédons la tête et le squelette, mais qui n'est point nommée et que nous ne pouvons reconnaître à son ostéologie. Ces divisions diffèrent l'une de l'autre par le nombre de parties dont les dents se composent.

PREMIÈRE DIVISION.

A LA MACHOIRE SUPÉRIEURE, l'incisive est unie et légèrement arrondie à sa face antérieure. La première mâchelière se compose de cinq triangles : un antérieur, deux externes et deux internes, et ceux-ci correspondent à l'intervalle que laissent entre eux les autres, de manière qu'ils sont plus rapprochés que ceux-ci du triangle antérieur. La seconde se compose de quatre triangles ; un antérieur, deux du côté externe et un du côté interne, correspondant au vide qui sépare les deux autres. La troisième se compose aussi de quatre triangles ; un antérieur, un externe , un interne et un postérieur , et celui-ci est irrégulier : il est étroit, allongé, et les lignes qui le forment sont sinueuses. Ces trois dents vont en diminuant insensiblement de largeur de la première à la dernière.

A LA MACHOIRE INFÉRIEURE, nous trouvons les mêmes formes de dents qu'à la supérieure : l'incisive est unie et un peu arrondie à sa surface antérieure. La première mâchelière a cinq angles, ou plutôt cinq divisions : la première a la forme d'un trèfle, ensuite viennent deux petits triangles internes, un externe et un postérieur, plus grand que les moyens. La seconde se compose aussi de cinq triangles : un petit antérieur , deux internes, un externe et un postérieur ; la troisième ne paraît avoir que trois ou quatre triangles placés à peu près les uns derrière les autres et réunis par un de leurs angles.

Les espèces qui présentent ces sortes de dents sont :

Les Rats d'eau , le Schermaus, l'Économe, le Campagnol, le Lemming de la baie d'Hudson, et une espèce indéterminée de l'Amérique septentrionale.

SECONDE DIVISION.

Les dents mâchelières qui nous offrent le type de cette seconde division, ont toutes deux triangles de plus que celles que nous venons de décrire ; du reste, elles sont absolument semblables, et la tête qui nous les a présentées a toutes les formes génériques de celle des campagnols, de sorte que les animaux de ces deux divisions s'unissent de la manière la plus intime.

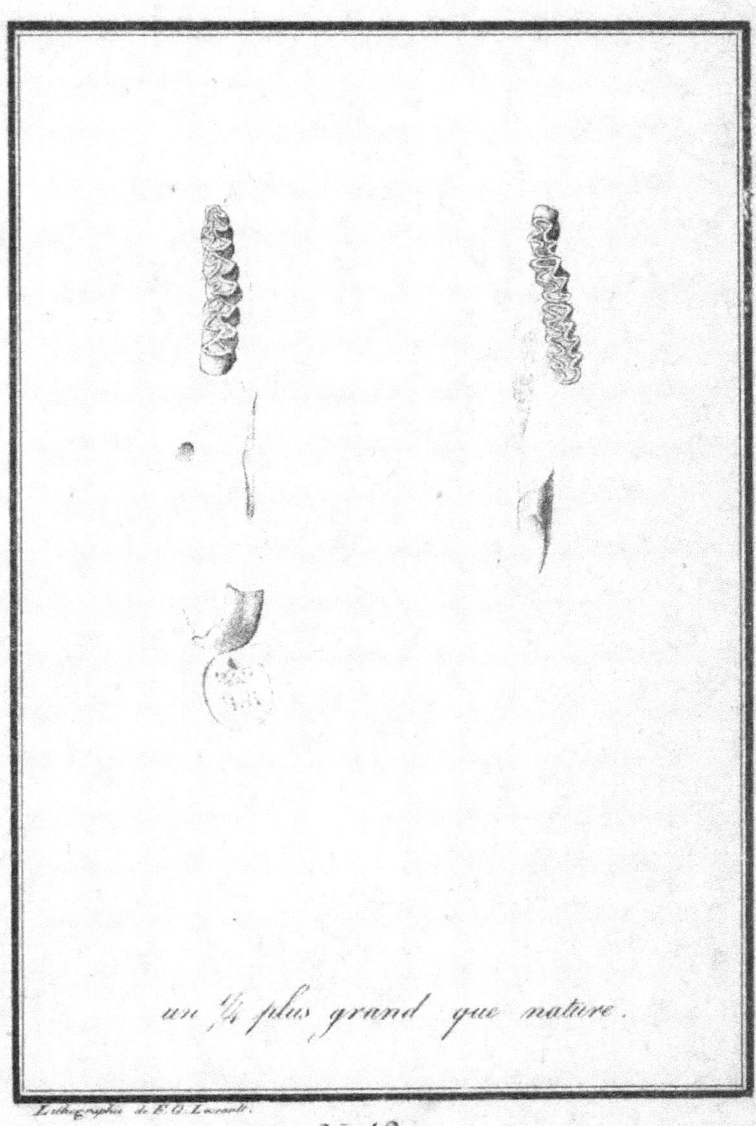

un ¼ plus grand que nature.

Lithographie de F. O. Lucault.

N. 53

N.º LIII.

ONDATRAS.

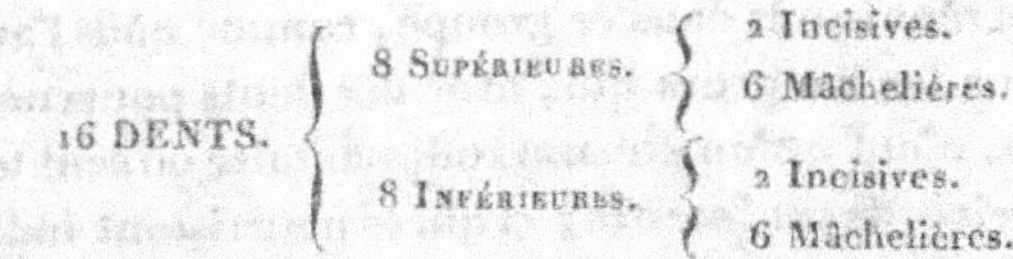

Je n'aurais fait des ondatras qu'une troisième division des campagnols, sans la circonstance que j'ai déjà indiquée : la racine distincte de leurs dents mâchelières. En effet, excepté par ce point, les dents des ondatras diffèrent peu de celles que nous avons décrites dans le numéro précédent. A la mâchoire supérieure, elles sont semblables; mais à la mâchoire inférieure, la première a deux triangles, un de chaque côté, de plus que celles des campagnols proprement dits, et par là elle se rapproche des caractères de la seconde division que nous avons formée parmi ces derniers animaux.

On sait que les naturalistes ne connaissent encore qu'une seule espèce d'ondatra.

RONGEURS OMNIVORES.

Nous réunissons dans ce groupe, comme nous l'avons dit, tous les rongeurs qui, avec des dents pourvues de racines, n'ont qu'un cœcum rudimentaire ou sont tout-à-fait privés de cet intestin ; et qui se nourrissent indifféremment de matières végétales et de matières animales. Non pas que nous ayons été dans le cas de vérifier l'accord constant de ces deux caractères dans tous les genres qui composent ce groupe ; ce n'est que par induction que nous l'attribuons à tous : il a donc besoin d'être confirmé par l'observation.

Les dents de ces rongeurs se partagent d'abord en deux divisions, comme nous l'avons dit ci-dessus : celles qui ne se composent que de matière osseuse et d'émail, et celles qui contiennent en outre du cortical ; et chacune de ces divisions se subdivise en plusieurs systèmes de dentition qui peuvent être considérés comme des caractères de familles ; car chacun d'eux est propre à plusieurs groupes génériques fondés sur les modifications des autres systèmes d'organes. Ainsi, pour en donner un exemple, nous considérons comme appartenant à la même famille dans la division des dents simples les marmottes, les spermophiles, les tamias, les macroxus ou toupayes, les écureuils, les sciuroptères et les ptéromys ; et dans la division des dents composées, les porcs-épics, les myopotames, les castors, les pacas, les agoutis. En effet, les dents des genres de chacune de ces divisions, malgré quelques différences, paraissent formées d'après le même

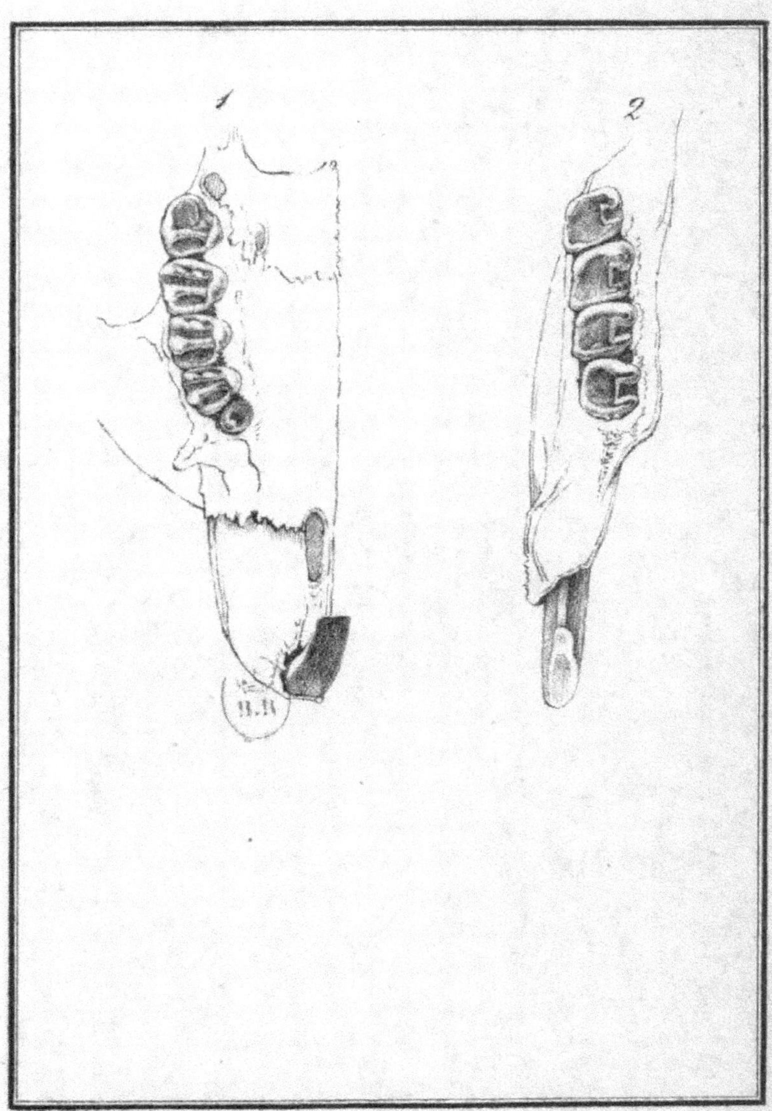

Lithographie de F.G. Levrault.

N.º 54.

(159)

plan, et composées de parties semblables disposées
dans le même ordre.

Quant aux rapports naturels de ces familles, ils ne
peuvent pas toujours facilement s'établir ; pour cela, il
faudrait avoir une connaissance plus circonstanciée de
ces animaux que celle qu'on possède. C'est un travail
qui reste à faire en grande partie, et qui promet d'heureux résultats à ceux qui s'y livreront (1).

N° LIV.

MARMOTTES.

22 DENTS. {
  12 SUPÉRIEURES. { 2 Incisives.
                 10 Mâchelières.
  10 INFÉRIEURES. { 2 Incisives.
                 8 Mâchelières.

A LA MACHOIRE SUPÉRIEURE, l'incisive est arrondie et
unie en devant ; elle naît de la partie antérieure et inférieure du maxillaire, au-dessus de la première molaire. La première mâchelière est un simple tubercule
à une seule racine ; les trois suivantes, qui ont la même
grandeur, sont partagées transversalement par deux
sillons, lesquels produisent trois collines : le premier
de ces sillons traverse entièrement la dent, mais le
second est arrêté par une crête ou un talon interne
qui réunit l'extrémité des deux collines postérieures.
Ces dents ont trois racines, deux externes et une interne.

(1) Dans cette livraison et les suivantes, les dessins réunis par
une accolade représentent les mêmes dents à différens degrés d'u-
sure. A. indique celles qui sont le moins usées ; B. celles qui le sont
un peu plus ; C. celles qui le sont davantage, etc., etc.

13.

La dernière ou cinquième mâchelière ressemble aux autres, si ce n'est par sa dernière colline, qui s'est étendue postérieurement en une sorte de talon auquel correspond la racine analogue à la seconde racine externe
des mâchelières précédentes.

A LA MACHOIRE INFÉRIEURE, l'incisive est semblable à
celle de la mâchoire supérieure et naît au-dessous de
la dernière molaire. Les quatre molaires sont de grandeur égale et toutes de formes semblables. Elles présentent, à leur côté externe, une échancrure; à leur
côté interne, un creux circulaire qui comprend toute
la largeur de la dent, et à leur bord antéro-interne un
tubercule étroit et très-saillant, qui va diminuant de
grandeur de la première à la dernière. La première de
ces dents a en outre au collet de la racine et à sa face
antérieure un creux bordé d'une petite crête.

Lorsque ces dents sont arrivées à un certain degré
d'usure, toutes leurs saillies s'effacent, et leur couronne devient tout-à-fait unie; mais les unes et les
autres subsistent durant la vie entière de l'animal.

Ces dents ont été décrites d'après la marmotte des
Alpes, et d'après l'empétra de Pallas.

Nº LV.

SPERMOPHILES.

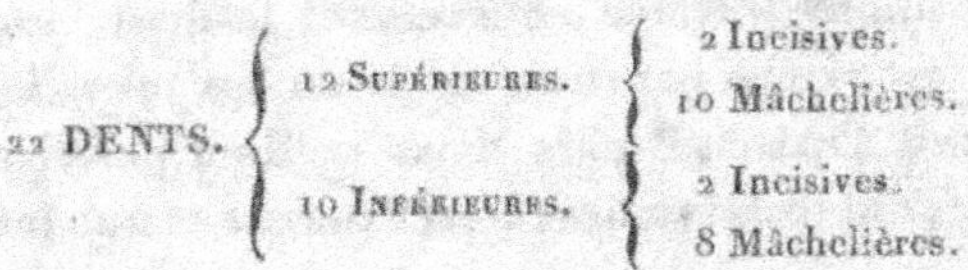

22 DENTS.
{
12 SUPÉRIEURES. { 2 Incisives.
10 Mâchelières.

10 INFÉRIEURES. { 2 Incisives.
8 Mâchelières.
}

Les SPERMOPHILES ne diffèrent des marmottes qu'en ce
que la première colline est presque réduite à rien et
que le talon qui réunit la seconde à la troisième se pro-

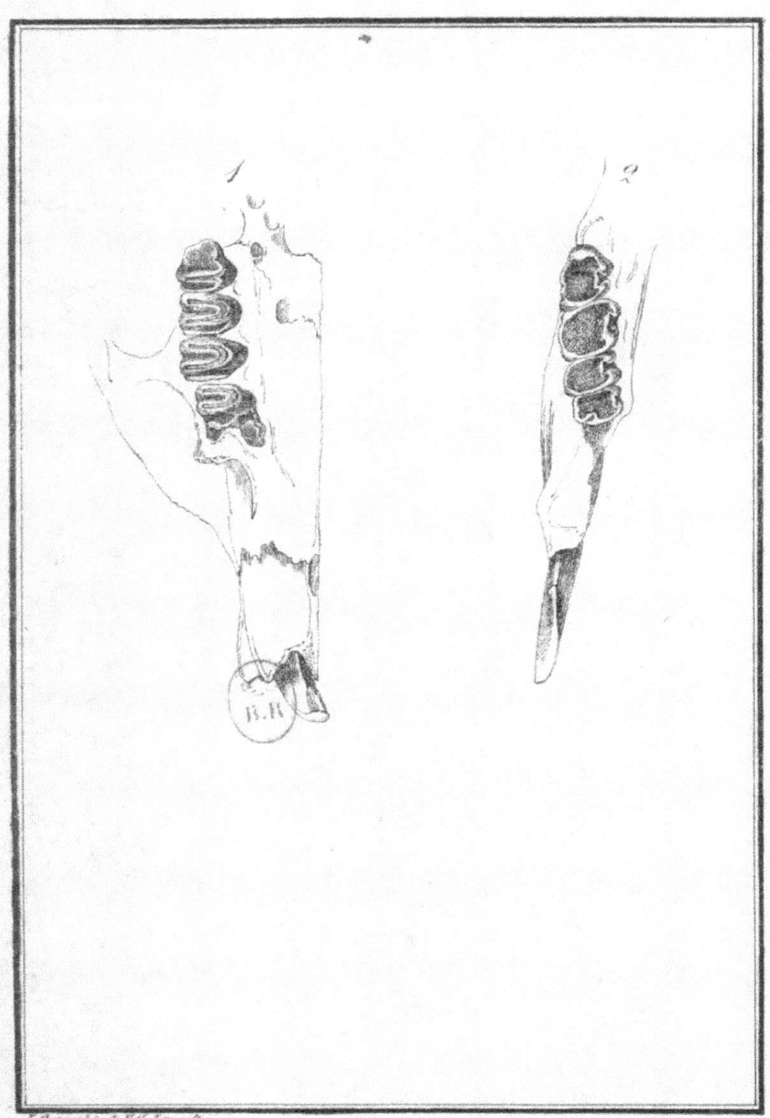

Lithographie de V. G. Levrault.

N.° 55.

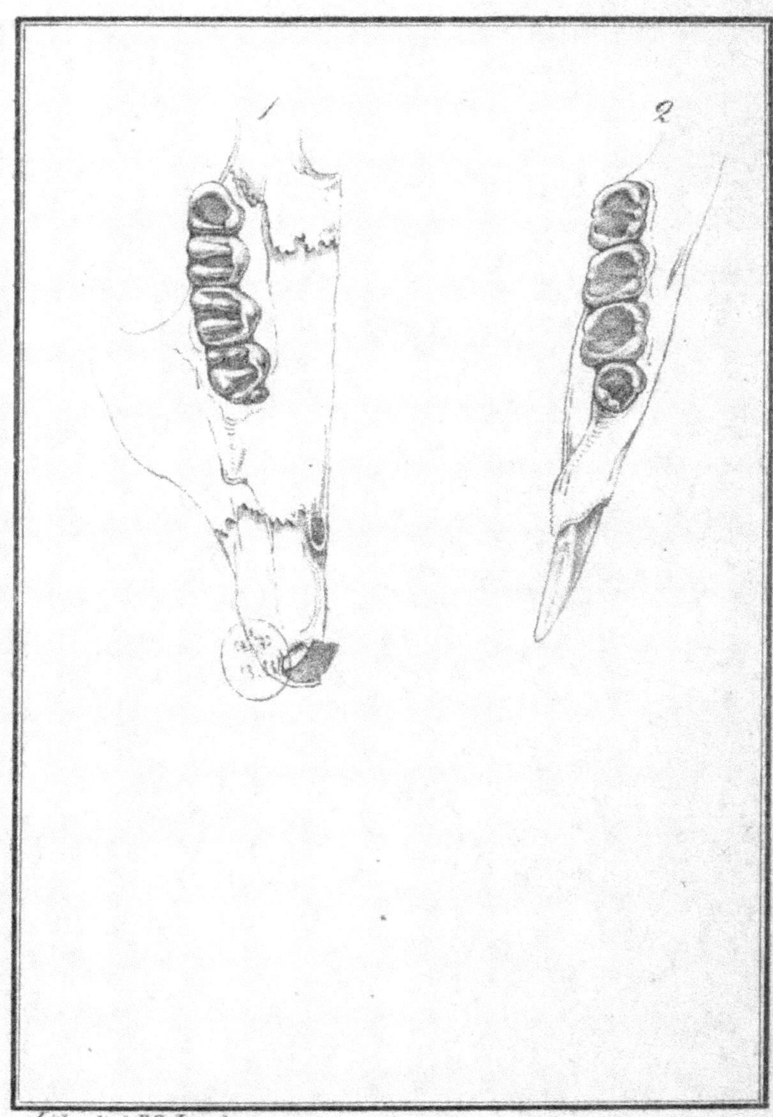

N.º 56.

longe bien davantage intérieurement, ce qui fait paraître les mâchelières des spermophiles beaucoup plus étroites d'avant en arrière, et plus longues du côté externe au côté interne, que celles des marmottes. Ce genre est formé du souslic.

N.º LVI.

TAMIAS, ÉCUREUILS, MACROXUS, SCIUROPTÈRES.

$$22 \text{ DENTS.} \begin{cases} 12 \text{ SUPÉRIEURES.} \begin{cases} 2 \text{ Incisives.} \\ 10 \text{ Mâchelières.} \end{cases} \\ 10 \text{ INFÉRIEURES.} \begin{cases} 2 \text{ Incisives.} \\ 8 \text{ Mâchelières.} \end{cases} \end{cases}$$

Ces animaux ont un système de dentition évidemment semblable à celui des marmottes et des spermophiles ; c'est-à-dire que sous ce rapport ils forment tous une seule et même famille; cependant ils diffèrent par quelques circonstances qui se reproduisent constamment, et qui par conséquent sont caractéristiques.

A LA MÂCHOIRE SUPÉRIEURE, l'incisive est unie et arrondie en devant; elle naît des côtés de la partie antérieure du maxillaire. La première mâchelière est une dent rudimentaire et cylindrique qui tombe après le premier âge, et qui est appuyée au côté antéro-interne de la seconde; celle-ci, un peu plus petite quelquefois que les suivantes, a comme elles un sillon central et un autre plus petit à chacune de ses extrémités; de ces trois sillons résultent une petite crête au bord antérieur, ensuite deux collines séparées l'une de l'autre par le sillon central, et enfin une autre petite crête au bord postérieur.

162

Du côté externe, ces sillons, ces collines et ces crêtes restent distinctes ; mais au côté interne elles sont réunies par une crête large et circulaire. Cette crête embrasse un peu moins la seconde mâchelière que les autres, ce qui fait qu'elle en diffère en ce qu'elle est plus étroite intérieurement qu'extérieurement ; et il en est de même de la dernière par le prolongement de sa partie postéro-externe.

A LA MACHOIRE INFÉRIEURE, l'incisive a la même structure que celle de la mâchoire supérieure, mais elle est plus étroite ; elle naît au-dessous et en arrière de la dernière molaire. La première mâchelière est d'un tiers plus petite que les autres, qui vont un peu en croissant de grandeur jusqu'à la dernière ; mais toutes ont les mêmes formes : elles présentent dans leur milieu un creux circulaire, et dans leur pourtour une crête divisée par une échancrure au bord interne, et par une autre au bord externe ; et du centre de chacune de ces échancrures naît un petit tubercule. Mais l'âge a bientôt effacé ces caractères fugitifs, et alors ces dents ne présentent plus qu'une surface à peu près unie.

Les espèces qui nous ont offert ce système de dentition sont, pour les TAMIAS, l'écureuil suisse ; pour les ÉCUREUILS, l'écureuil commun ; pour les MACROXUS, le guerlinguet et le toupaye ; et pour les SCIUROPTÈRES, le polatouche.

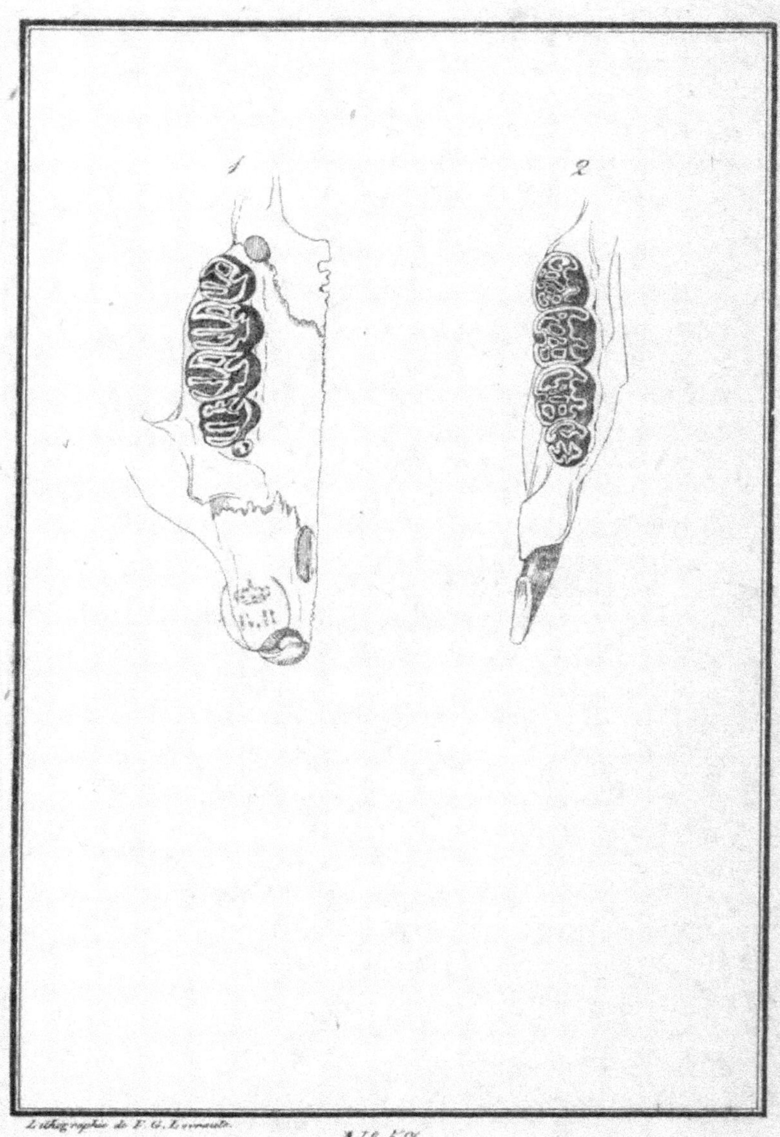

Lithographie de F. G. Levrault.

N.° 57.

N° LVII.

PTÉROMYS.

$$22 \text{ DENTS.} \begin{cases} 12 \text{ SUPÉRIEURES.} \begin{cases} 2 \text{ Incisives.} \\ 10 \text{ Mâchelières.} \end{cases} \\ 10 \text{ INFÉRIEURES.} \begin{cases} 2 \text{ Incisives.} \\ 8 \text{ Mâchelières.} \end{cases} \end{cases}$$

On ne peut encore méconnaître dans les dents du ptéromys les formes principales de celles que nous venons de décrire ; mais elles présentent déjà des différences importantes, et semblent participer de la nature des dents simples et des dents composées ; cependant elles ne contiennent point de matière corticale ; elles ne se composent toujours que de matière osseuse et d'émail.

A LA MACHOIRE SUPÉRIEURE, l'incisive est unie et arrondie antérieurement ; elle naît des côtés de la partie antérieure du maxillaire. La première mâchelière est cylindrique et terminée par une pointe obtuse ; toutes les autres présentent deux profonds sillons, séparés l'un de l'autre par une colline : une crête irrégulière qui part de la partie antérieure et entoure la partie interne, vient se terminer à la partie postérieure ; la partie antérieure de cette crête est assez simple ; mais à sa partie interne elle est divisée par deux échancrures, et à sa partie postérieure elle s'élargit et on y voit paraître un ruban circulaire ou elliptique d'émail. Cette crête, comme la colline, étant un peu usée, est aussi entourée d'un ruban d'émail, et ce ruban est continu, se rattachant à la colline par la face interne de la crête. Ces quatre mâchelières ne sont pas tout-à-fait d'égale grandeur : la première et la dernière, à peu près semblables sous ce rapport, sont plus petites que les deux moyennes qui ne paraissent différer en aucun point.

A LA MACHOIRE INFÉRIEURE, l'incisive est semblable à la supérieure ; elle naît au-dessous de la dernière molaire. Les mâchelières ne sont point d'égale grandeur : la première est la plus petite, la dernière vient ensuite, et les deux autres se ressemblent. On retrouve dans ces dents l'échancrure externe et l'échancrure interne que nous avons fait remarquer dans les dents du groupe précédent ; mais leur partie moyenne, au lieu de présenter une surface unie, est parsemée de figures irrégulières, circulaires ou elliptiques, entourées d'émail.

Ces dents singulières, et dont notre dessin donnera une idée plus exacte que notre description, nous ont été présentées par le taguan.

N° LVIII.

LOIRS.

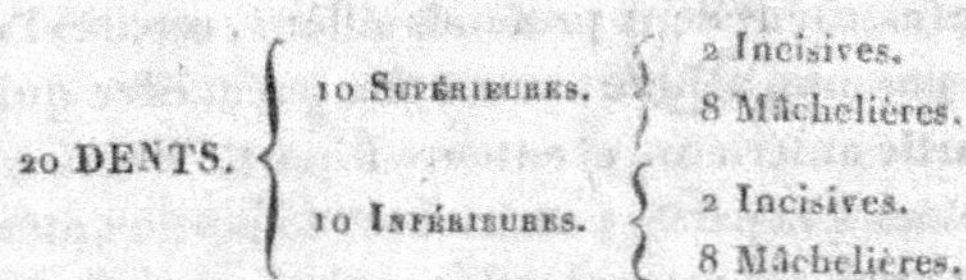

Les loirs sont des animaux qui s'éloignent déjà sensiblement des écureuils, quoique la considération de quelques-unes de leurs habitudes et leurs apparences extérieures aient autrefois porté à les réunir dans le même genre.

A LA MACHOIRE SUPÉRIEURE, l'incisive est aplatie et lisse antérieurement ; elle naît des côtés de la partie antérieure du maxillaire. La première mâchelière est plus

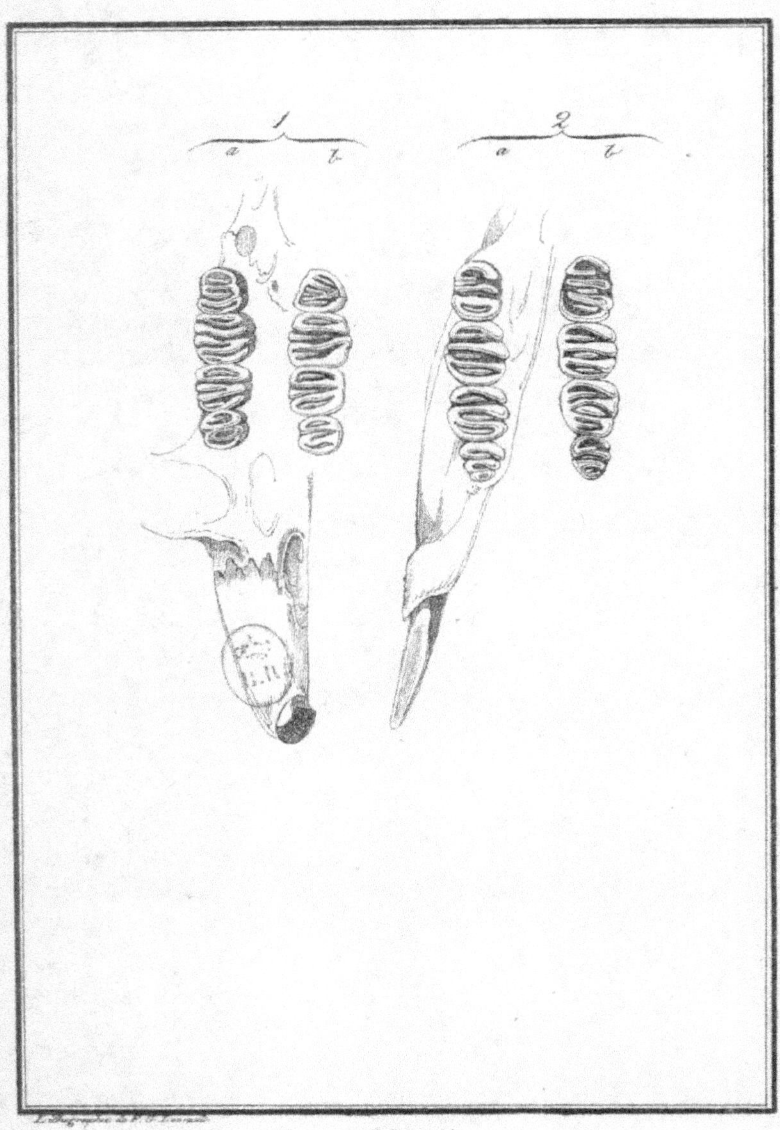

N.º 58.

petite que toutes les autres; les deux suivantes, qui sont égales, sont les plus grandes, et la dernière est intermédiaire entre elles et la première. Ces dents ont un caractère qui ne permet de les confondre avec aucune autre, et qui, jusqu'à présent, leur est exclusif : elles sont coupées transversalement par des sillons très-étroits; celui du milieu est ordinairement composé de deux branches qui forment un y; et ceux des extrémités forment à chacune d'elles une ellipse très-allongée; cependant, comme ces sillons sont d'une profondeur inégale, ces figures varient: le peu de largeur des sillons, leur direction transversale et les rapports qu'ils ont entre eux ne changent point.

A LA MÂCHOIRE INFÉRIEURE, l'incisive est semblable à celle de la mâchoire supérieure, et il en est de même du rapport de grandeur des quatre mâchelières. Ces dents présentent aussi des sillons très-étroits, séparés par des collines qui le sont également; mais entre chacune des collines qui traversent toute la dent, s'en trouve une plus petite, de sorte que chaque dent a de cinq à sept collines suivant leur grandeur, en comptant celles qui la terminent antérieurement et postérieurement, de sorte que les petites sont celles qui en présentent le moins. Du reste il en est pour ces dents comme pour celles de la mâchoire supérieure : l'âge change jusqu'à un certain point les rapports de leurs traits caractéristiques, mais ce qui en reste suffit toujours pour les faire reconnaître.

C'est l'espèce du loir qui nous a donné ces dents.

166

N° LIX.

RATS, MUSÉIDES.

$$16 \text{ DENTS.} \begin{cases} 8 \text{ Supérieures.} \begin{cases} 2 \text{ Incisives.} \\ 6 \text{ Mâchelières.} \end{cases} \\ 8 \text{ Inférieures.} \begin{cases} 2 \text{ Incisives.} \\ 6 \text{ Mâchelières.} \end{cases} \end{cases}$$

Jusqu'à présent les animaux pourvus des mêmes dents que le rat, le surmulot ou la souris ne formaient qu'un seul genre et un genre très-naturel ; la possession d'une tête dont j'ignore l'origine, en nous présentant le type d'un genre nouveau pourvu des mêmes dents que le rat, donne à ces dents un rang plus élevé que celui qu'elles avaient eu jusqu'à présent, et commence à en faire un caractère de famille.

A LA MACHOIRE SUPÉRIEURE, l'incisive est lisse et plate antérieurement ; elle naît des côtés de la partie antérieure du maxillaire. Les trois mâchelières vont en diminuant de grandeur de la première à la dernière ; elles sont d'abord remarquables en ce qu'elles sont couchées d'avant en arrière, et ce caractère s'observe surtout chez les muséides. La première se compose de six tubercules, qui, considérés dans leur ordre transversal, se présentent ainsi : deux en avant, l'un plus gros correspondant à la partie moyenne de la dent, et l'autre au côté interne ; trois ensuite, deux petits sur les bords, le plus grand dans le milieu, et un enfin à la partie postérieure de la dent, et de la grandeur du tubercule moyen des trois précédentes. Cette disposition de grands tubercules au milieu et de petits sur les bords, donne la forme d'un trèfle à

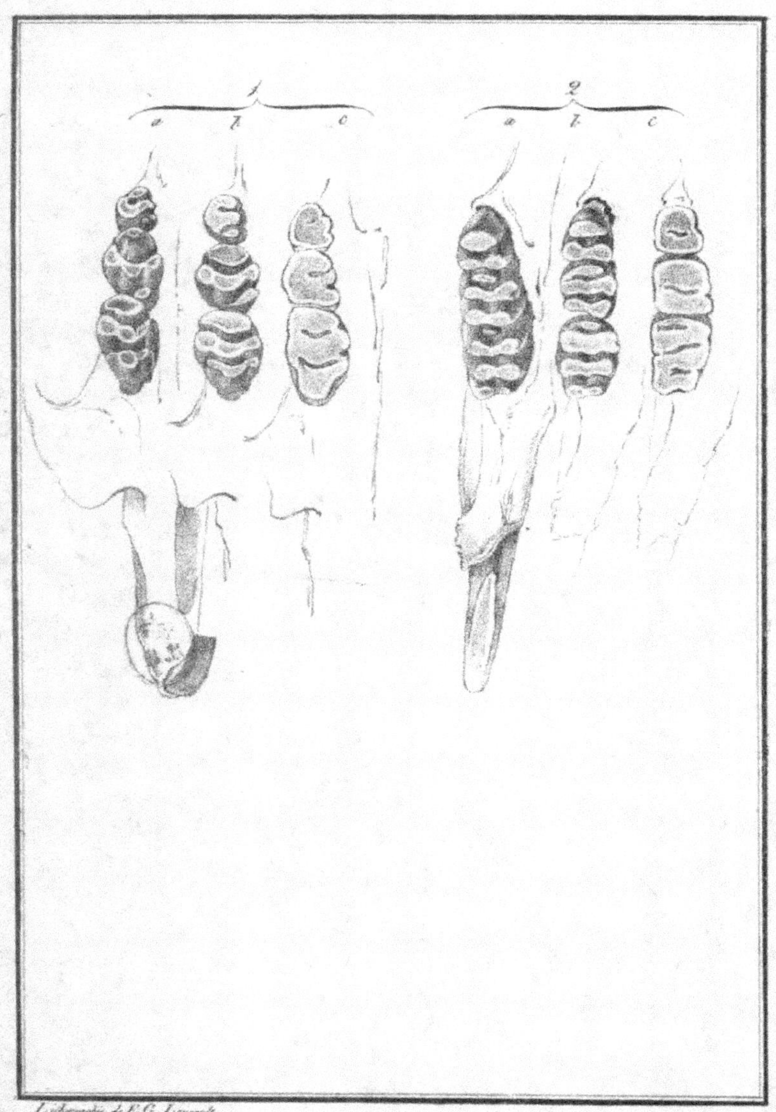

Lithographie de F. G. Levrault.

N.º 59.

la ligne onduleuse qu'ils forment. La seconde est
formée de quatre tubercules, un en avant du côté
interne, deux au milieu disposés obliquement de dehors
en dedans, et d'avant en arrière, et le quatrième en
arrière du côté externe. La dernière en a également
quatre disposés entre eux comme ceux que nous venons
de décrire ; c'est-à-dire qu'elle ressemble à celle qui la
précède.

A LA MACHOIRE INFÉRIEURE, l'incisive est semblable à
celle de la mâchoire supérieure ; elle naît fort en arrière et au-dessus des molaires, du milieu de la
branche montante du maxillaire où son bulbe a
produit une petite saillie. Les mâchelières vont en
diminuant de grandeur de la première à la troisième ;
elles sont penchées dans le sens inverse de celles qui
leur sont opposées, et elles sont également formées
de tubercules. La première en a cinq ; un petit antérieurement, deux au milieu, et deux postérieurement. La seconde en a quatre disposés, aussi par paires,
deux en avant et deux en arrière. La dernière n'en a
que trois, un en avant et une paire ensuite.

Les rats qui nous ont donné ces dents sont ceux que
nous avons nommés au commencement de cet article,
et plusieurs espèces étrangères, telles que la souris rayée
du Cap de Sparmann, etc.

168

N° LX.

OTOMYS.

16 DENTS. { 8 SUPÉRIEURES. { 2 Incisives.
6 Mâchelières.
8 INFÉRIEURES. { 2 Incisives.
6 Mâchelières.

Les deux espèces qui nous présentent le nouveau système de dentition que nous allons décrire sont elles-mêmes entièrement nouvelles, et toutes deux ont été rapportées du cap de Bonne-Espérance par M. Delalande.

A LA MACHOIRE SUPÉRIEURE, l'incisive est partagée antérieurement en deux parties par un sillon ; elle naît des côtés de la partie antérieure du maxillaire. Les molaires sont couchées d'avant en arrière comme celles des muséides, et elles vont en se rétrécissant de la première à la dernière, mais non pas en diminuant de grandeur. Toutes trois sont formées de lames transversales un peu arquées, et de manière que la partie convexe est en avant et la partie concave en arrière ; ces lames, plus étroites à leurs extrémités que dans leur milieu, sont bordées d'émail. La première est formée de trois de ces lames, la seconde de deux, et la troisième de quatre ; et comme la partie postérieure de celle-ci est fort étroite, la dernière lame est presque ramenée à un cercle.

A LA MACHOIRE INFÉRIEURE, l'incisive, dans une espèce, est partagée par un sillon ; dans l'autre elle est unie ; elle naît des côtes de la partie antérieure du maxillaire. Les mâchelières sont composées de lames comme celles de la mâchoire supérieure ; mais elles sont penchées, diminuent de largeur et sont arquées dans le sens

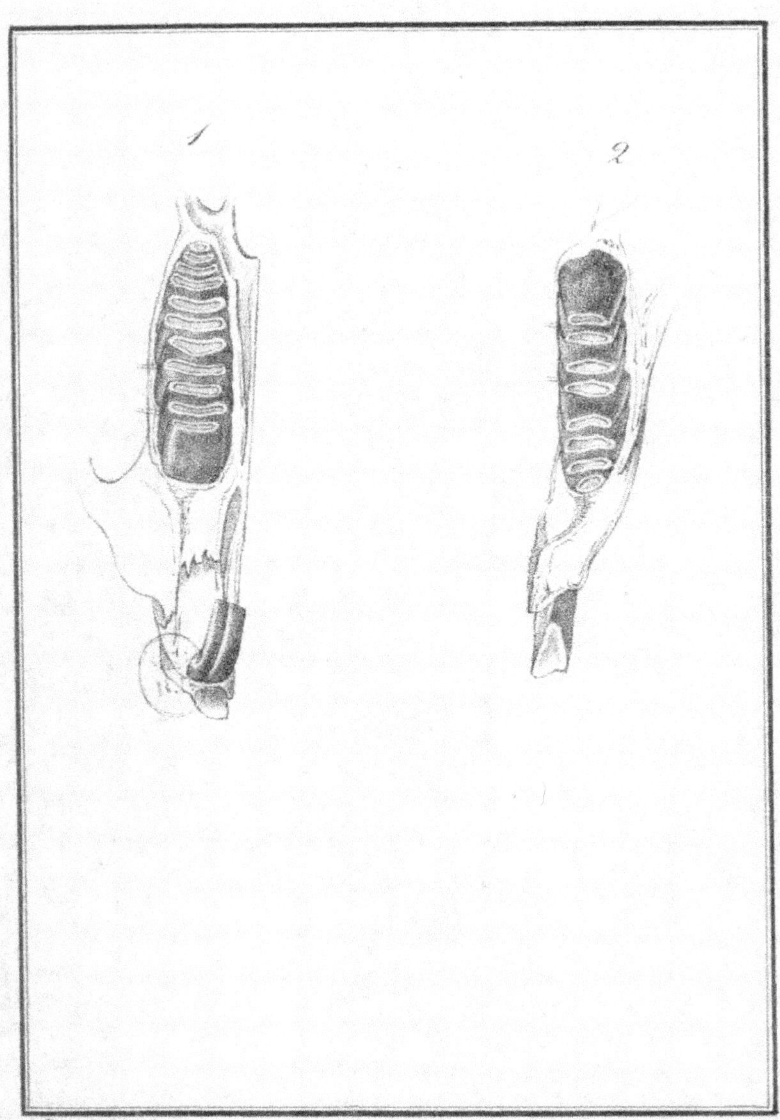

1
2
Lithographie de E. G. Lemercier
N.º 60.

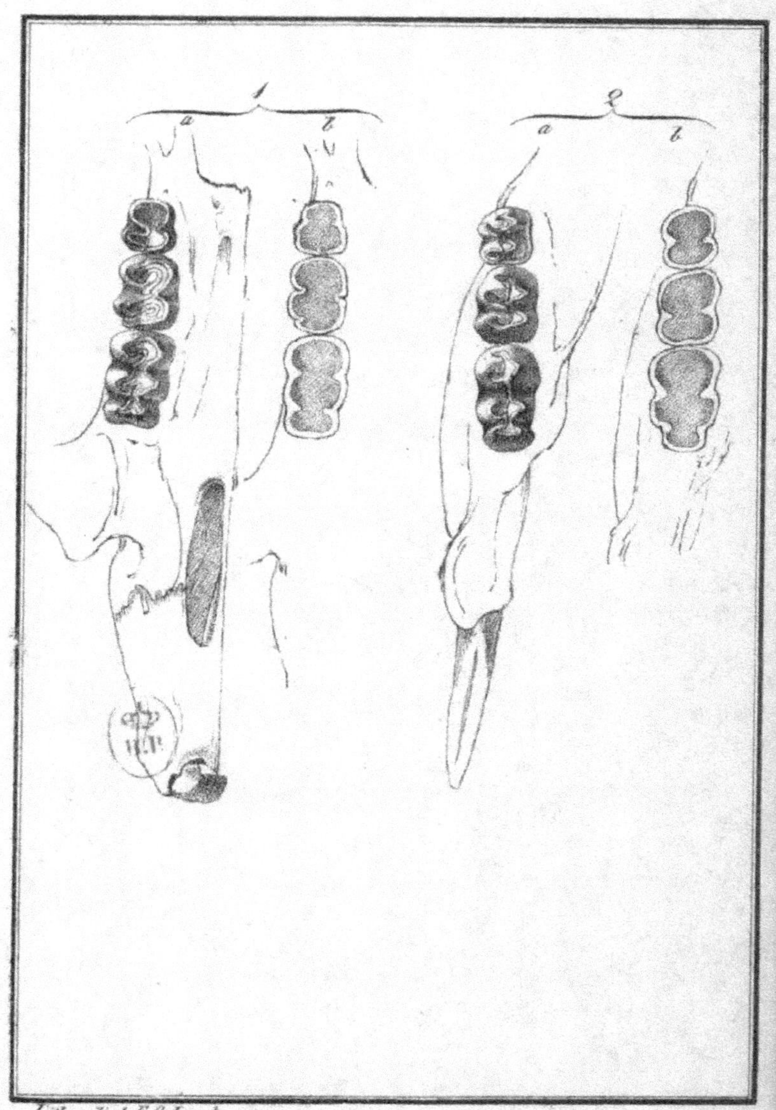

L'Lithographie de F. G. Levrault.

N.º 61.

opposé. La première se compose de quatre lames, l'antérieure fort étroite ; la seconde et la troisième, de deux seulement.

————

N° LXI.

HAMSTER.

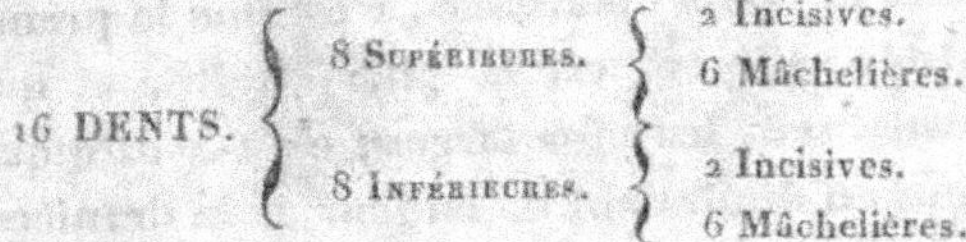

Le système de dentition des hamsters ne semble être qu'une modification de celui des rats ; et ces animaux ont encore de nombreuses analogies par les formes de leur tête.

A LA MACHOIRE SUPÉRIEURE, l'incisive est unie et plate antérieurement ; elle naît des côtes de la partie antérieure du maxillaire. Les mâchelières vont en diminuant de grandeur de la première à la dernière. La première se compose de trois collines transversales formées par deux sillons moins profonds à leur partie moyenne qu'à leurs extrémités , et ces collines sont légèrement déprimées dans leur milieu, mais elles ont toutes la même largeur. La seconde n'ayant qu'un sillon ne se compose que de deux collines qui sont aussi larges l'une que l'autre ; et il en est de même de la troisième, qui ne diffère de la précédente que parce que sa colline postérieure est plus étroite que l'antérieure. Telles sont ces dents avant d'être déformées par l'usure.

170

Lorsque les collines et les sillons ont été mis au même niveau par l'effet de la mastication, ces dents ne présentent plus que des surfaces unies avec de légères échancrures internes et externes, qui sont les extrémités des sillons que nous venons de décrire.

A LA MACHOIRE INFÉRIEURE, l'incisive antérieurement est unie, mais plus étroite que la supérieure; elle naît fort en arrière et au-dessus des molaires, du milieu de la branche montante du maxillaire. Les mâchelières sont de tout point semblables à celles que nous venons de décrire. La seule différence, c'est que la première, celle à trois collines, est la plus étroite, et que les deux autres sont les plus larges; c'est-à-dire que ces dents vont en diminuant de largeur de la dernière à la première.

C'est le hamster proprement dit, qui m'a donné ce système de dentition, ainsi qu'un rongeur assez petit, à pelage blanchâtre, dont l'origine ne m'est point connue.

Nº LXII.

GERBILLES.

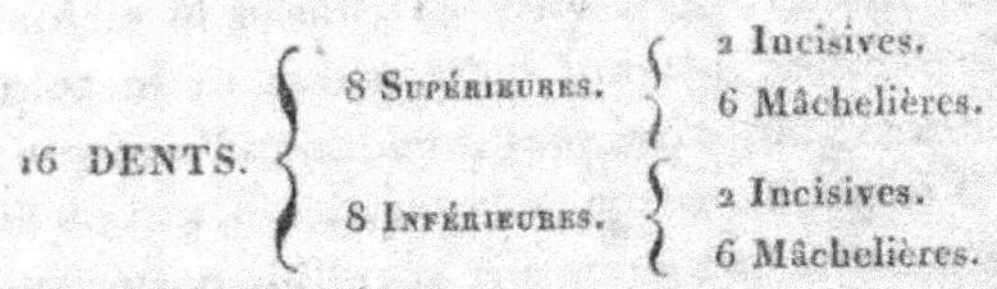

Ces animaux ont de nombreuses ressemblances par

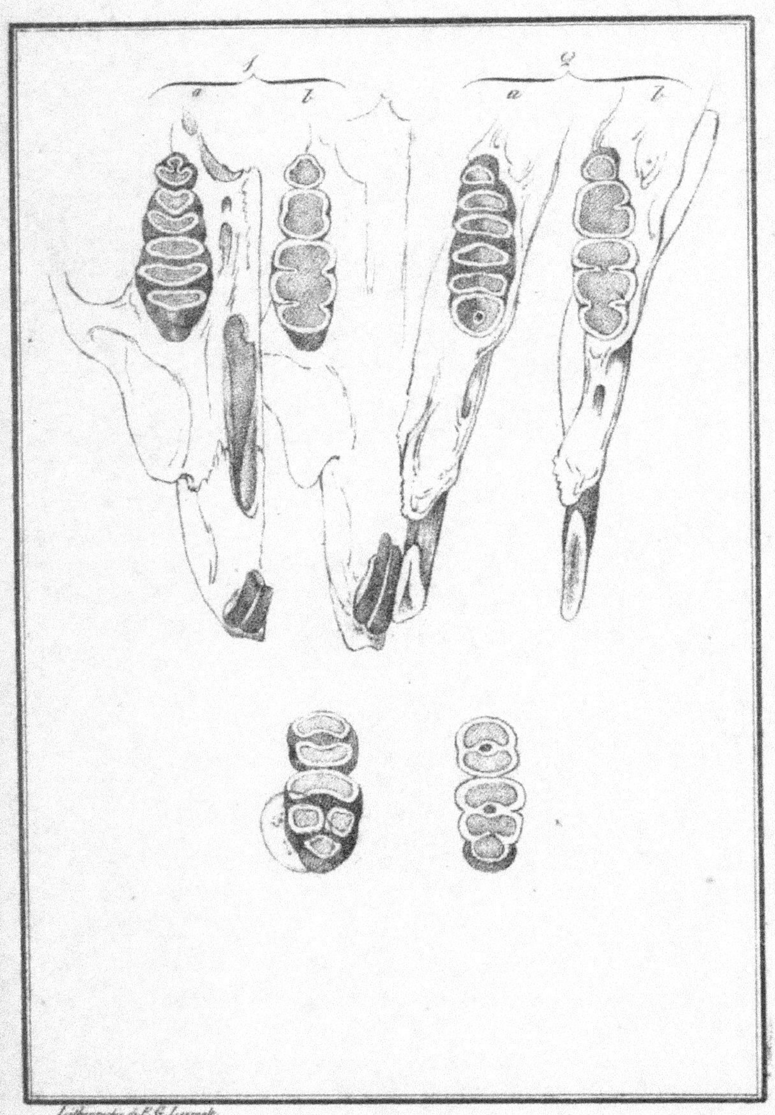

Lithographie de P. C. Lasteurie.

N.º 62.

les dents avec les hamsters ; mais je ne comprends pas dans ce groupe toutes les espèces réunies par M. Desmarest sous la dénomination commune de gerbilles ; il n'en est qu'un démembrement ; ces dernières gerbilles se composant d'animaux très-hétérogènes, parmi lesquels j'ai déjà reconnu deux systèmes de dentition fort différens l'un de l'autre.

A LA MACHOIRE SUPÉRIEURE, l'incisive est divisée en deux parties égales par un sillon longitudinal ; elle naît de la partie moyenne du maxillaire. Les mâchelières vont en diminuant de grandeur de la première à la dernière. La première est composée de trois collines transversales formées par deux sillons, moins profonds dans leur partie moyenne qu'à leurs extrémités ; et ces collines sont légèrement déprimées dans leur milieu ; mais la colline antérieure et la postérieure sont plus étroites que la moyenne. La seconde mâchelière est composée de deux collines formées par un sillon, et la colline postérieure est plus étroite que l'antérieure. La troisième est semblable à la seconde mais plus petite, et surtout à sa colline postérieure. Il résulte de là que ces dents diffèrent de celles des hamsters principalement par la différence de largeur des collines. Lorsque l'usure a effacé les collines, ces dents ressemblent singulièrement à celles des hamsters dans le même cas. Elles présentent une surface unie avec des échancrures sur les bords internes et externes, qui sont les traces des extrémités des sillons, seulement on y reconnaît encore la différence de largeur des collines.

A LA MACHOIRE INFÉRIEURE, l'incisive est unie. Les mâchelières vont en diminuant de largeur de la première à la dernière, ce qui est tout le contraire chez les hamsters. La première mâchelière a trois collines et deux sillons ; mais la première colline est fort étroite et presque circulaire. La seconde a deux collines et un sillon ; et la troisième n'est presque qu'une dent rudimentaire tant elle est petite ; chez les hamsters , au contraire, cette dent est la plus grande.

Les espèces que nous avons reconnues appartenir à ce groupe sont : la gerboise des Indes, celle des Pyramides ; une espèce apportée du Cap par M. Delalande, et une autre acquise par le Muséum et originaire du Sénégal.

————

N° LXIII.

HYDROMYS.

12 DENTS.	6 Supérieures.	2 Incisives.	4 Mâchelières.
	6 Inférieures.	2 Incisives.	4 Mâchelières.

Il n'est aucun rongeur dont le système de dentition soit plus simple que celui des hydromys ; ils sont les seuls jusqu'à ce jour qui n'aient que deux mâchelières à chaque maxillaire, et où ces dents aient des formes aussi peu compliquées.

A la machoire supérieure, l'incisive est unie et plate antérieurement ; elle naît de la partie moyenne du maxillaire. Les mâchelières vont un peu en diminuant de largeur de l'extrémité antérieure de la première à l'extrémité postérieure de la seconde. La première mâchelière a trois fois la longueur de la seconde ; elle se compose de trois parties irrégulières , creusées uni-

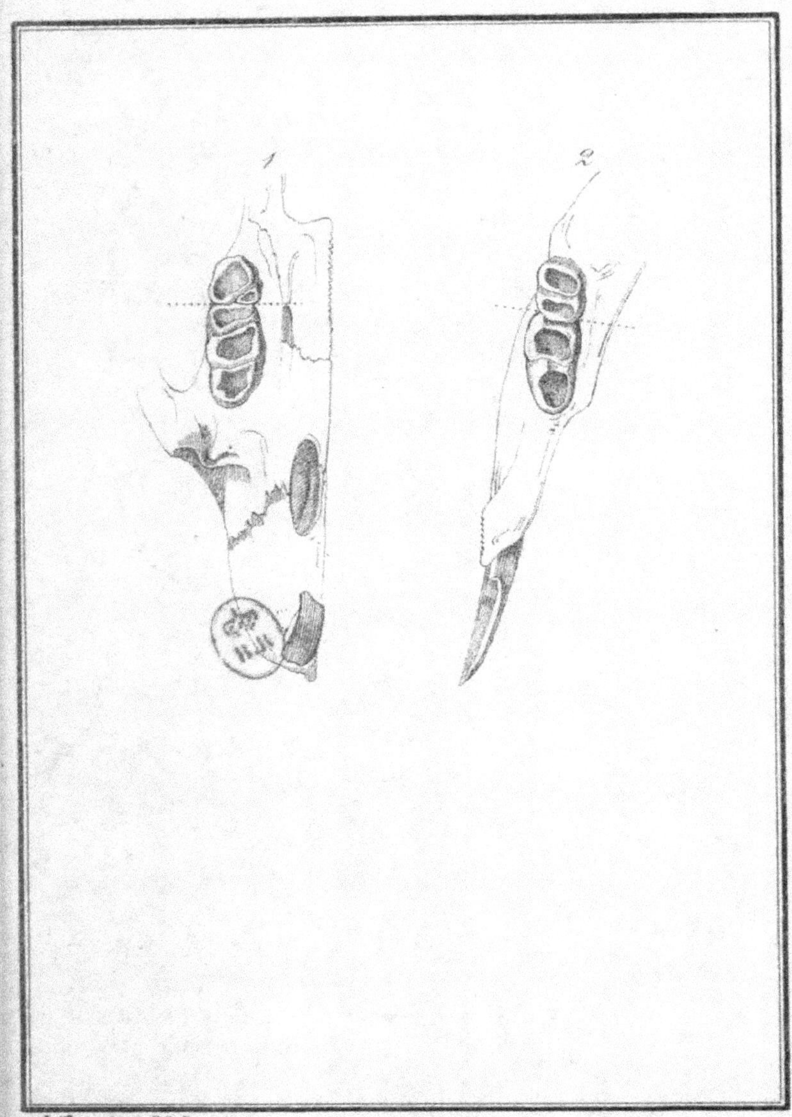

N.º 63.

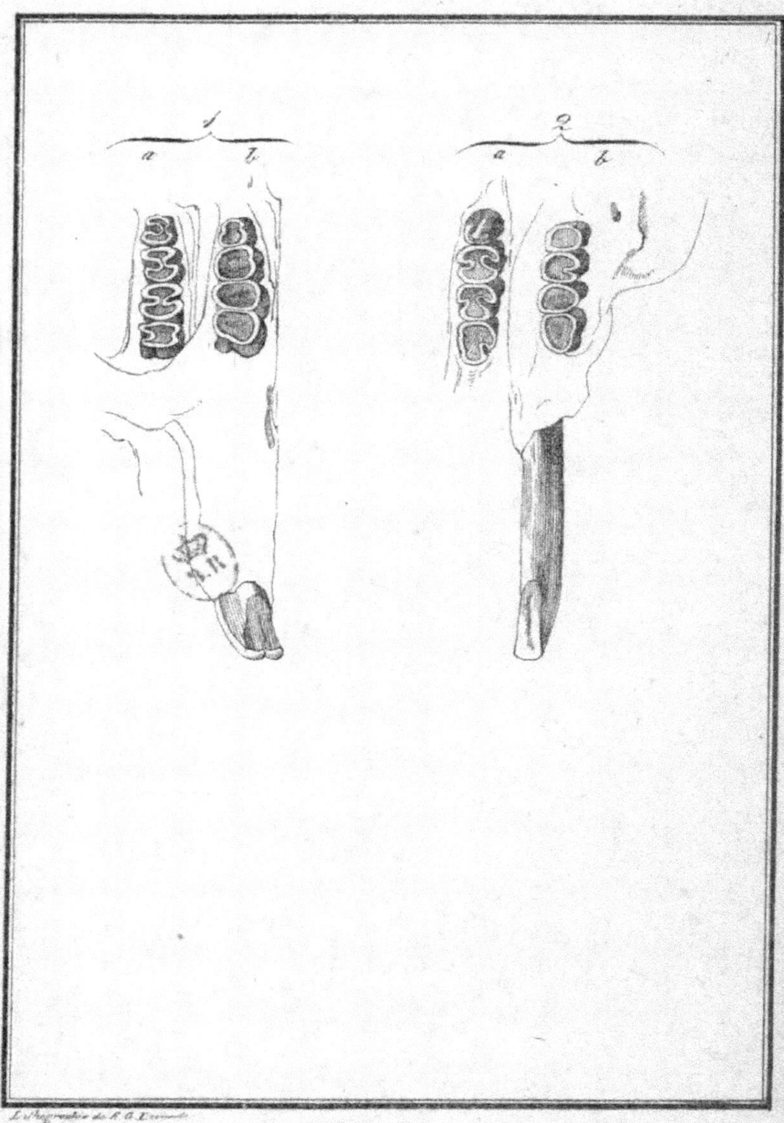

Lithographie de F. G. Levrault

N.º 64.

formément dans leur milieu et entourées chacune d'une crête. La seconde se compose de deux parties semblables à celles de la première, une antéro-interne très-petite et l'autre postéro-externe plus grande.

A LA MÂCHOIRE INFÉRIEURE, l'incisive est lisse et arrondie antérieurement; elle naît vis-à-vis de l'apophyse épineuse. La première mâchelière est du double plus grande que la seconde; mais les formes de toutes deux sont les mêmes. Elles se composent chacune de deux parties semblables à celles qui constituent les mâchelières supérieures.

Ce système de dentition nous a été donné par l'hydromys à ventre blanc.

———

N° LXIV.

ORYCTÈRES.

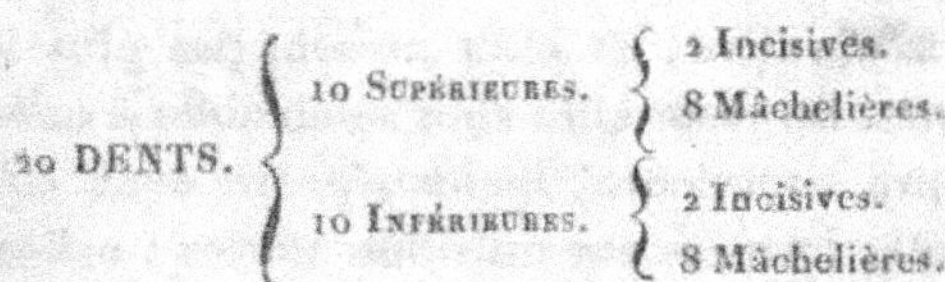

Les trois systèmes de dentition qui nous restent à décrire appartiennent à des animaux qui forment un groupe particulier, sous quelque point de vue qu'on les envisage. Ils sont les plus rongeurs de tous ceux de cet ordre, c'est-à-dire que la structure de toutes les parties de leur tête semble avoir été déterminée dans l'intérêt de cette faculté.

A LA MÂCHOIRE SUPÉRIEURE, l'incisive est partagée en deux parties égales par un sillon profond, et elle tire son origine de la partie antérieure du maxillaire ou de sa partie postérieure. Les mâchelières vont en diminuant de largeur de la première à la dernière. Les deux premières sont plus larges que longues, les deux autres ont les deux dimensions égales, mais elles ont toutes les mêmes formes. Avant d'être usées, elles se composent d'un sillon transversal beaucoup moins profond dans son milieu que sur ses bords qui les partage en deux parties égales, c'est-à-dire qu'elles ont une colline antérieure et une colline postérieure. Après un premier degré d'usure, leur surface est unie avec une échancrure à leur bord interne, et une à leur bord externe, qui sont les deux extrémités du sillon. Enfin, à un degré d'usure plus avancé, ces échancrures s'effacent, et la dent est uniformément circonscrite par un ruban d'émail.

A LA MACHOIRE INFÉRIEURE, l'incisive est unie et très-plate, et elle tire son origine d'un point voisin du condyle. Les mâchelières vont en diminuant de la première à la dernière, et elles ne sont pas plus larges que longues. Du reste elles sont semblables à celles de la mâchoire supérieure, composées de deux collines transversales formées par un sillon moyen ; collines et sillon qui s'effacent graduellement par le fait de la mastication.

Ces dents nous ont été offertes par la grande taupe du Cap de Buffon, et par une autre espèce confondue jusqu'à présent avec la précédente, mais qui en diffère sensiblement par une tête plus bombée à l'endroit des frontaux, et surtout par la partie reculée des maxillaires, où les incisives supérieures prennent leur origine.

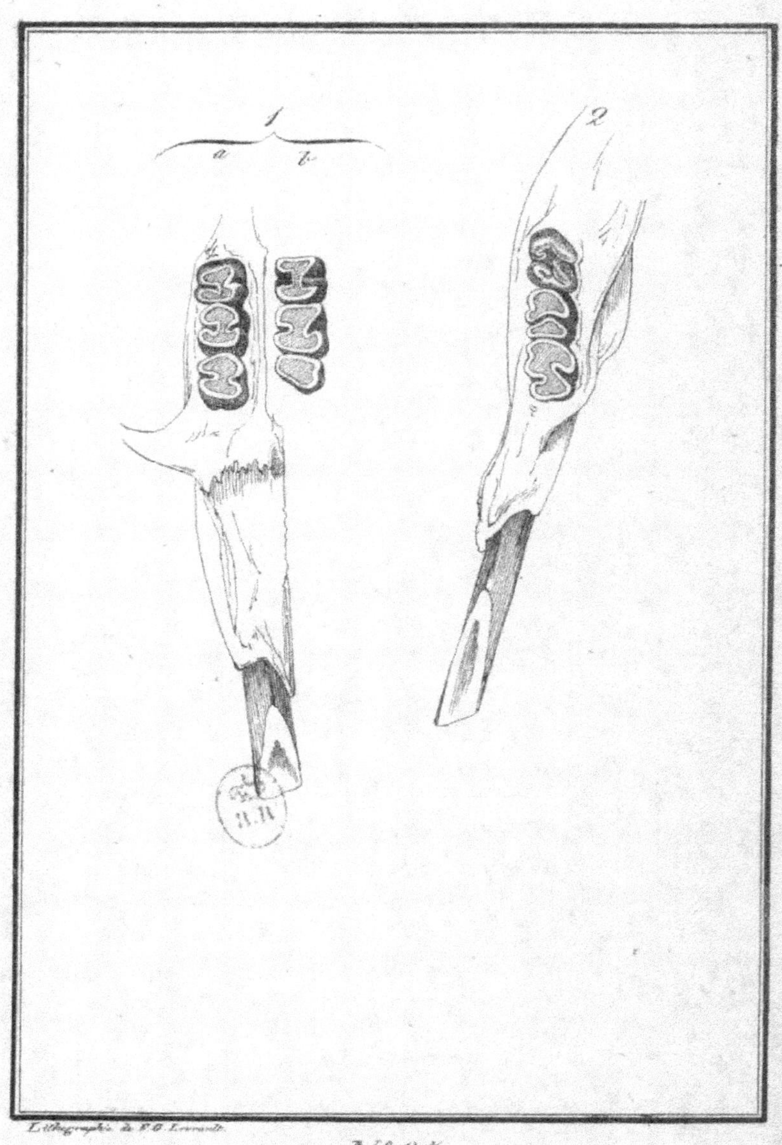

Lithographie de F.G. Levrault.

N.º 65.

N.º LXV.

BATHYERGUES.

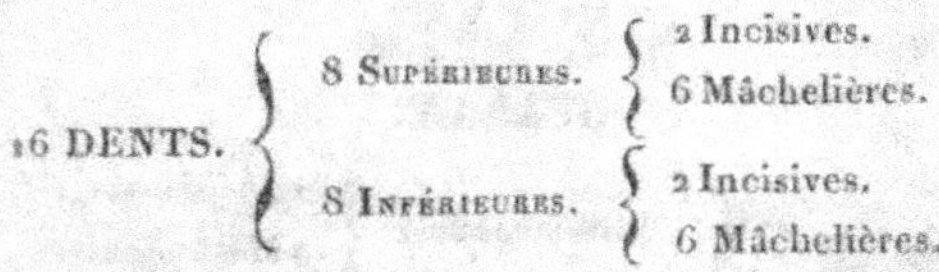

A LA MACHOIRE SUPÉRIEURE, l'incisive est unie et très-plate ; et elle prend son origine au point le plus postérieur du maxillaire, et immédiatement après la dernière mâchelière. Les mâchelières ne sont qu'au nombre de trois ; l'on dirait que la quatrième ne s'est pas développée à cause de l'incisive qui, par son origine, semble avoir pris sa place ; car ces dents ressemblent beaucoup à celles des oryctères ; en effet elles se composent d'un sillon transversal à leur partie moyenne ou plutôt de deux échancrures qui ne sont séparées au centre de la dent que par une épaisseur très-mince. Cette épaisseur augmente à mesure que la dent s'use, et les échancrures disparaissent quand l'usure est arrivée à un certain point.

A LA MACHOIRE INFÉRIEURE, l'incisive est unie et plate, et prend son origine dans le condyle même. Les mâchelières diffèrent un peu des supérieures, elles sont entièrement traversées par un sillon qui dans son milieu fait un petit crochet. La colline antérieure est simple ; la postérieure a une petite échancrure à face interne. Il résulte de ces dispositions, lorsque la dent s'use, que les échancrures, restes du sillon, ne se trouvent pas placées vis-à-vis l'une de l'autre ; que celle de la face interne est postérieure et celle de la face externe antérieure, ce qui n'est pas chez les oryctères.

Ce système de dentition nous est donné par une espèce nouvelle du cap de Bonne - Espérance, apportée
par M. Delalande.

N° LXVI.
SPALAX.

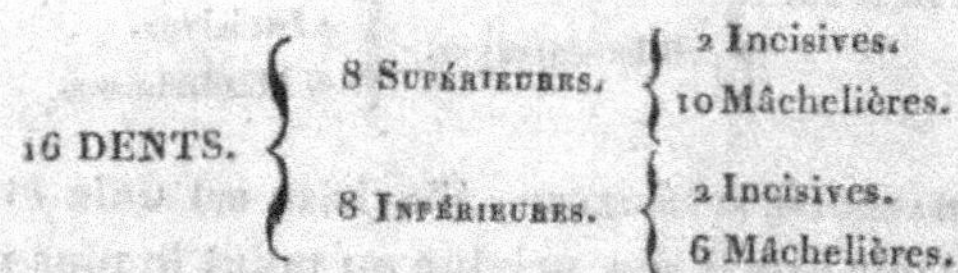

A LA MACHOIRE SUPÉRIEURE, l'incisive est unie et plate,
et elle naît de la partie antérieure du maxillaire. Les
mâchelières vont en diminuant de grandeur de la première à la dernière; et elles présentent toutes deux
échancrures externes, et une interne qui répond au
milieu des deux premières : lorsque l'usure est très-
avancée, on ne voit plus au milieu de la dent que deux
ou trois lignes entourées d'émail, qui sont les restes des
échancrures, plus profondes sans doute à l'intérieur de
la dent que sur ses bords.

A LA MACHOIRE INFÉRIEURE, l'incisive est unie et plate
antérieurement, et elle tire son origine à l'extrémité
d'une gaîne qui s'élève en une longue apophyse fort
au delà du condyle, ce qui n'a encore été présenté par
aucun animal. Les trois mâchelières sont de la même
grandeur et de la même forme; elles présentent une
profonde échancrure à leur côté interne et une à leur
côté externe, et celle-ci est postérieure à l'autre; et
il résulte de ces échancrures, lorsque la dent est tout
usée, des lignes ou des points entourés d'émail.

Ce singulier système de dentition nous est donné par
le zemni, et par le zocor.

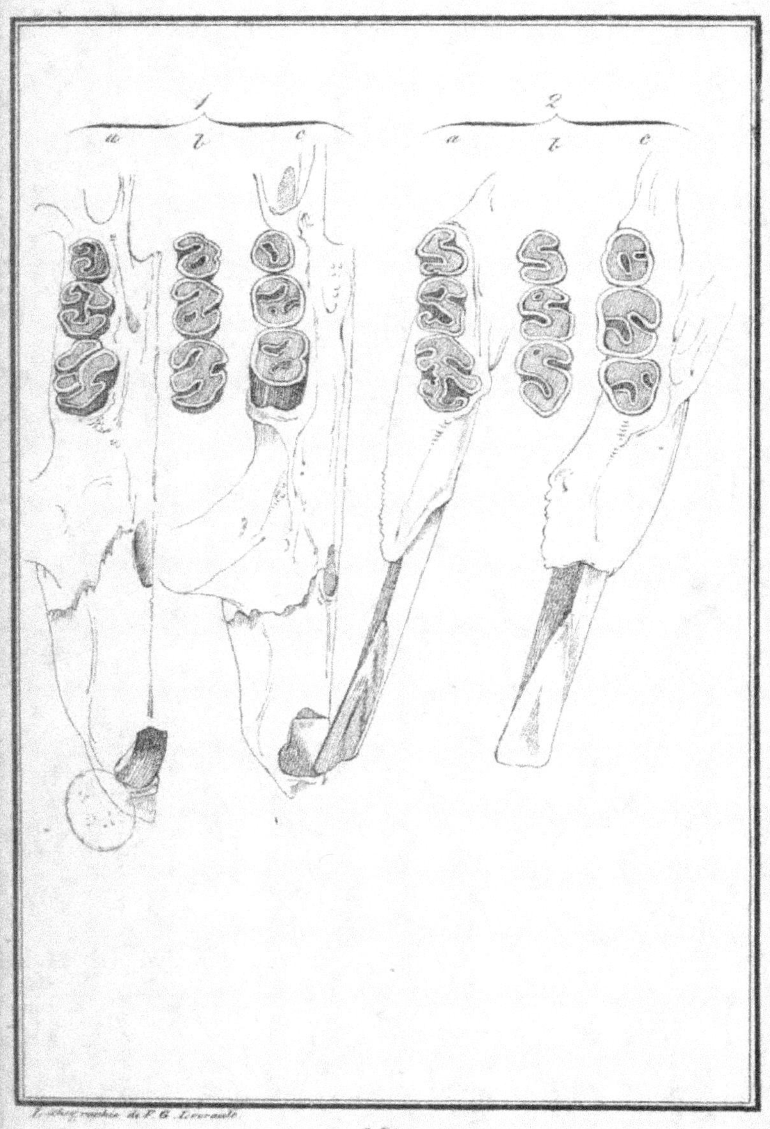

Lithographie de F. G. Levrault

N.º 66.

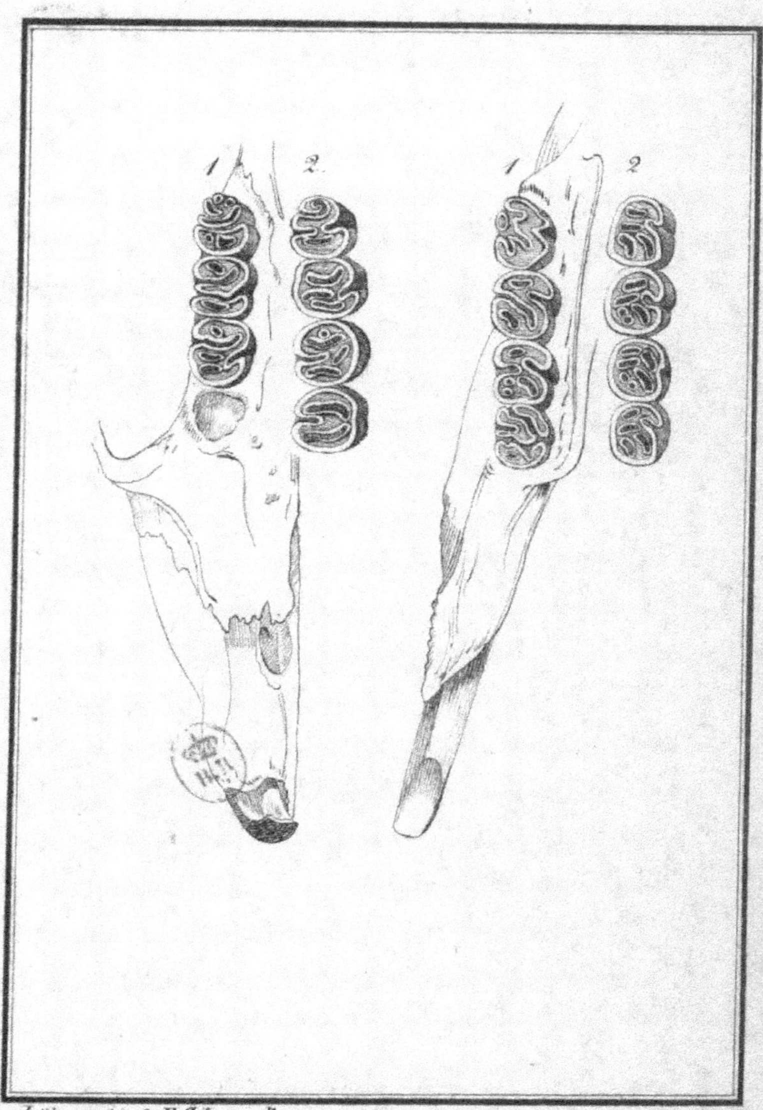

Lithographie de F. G. Levrault.

N. 67.

Nº LXVII.

PORCS-ÉPICS , ACANTHIONS.

20 DENTS:
{ 10 SUPÉRIEURES. { 2 Incisives. / 8 Mâchelières.
{ 10 INFÉRIEURES. { 2 Incisives. / 8 Mâchelières.

Ces animaux commencent une série de genres qui sont tous liés l'un à l'autre par la structure des molaires. On pourrait même ne considérer les différences que ces dents nous présentent que comme des variétés d'un type principal, s'il suffisait pour cela de ne les juger que d'après des dents plus ou moins modifiées par l'usure. Quoi qu'il en soit, ces différences sont caractéristiques et constantes.

A LA MACHOIRE SUPÉRIEURE, l'incisive est arrondie et unie en avant ; elle naît de la partie antérieure et inférieure du maxillaire. Les mâchelières sont à peu près de même grandeur de la première à la dernière; et elles sont surtout remarquables par l'élévation de leur couronne au-dessus du collet des racines. Le dessin qu'elles présentent est très irrégulier. Dans le jeune animal, elles sont traversées plus ou moins irrégulièrement de sillons qui, après un certain degré d'usure, commencent à s'interrompre, et alors elles montrent une échancrure en avant au côté interne, et une en arrière au côté externe ; et, en avant comme en arrière, se voient une ou deux ellipses, restes des sillons ou tubercules primitifs. Enfin, dans les vieux animaux, on ne trouve

plus que des dents à une seule échancrure, et au milieu
desquelles sont trois ou quatre figures isolées, plus ou
moins irrégulières.

A LA MACHOIRE INFÉRIEURE, l'incisive est semblable à
celle de la mâchoire supérieure et prend racine à quelques lignes au-dessous du condyle. Les mâchelières
ont une grande ressemblance générale avec celles de la
mâchoire opposée, et le dessin seul peut en donner
une idée précise; car la langue ne se prête pas à décrire
des formes aussi irrégulières et aussi variables que
celles qu'elles présentent à leurs différens degrés d'u-
sure. La différence de grandeur entre la première et la
dernière molaire est beaucoup plus sensible chez les
acanthions que chez les porcs-épics; et ces dents, chez
les premiers, paraissent un peu moins compliquées
que chez les seconds.

C'est du porc-épic d'Italie et de l'acanthion de Java
que nous avons tiré ce système de dentition.

Nº LXVIII.

ÉRÉTIZON, SINOETHER, SPHIGGURE.

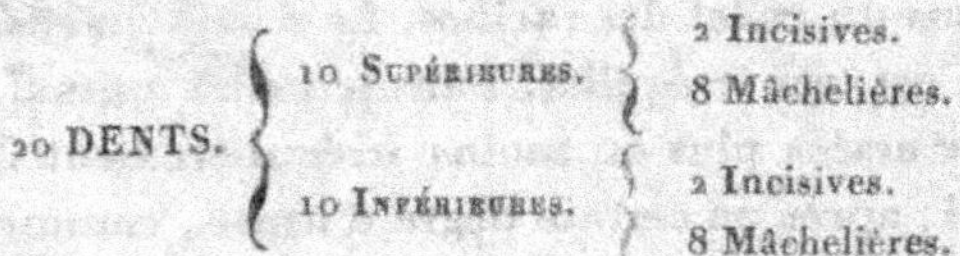

Cette famille se distingue de la précédente par des
mâchelières dont les dessins présentent plus de simplicité.

A LA MACHOIRE SUPÉRIEURE, l'incisive est arrondie et

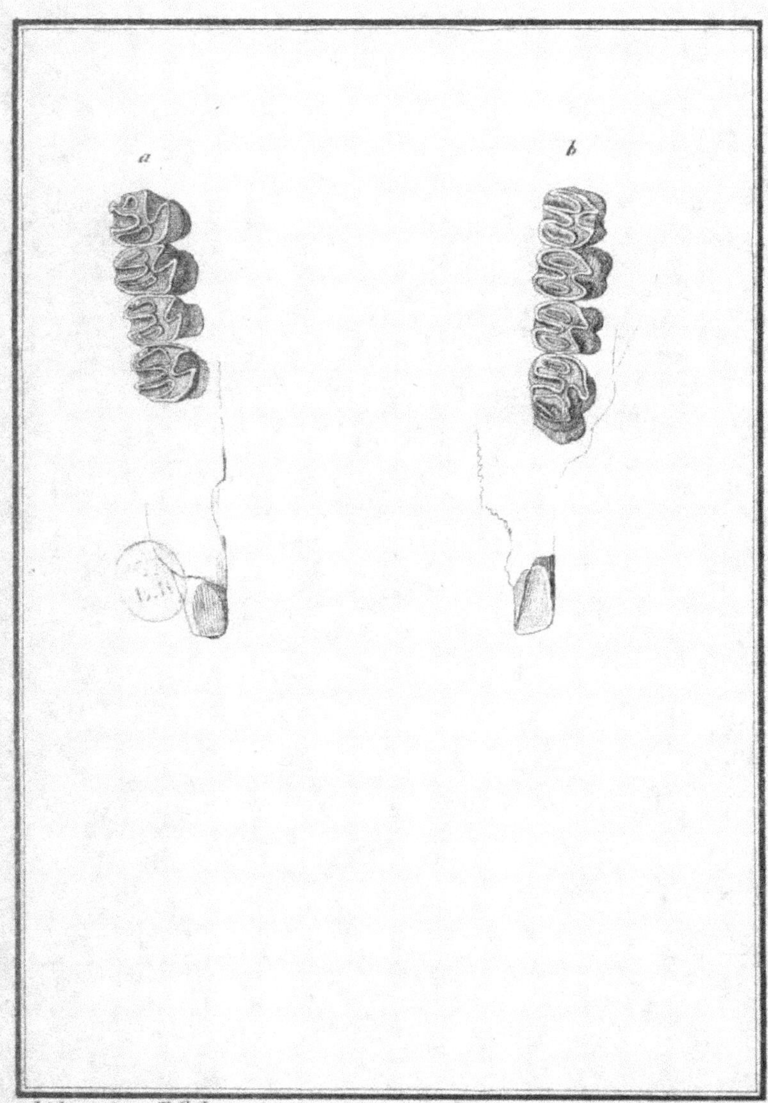

a
b

unie en avant; elle naît de la partie antérieure et inférieure du maxillaire. Les mâchelières sont à peu près
de même grandeur de la première à la dernière; leur
hauteur est moyenne ; et elles présentent une ellipse
antérieure, une postérieure et deux échancrures vis-à-vis
l'une de l'autre, partageant la dent dans son milieu.
Sur quelques unes s'aperçoivent postérieurement les
restes d'une seconde ellipse.

A LA MACHOIRE INFÉRIEURE, l'incisive, qui naît à la
partie postérieure du maxillaire, ressemble à celle de
la mâchoire opposée, et les mâchelières sont également
semblables à celles que nous venons de décrire, excepté
que la première est d'un tiers environ plus grande que
les autres; du reste, elles ne diffèrent que par de légères modifications, que notre dessin peut seul faire
sentir.

C'est de l'urson que nous avons tiré ce dessin; les
sinœthers et les sphiggures présentent quelques légères
variations : les lames d'émail sont bien moins écartées
l'une de l'autre par la matière osseuse, qui n'est généralement qu'en lames minces ; leurs échancrures sont
moins anguleuses, et leur première mâchelière inférieure ne surpasse pas en grandeur celles qui la suivent[1].

(1) Nous avons donné les caractères des porcs-épics, des acanthions, des crétizons, des sinœthers et des sphiggures dans un travail qui se trouve inséré dans le tome IX des *Mémoires du Muséum
d'histoire naturelle*, page 413.

N.º LXIX.

PACAS.

$$20 \text{ DENTS.} \begin{cases} 10 \text{ SUPÉRIEURES.} \begin{cases} 2 \text{ Incisives.} \\ 8 \text{ Mâchelières.} \end{cases} \\ 10 \text{ INFÉRIEURES.} \begin{cases} 2 \text{ Incisives.} \\ 8 \text{ Mâchelières.} \end{cases} \end{cases}$$

A LA MÂCHOIRE SUPÉRIEURE, l'incisive est arrondie et lisse en avant; elle naît de la partie antérieure et inférieure du maxillaire; et elle est remarquable par sa petitesse, comparée à celle des porcs-épics, et surtout à celle des castors, animaux dont la taille est à peu près semblable à celle du paca. Les mâchelières vont en augmentant de grandeur de la première à la dernière, laquelle est d'un tiers plus grande que celle qui la précède. Ces dents présentent aussi des échancrures et des figures elliptiques ou alongées, droites ou courbées, qui varient suivant le degré d'usure de la dent. Les échancrures sont d'autant plus nombreuses que la dent est moins usée. Les dessins que nous donnons de ces dents, à trois degrés d'usure différens, montrent ces figures et ces variations, sans que le discours puisse rien ajouter à ce qu'elles présentent. La figure qui se trouve au bas de la planche est celle d'un germe de première molaire vue à son côté externe, à son côté interne et de face.

A LA MÂCHOIRE INFÉRIEURE, l'incisive ressemble tout-à-fait à celle de la mâchoire opposée; elle naît un peu en arrière de la dernière des mâchelières; celles-ci sont entre elles, sous le rapport de la grandeur, à peu près comme celles de l'autre mâchoire; et si elles en dif-

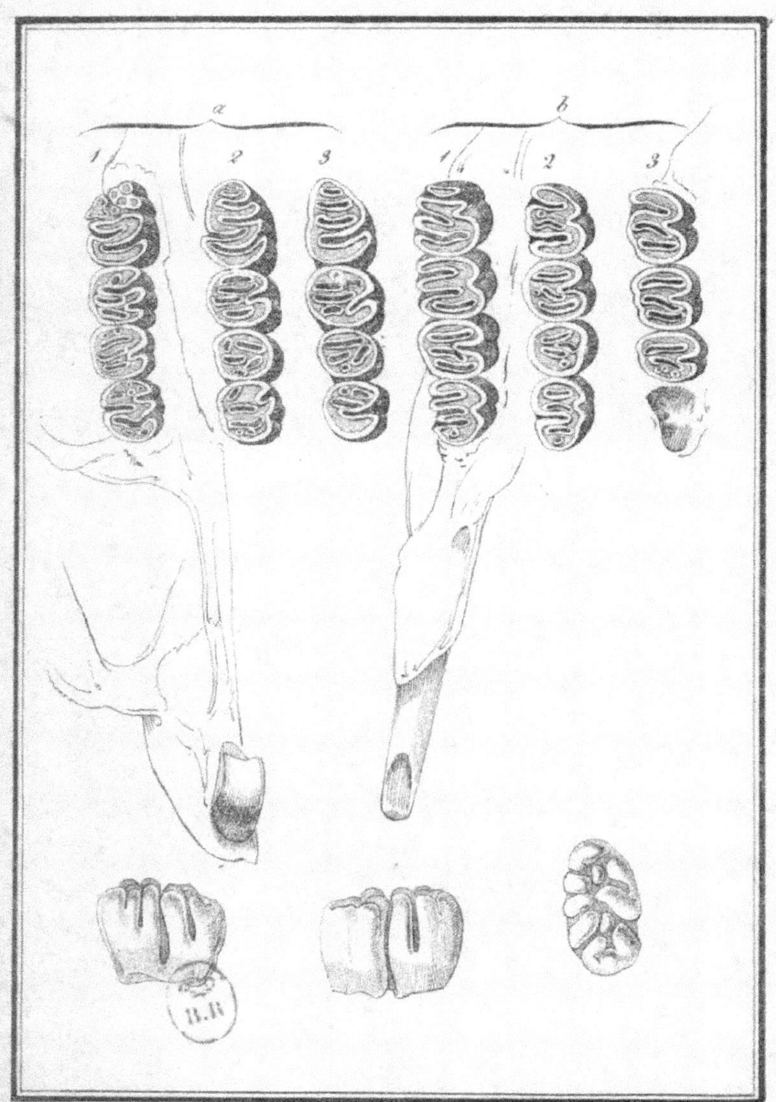

Lithographie de F.G. Levrault.

N. 69.

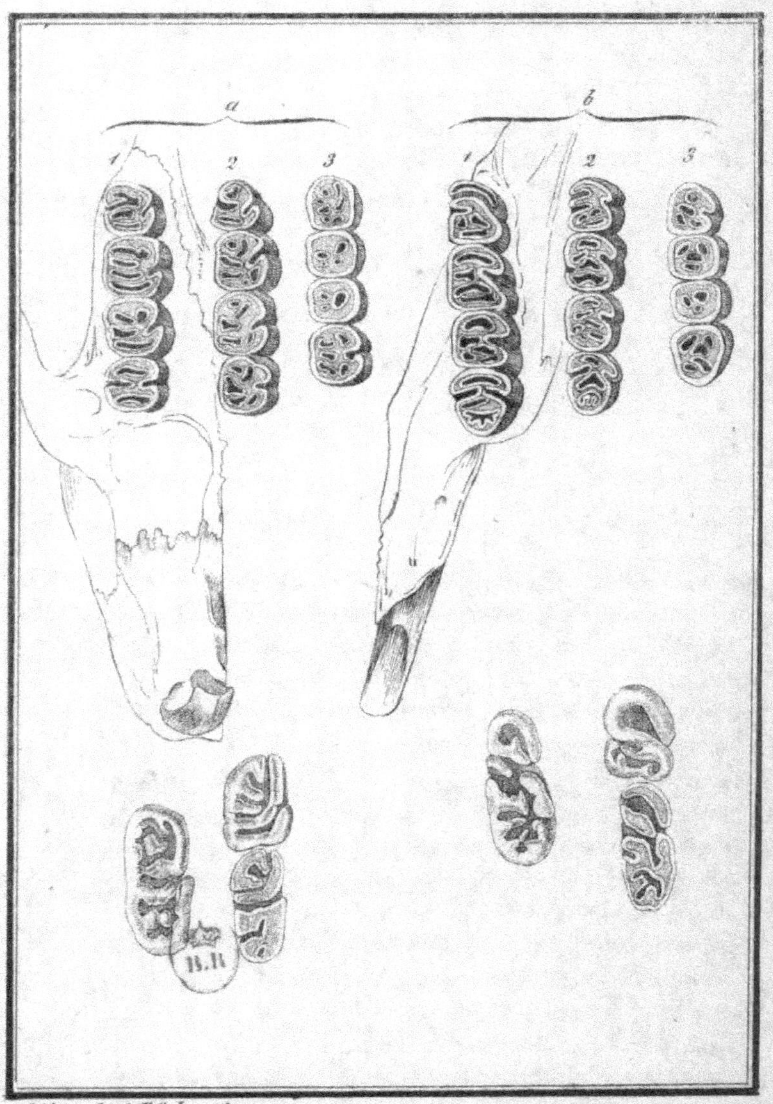

Lithographie de F.G. Levrault.

N. 70.

fèrent un peu par la forme, elles ne sont ni moins irrégulières ni moins variables par l'effet de l'usure ; aussi
ne sont-elles pas davantage susceptibles d'être décrites ;
et nous renvoyons à nos dessins, comme les précédentes, pour les faire connaître.

Ce sont les pacas bruns et fauves qui nous ont donné
ce système de dentition.

N° LXX.

CHLOROMYS.

20 DENTS.	10 Supérieures.	2 Incisives.
		8 Mâchelières.
	10 Inférieures.	2 Incisives.
		8 Mâchelières.

A la machoire supérieure, l'incisive est arrondie et
lisse ; elle naît de la partie antérieure et inférieure du
maxillaire, et elle est petite comparativement aux dimensions de la tête. Les mâchelières ne sont ni moins
irrégulières dans les figures qu'elles présentent ni
moins variables que celles des genres précédents ; c'est
pourquoi nous renvoyons encore à nos dessins pour
donner une idée de ces dents, lesquelles sont à peu
près de même grandeur de la première à la dernière.
Les germes qui se voient au bas de la planche sont de
deux époques ; le premier sur la droite est tel que se
montre la première mâchelière avant toute trituration ;
des deux autres, la première est un peu usée, la seconde ne l'est pas, et les unes et les autres sont des
dents de lait qui doivent être remplacées.

A la machoire inférieure, tout ce que j'ai dit des incisives et des mâchelières supérieures, je le répète de celles-ci ; seulement les incisives naissent presque à la base de l'apophyse épineuse. Les germes des mâchelières inférieures sont de même âge et de même nature que ceux des mâchelières supérieures à côté desquels ils se trouvent ; ce sont aussi des germes de dents de lait.

Nos dessins sont tirés d'un chloromys de la Caroline, d'un chloromys à crête, et d'un chloromys agouti.

N° LXXI.

CASTOR.

A la machoire supérieure, l'incisive est plate et unie et d'une très-grande largeur ; elle naît de la partie antérieure et inférieure du maxillaire. Les mâchelières diffèrent peu entre elles pour la grandeur, et toutes paraissent se composer d'une échancrure interne et de trois externes, qui, en s'interrompant, par l'effet de l'usure, au bord de la dent, finissent par ne plus présenter que des ellipses ; et plusieurs de ces échancrures externes sont caractéristiques, en ce qu'elles s'élargissent à leur extrémité. Les germes de ces dents nous montrent en effet, comme les dessins qui sont au bas de la planche le font voir, le nombre des échancrures que nous venons de décrire d'après des dents en parties usées.

A la machoire inférieure, l'incisive est semblable à

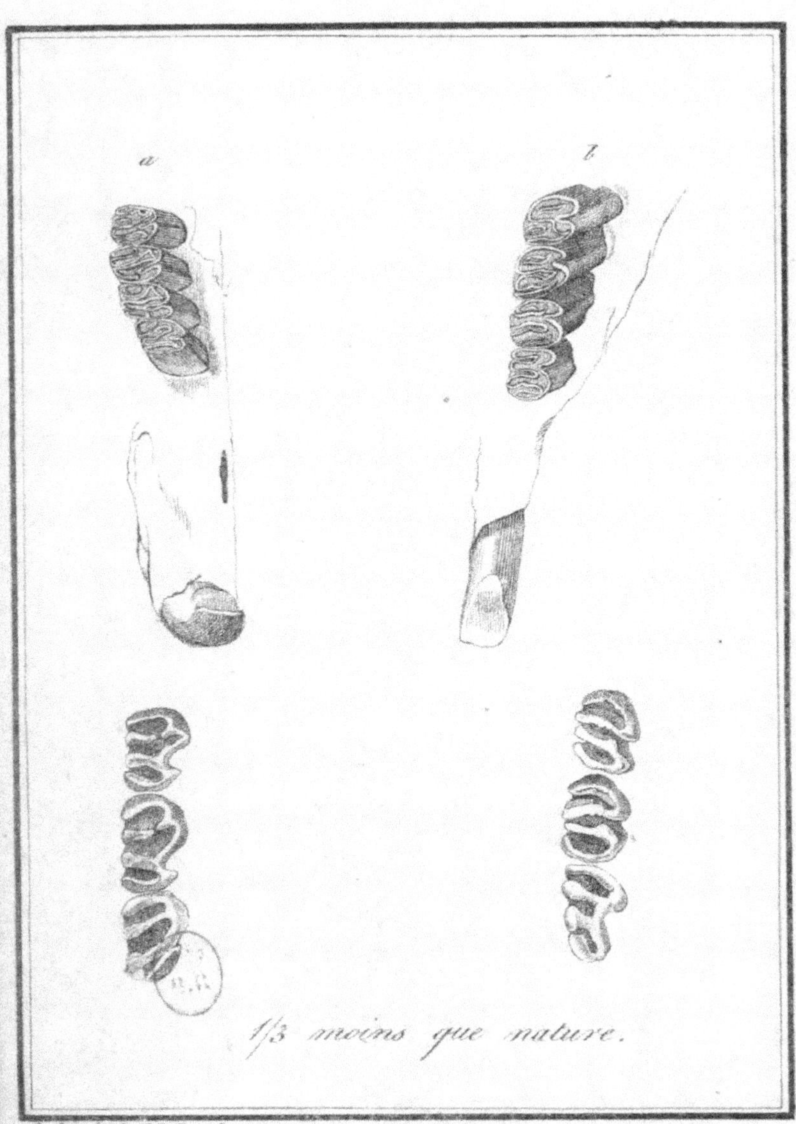

N. 71.

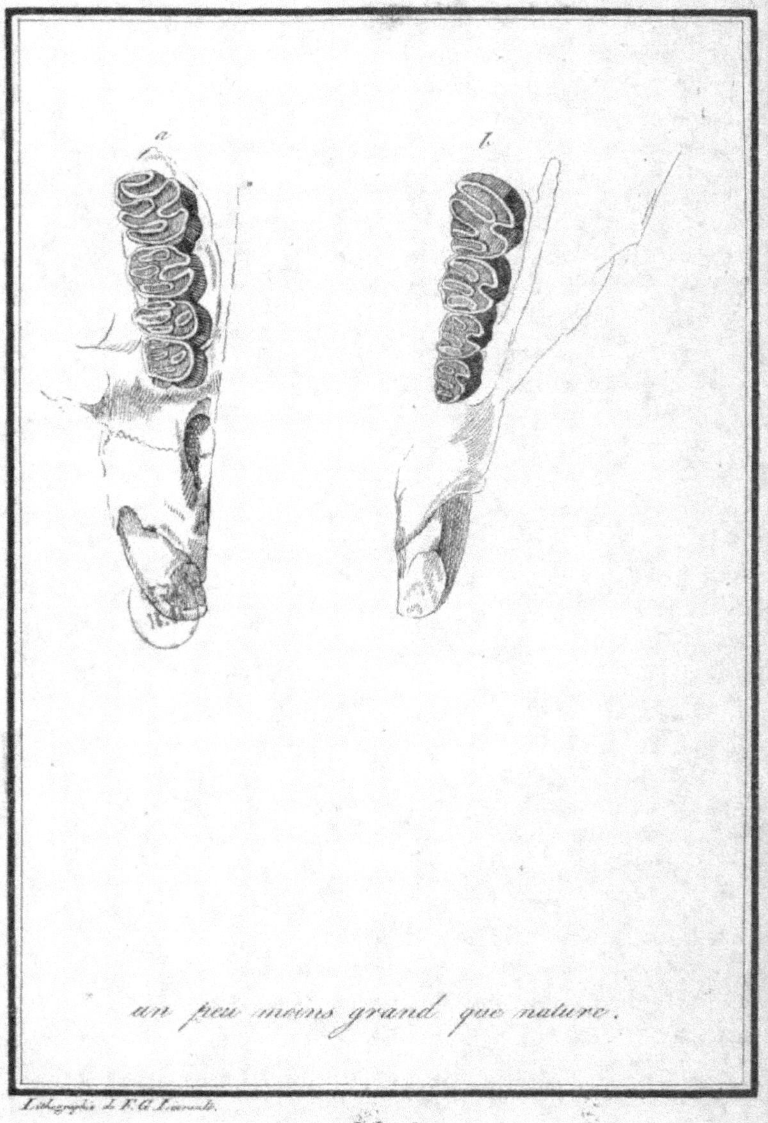

un peu moins grand que nature.

Lithographie de F. G. Levrault.

N.º 72

celles de la mâchoire supérieure, et n'est pas moins remarquable qu'elles par sa grande largeur; elle naît fort
au-dessus des mâchelières, entre l'apophyse épineuse
et le condyle. Les mâchelières présentent absolument
les mêmes caractères, c'est-à-dire les mêmes figures que
celles de la mâchoire opposée; seulement les trois
échancrures sont au côté interne de la dent, et le côté
externe n'en a qu'une. Les germes de ces dents, ainsi
qu'on peut le voir, ont aussi la plus grande ressemblance avec les dents en parties usées dont nous venons de parler.

C'est d'un castor du Danube que nous avons tiré ce
système de dentition.

N° LXXII.

MYOPOTAME.

	10 Supérieures.		2 Incisives.
20 DENTS.			8 Mâchelières.
	10 Inférieures.		2 Incisives.
			8 Mâchelières.

L'espèce du coïpou, rapportée par Commerson, avait
été pour ce naturaliste voyageur le type d'un genre auquel il avait donné le nom de myopotame; mais les
caractères de ce genre n'étaient point connus : M. Geoffroy le plaça parmi ses hydromys. Les dents de cet
animal, que nous avons vues depuis, montrent qu'il n'est
point un hydromys, et qu'en effet il présente le type
d'un genre très-voisin des castors.

A la mâchoire supérieure, l'incisive est lisse, arrondie,

et d'un beau marron clair; elle naît au-dessus des premières molaires. Les mâchelières vont en augmentant de grandeur de la première à la dernière, et elles approchent beaucoup de la forme des mâchelières de castor : elles présentent une échancrure à leur face interne, et trois à leur face externe; échancrures qui, dans le germe, sont sans doute des sillons, et qui deviennent des ellipses dans la dent à demi usée.

A LA MÂCHOIRE INFÉRIEURE, ce que j'ai dit des incisives et des mâchelières de la mâchoire supérieure s'applique aux dents analogues de la mâchoire inférieure, seulement l'incisive naît au-dessous du condyle; et, comme dans le castor, les trois échancrures des mâchelières sont à la face interne, et c'est la face externe qui n'en a qu'une. Ce renversement est au reste ce que nous avons constamment observé pour toutes les dents dont les formes pouvaient le manifester.

C'est le coïpou, comme nous venons de le dire, qui nous a présenté ces dents de myopotame. M.*** a donné à ce genre, qu'il a formé d'après ses propres observations, le nom de potamys, qui est plus régulièrement formé que celui de Commerson.

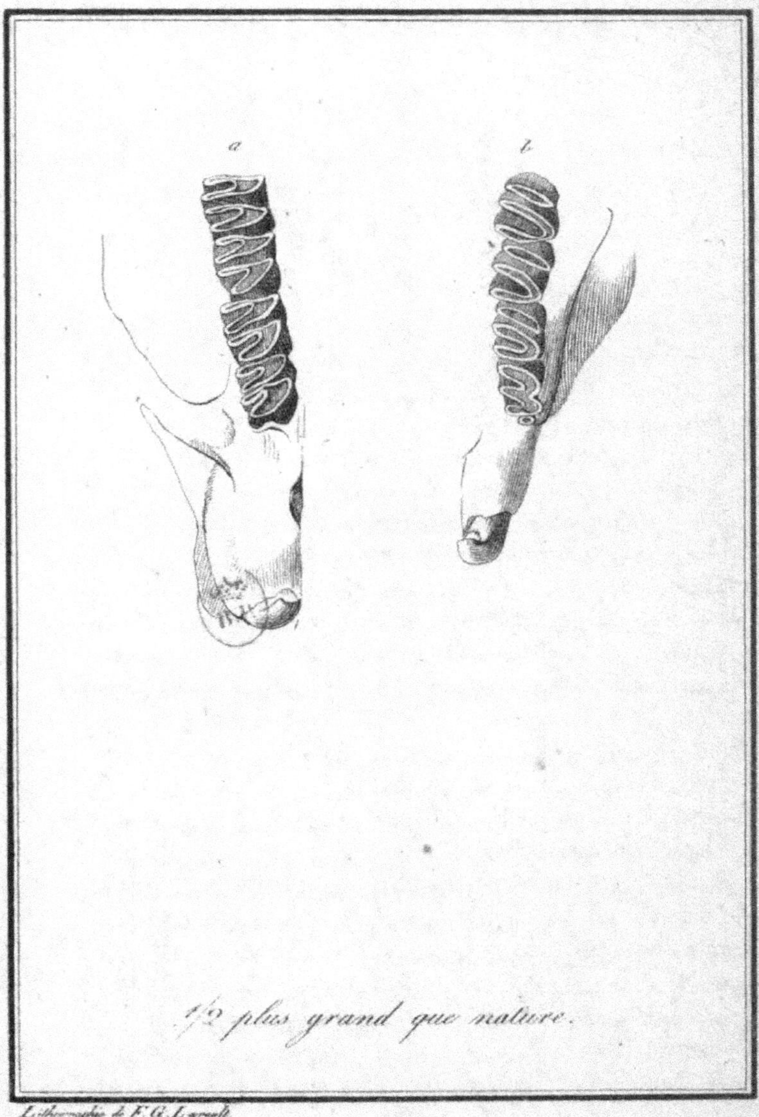

1/2 plus grand que nature.

N. 73

N° LXXIII.

ECHYMYS.

20 **DENTS.** {
10 Supérieures. { 2 Incisives. / 8 Mâchelières.
10 Inférieures. { 2 Incisives. / 8 Mâchelières.
}

A LA MACHOIRE SUPÉRIEURE, les incisives sont unies et légèrement arrondies, et elles prennent racine au-dessus de la première mâchelière. Les mâchelières sont toutes à peu près d'égale grandeur, et leur forme est très-régulière à certain degré d'usure : toutes, à un premier degré, sont partagées transversalement par un sillon, et chacune des deux portions qui en résultent a une échancrure profonde à la face interne, et se termine en angle aigu à la face externe ; mais le bord antérieur, ou la ligne d'émail qui forme cet angle antérieurement, est arrondi. A mesure que l'usure augmente, les échancrures s'effacent ou s'interrompent, et se transforment en ellipses.

A LA MACHOIRE INFÉRIEURE, l'incisive est semblable à celle de la mâchoire supérieure ; elle naît au-dessous des dernières mâchelières. Celles-ci vont en grandissant un peu de la première à la dernière ; toutes se composent de deux parties : la première, qui est la plus grande, et qui a une profonde échancrure à sa face interne ; et la seconde, séparée de la première par un sillon transversal, a la forme d'une ellipse très alongée. La première de ces dents a en outre à sa partie antérieure un point circulaire entouré d'un cercle d'émail.

C'est de l'échymys dactylin, jeune encore, de M. Geoffroy-Saint-Hilaire que j'ai tiré ce système de dentition.

___

N° LXXIV.

SACCOMYS.

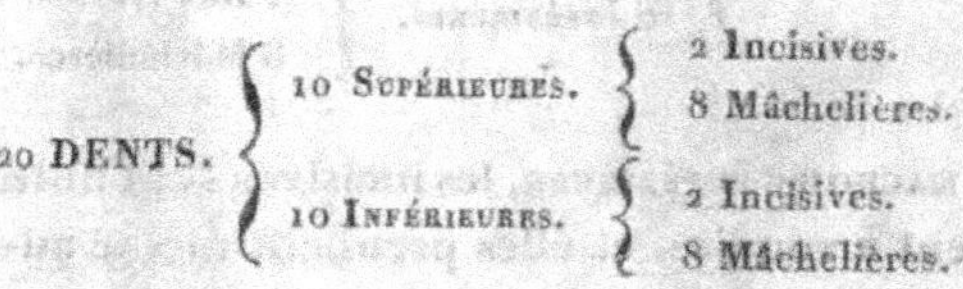

Je forme ce genre d'un animal nouveau, de l'Amérique septentrionale, qui a la taille du lérot et qui se
distingue de tous les autres rongeurs connus jusqu'à
présent par des abajoues extérieures, ce qui m'a déterminé à lui donner le nom de saccomys.

A LA MACHOIRE SUPÉRIEURE, l'incisive est unie et paraît
prendre racine au-dessus de la première des mâchelières.
Celles-ci vont un peu en augmentant de grandeur de
la première à la dernière. La première a une échancrure
profonde du côté externe, qui était sans doute auparavant
un sillon, et dans sa partie postérieure est un petit
cercle d'émail reste d'une échancrure. Les mâchelières
suivantes ne diffèrent de la première qu'en ce qu'au
lieu d'une échancrure, elles sont partagées par un sillon
transversal.

A LA MACHOIRE INFÉRIEURE, l'incisive est semblable à
celle de la mâchoire opposée; elle naît au-dessous
du condyle. Les mâchelières vont en augmentant de
grandeur de la première à la dernière, et la première
est presque du double plus grande que les autres. Elle a

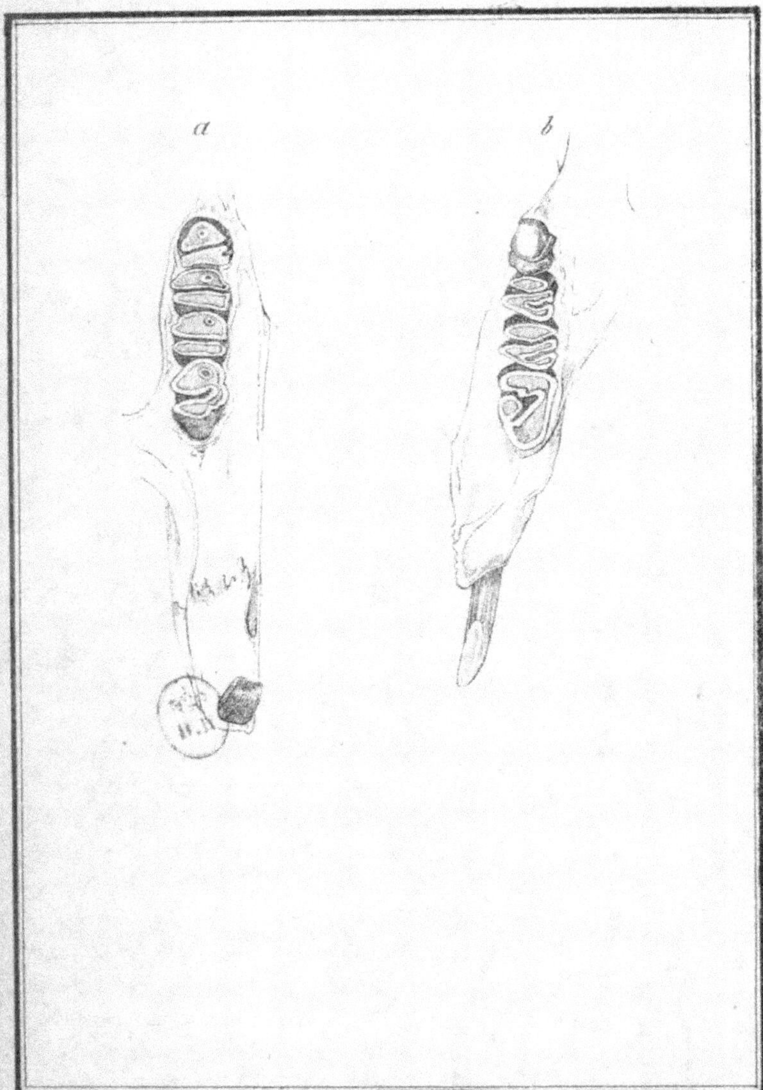

Lithographie de F. G. Levrault

N 74.

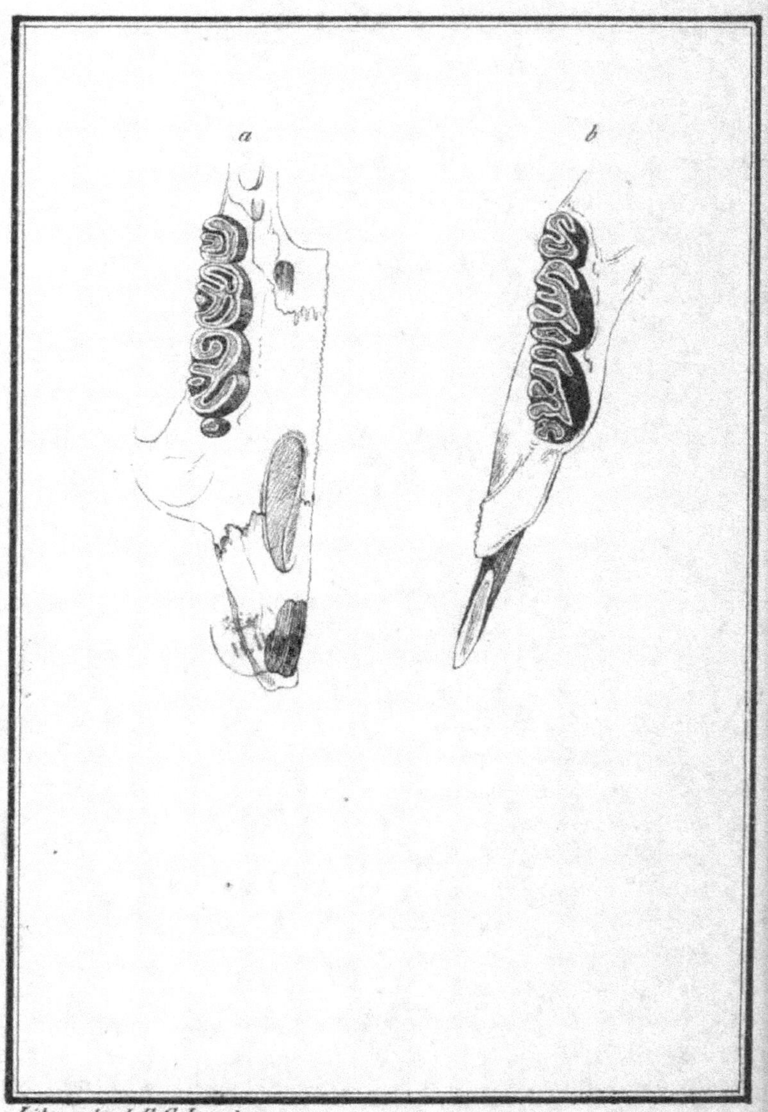

N. 75.

une large échancrure anguleuse à son côté interne, et
au milieu de cette échancrure se voit une portion circulaire qui tient par l'émail ou bord de la partie antérieure de la dent. Les deux dents suivantes ont une
partie antérieure triangulaire avec une échancrure du
côté externe, séparée par un sillon transversal d'une
partie postérieure, simple et de forme à peu près elliptique; la dernière, encore en germe, présente deux
collines séparées par un sillon.

Je donne à l'espèce singulière qui m'a présenté ces
caractères génériques, le nom d'anthophile, à cause
des fleurs nombreuses qui remplissaient ses abajoues.

N° LXXV.

MÉRIONES.

<table>
<tr><td rowspan="4">18 DENTS.</td><td rowspan="2">10 Supérieures.</td><td>2 Incisives.</td></tr>
<tr><td>8 Mâchelières.</td></tr>
<tr><td rowspan="2">8 Inférieures.</td><td>2 Incisives.</td></tr>
<tr><td>6 Mâchelières.</td></tr>
</table>

Le type de ce genre est le *dipus americanus*, de
Barton, qui avait été réuni aux gerbilles de M. Desmarest. On voit, par les dents de plusieurs rongeurs auxquels nous avons conservé le nom de gerbilles, que le
dipus americanus n'a aucun rapport avec eux, et que
c'est avec les gerboises qu'il a en effet le plus de ressemblance.

A LA MACHOIRE SUPÉRIEURE, l'incisive est divisée en
deux parties par un sillon longitudinal profond; elle
naît au-dessus des premières mâchelières. La première mâchelière est très-petite et rudimentaire. La

seconde est la plus grande; elle présente une sorte
d'S renversée, avec un prolongement dans son milieu
du côté externe, et un cercle au-dessous de ce prolongement. La troisième est semblable au fond à la seconde, mais, étant un peu plus usée, au lieu d'échancrures elle ne présente plus que deux ellipses courbées;
le prolongement et le cercle extérieur s'y trouvent encore. La dernière présente deux demi-cercles, dont la
concavité est en dehors, et dont l'un est inscrit dans
l'autre.

A LA MACHOIRE INFÉRIEURE, l'incisive est unie; elle
naît au-dessous du condyle. La première mâchelière,
qui est la plus grande, présente antérieurement une
petite portion à trois lobes, séparée d'une portion
moyenne triangulaire, qui a deux échancrures profondes du côté interne, et qui est séparée par un second sillon transverse de la portion postérieure piri-
forme; cette partie a une petite ellipse dans sa partie
évasée. La seconde mâchelière ne se compose que de
deux parties : la première, qui est une petite ellipse
renfermant une figure plus petite dans son milieu; la
seconde, très grande, ayant deux échancrures au côté
interne, au côté externe une échancrure postérieure
aux deux précédentes, et un petit cercle à son extrémité. La troisième, de moitié plus petite que les autres, a une ellipse antérieurement, une échancrure
ensuite à sa face interne, et une seconde échancrure
enfin à sa face externe.

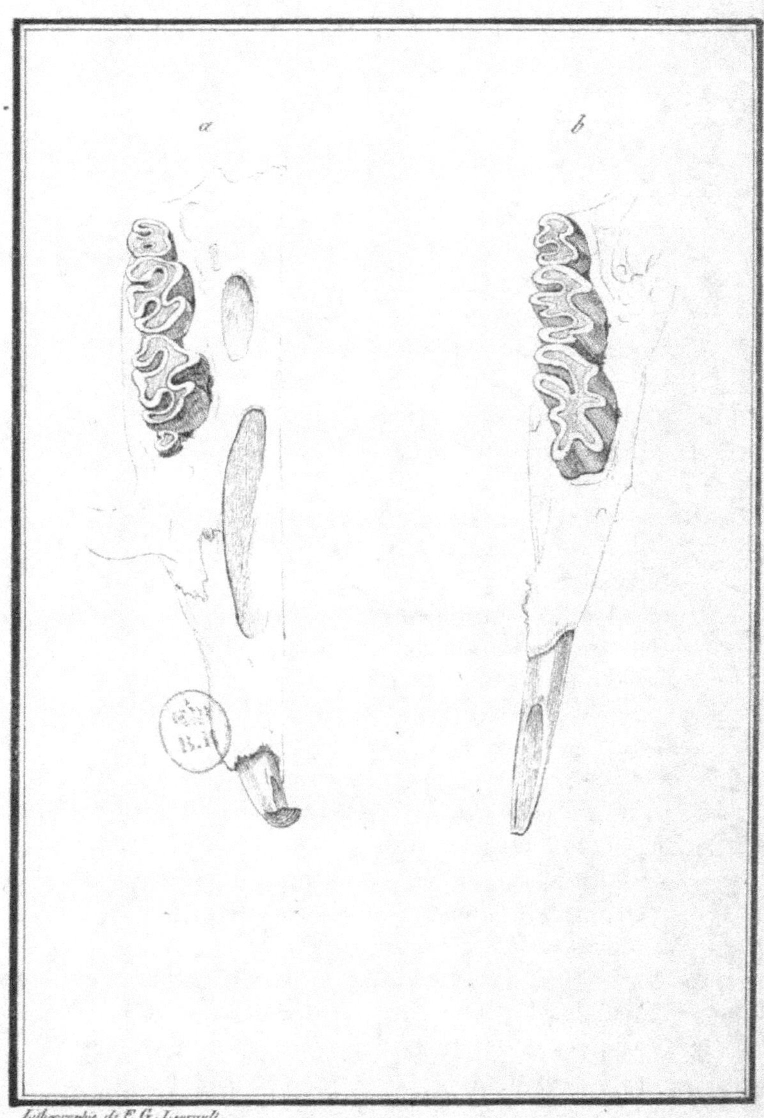

N. 76.

N° LXXVI.

GERBOISES.

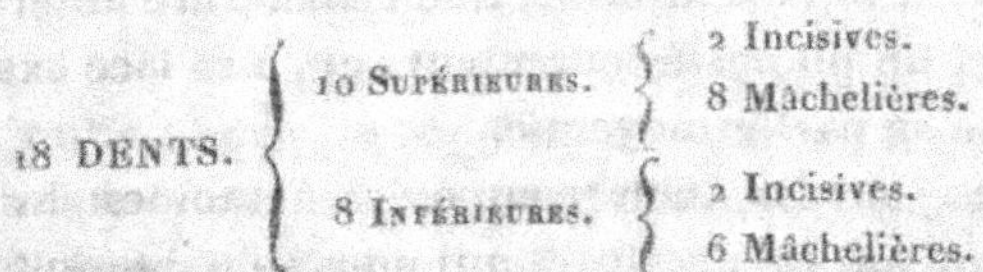

18 DENTS. { 10 Supérieures. { 2 Incisives. 8 Mâchelières. } 8 Inférieures. { 2 Incisives. 6 Mâchelières. }

A la machoire supérieure, l'incisive est unie; elle naît au-dessus des premières mâchelières. La première mâchelière est rudimentaire; la seconde, qui est la plus grande, présente des contours fort irréguliers, dont les caractères principaux sont deux échancrures au côté externe et une au côté interne. La troisième, qui vient après la seconde, pour la grandeur, lui ressemble tout-à-fait; et la quatrième nous présenterait sans doute encore les mêmes formes, si elle n'était pas plus usée que les précédentes : le cercle de sa partie antérieure est vraisemblablement le reste de la première échancrure extérieure; et l'on voit au côté interne un pli qui indique l'échancrure de ce côté.

A la machoire inférieure, l'incisive est unie, mais très-comprimée; elle naît près du condyle et d'une tubérosité externe. La première mâchelière est la plus grande, et ses contours ne sont pas moins irréguliers que ceux de l'autre mâchoire. Ces contours présentent six lobes séparés par des échancrures ou plutôt des plis, excepté le dernier du côté interne, qui est assez profond pour porter le nom d'échancrure. La seconde, plus petite que la première, est encore plus irrégulière qu'elle; à sa face interne, elle présente, à chacune de ses extrémités, une échancrure profonde, et une moyenne qui l'est beaucoup moins ; à sa face externe, elle en présente deux, une antérieure très-petite, et une postérieure beaucoup plus profonde. La dernière a, à sa face interne, une échancrure antérieurement et un pli postérieurement, et, à sa face externe, un pli á sa partie moyenne.

Telles sont les dents composées à racines des rongeurs qui ont été décrits et qui nous sont connus. Nous possédons encore plusieurs types qui se rapportent à ce groupe ; mais nous ne connaissons point les animaux auxquels ils appartiennent, ce qui nous détermine à renvoyer à d'autres temps pour les publier. Sans doute nos figures et surtout nos descriptions ne donnent, des dents qu'elles ont pour objet, qu'une idée fort imparfaite ; car, pour les faire connaître exactement, il faudrait, comme nous l'avons déjà dit, donner les divers changemens qu'elles éprouvent par l'effet de la mastication. Aussi ne considérons-nous cette partie de notre travail sur les dents que comme un essai que le temps pourra perfectionner.

EDENTÉS.

Cet ordre, sous le rapport des dents, n'est point aussi naturel que ceux qui nous ont occupé jusqu'à présent. Plusieurs des animaux qui le composent sont à la vérité tout-à-fait privés de dents; mais le plus grand nombre en est pourvu. Linnæus le forma sous le nom de *bruta*, en réunissant tous les mammifères qu'il crut dépourvus de dents incisives, ce qui l'avait conduit à y placer les éléphans, qu'il regardait comme des animaux privés de ces sortes de dents, et les lamantins. Quant au nom d'édenté, *edentulata*, il est pris de Brisson, qui l'avait restreint à ceux qui sont tout-à-fait privés de ces organes; aux fourmilliers et aux pangolins.

Depuis Linnæus, il a éprouvé peu de changemens: Storr en sépara les éléphans et les lamantins, et il est encore aujourd'hui tel que ce naturaliste l'a laissé. C'est qu'en effet ces animaux, quoique moins unis que ceux des ordres précédens, ne peuvent cependant pas former d'autres associations, sans rompre encore davantage les rapports naturels. Tous ceux que nous devons considérer ici, parce qu'ils sont pourvus de dents, ont des molaires dont la structure est extrêmement simple; ce sont des cylindres plus ou moins parfaits, simples ou accolés deux à deux, et formés quelquefois d'une seule substance. Les incisives, chez l'espèce de tatou qui a des dents dans l'os intermaxillaire, diffèrent peu des mâchelières; et deux espèces seulement, qui appartiennent à des genres différens, ont des canines ; mais toutes ces dents, sans exception, sont privées de racines, leur capsule reste toujours libre à leur base.

Les édentés se divisent en trois groupes très distincts par l'ensemble de l'organisation, et deux de ces groupes se partagent encore en genres par la considération des dents. Le premier se compose des tardigrades ou paresseux ; le second, des armadilles ; et le troisième, de l'oryctérope. Les deux autres genres de cet ordre sont les fourmillers et les pangolins, qui ne doivent point nous occuper puisqu'ils sont tout-à-fait privés de dents.

N.° LXXVII.

PARESSEUX.

18 DENTS.	10 Supérieures.	0 Incisives. 2 Canines. 8 Mâchelières.
	8 Inférieures.	0 Incisives. 2 Canines. 6 Mâchelières.

Nous ne comprenons dans ce genre que le paresseux didactyle, ou unau, et le séparons du paresseux tridactyle, ou aï, à cause de ses canines, dont la grandeur et la force ne peuvent manquer d'exercer une influence notable sur son naturel, et de le beaucoup éloigner du second, qui est tout-à-fait dépourvu de ces sortes de dents. Ces animaux d'ailleurs se distinguent encore génériquement par les formes de diverses parties de leur tête.

A la machoire supérieure, la canine est pointue et triangulaire, et ses angles sont fort aigus. Toutes les

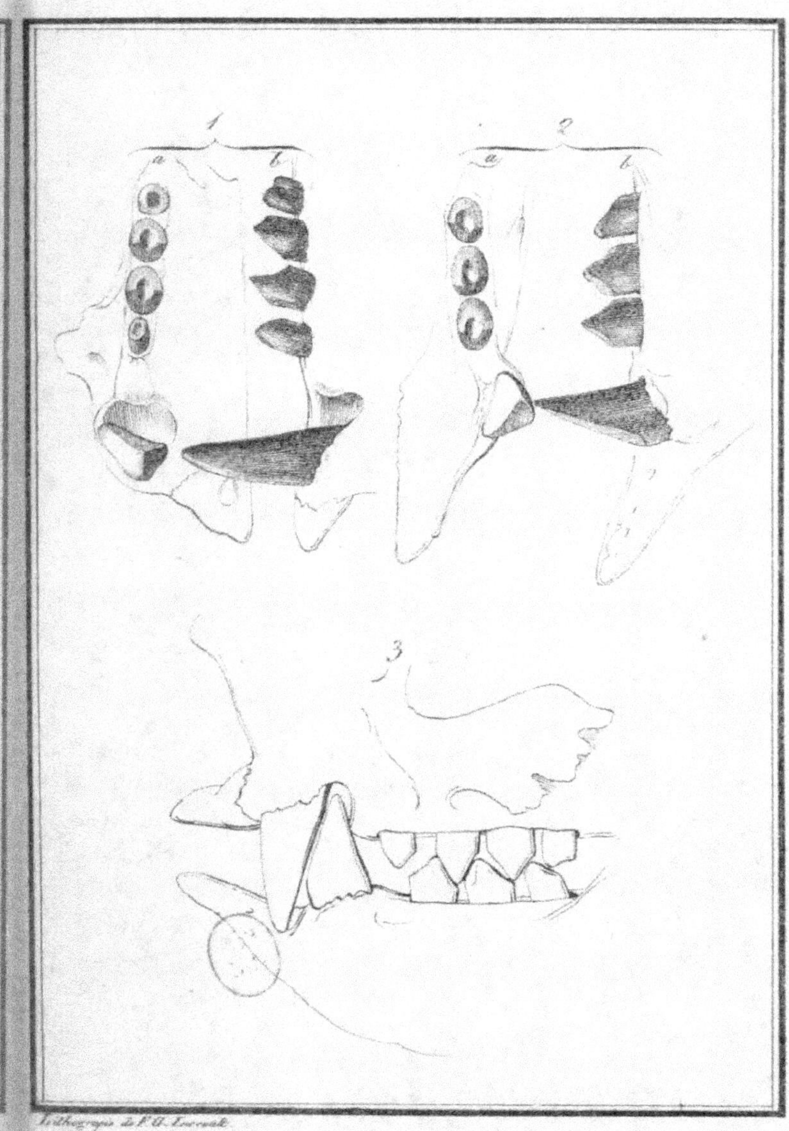

N. 77.

mâchelières ont la même forme, sont cylindriques, et leur partie centrale se compose d'une substance plus tendre que celle qui l'environne et qui est analogue à l'émail, quoique moins dur que lui; cette partie centrale est creusée, et chaque dent est coupée en biseau. La première n'a qu'un biseau d'avant en arrière, et elle est plus petite que la suivante. La seconde et la troisième sont coupées obliquement en avant et en arrière, en forme de coin, et leur grandeur est la même. La quatrième ressemble à la première, si ce n'est que son biseau est dans un sens opposé.

A LA MACHOIRE INFÉRIEURE, la canine est triangulaire comme celle de la mâchoire supérieure, mais un peu plus courte : les trois mâchelières, qui sont de même grandeur et de même forme, ressemblent à celles qui leur sont opposées, seulement leur biseau postérieur est plus grand que l'antérieur.

DANS LEUR POSITION RÉCIPROQUE, la face postérieure de la canine supérieure est en contact parfait avec la face antérieure de la canine opposée, laquelle vient cacher sa pointe dans un creux profond qui se trouve dans le maxillaire à la base de l'autre canine. Les mâchelières sont alternes, c'est-à-dire que le biseau antérieur de celles d'en bas est opposé au postérieur de celles d'en haut, et le biseau postérieur des premières au biseau antérieur des secondes.

Toutes les dents du paresseux, canines et mâchelières, sont dépourvues de racines proprement dites.

194

N° LXXVIII.

ACHEUS (1).

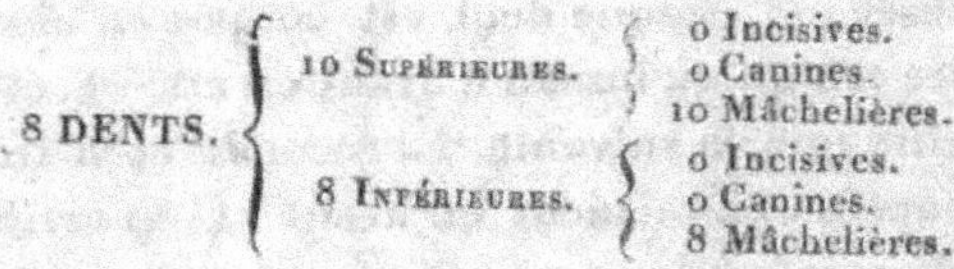

A LA MÂCHOIRE SUPÉRIEURE, toutes les mâchelières se ressemblent pour la forme: ce sont des cylindres. La première est la plus petite, la seconde la plus grande; les trois autres ne diffèrent point entre elles. Comme les mâchelières du genre précédent, celles-ci ont leur partie centrale composée d'une substance moins dure que celle de la circonférence, ce qui fait que chacune de ces dents est creusée à son centre; mais leur bord, au lieu d'être taillé en biseau, est irrégulièrement découpé, excepté la première, qui n'a qu'un biseau postérieur.

A LA MÂCHOIRE INFÉRIEURE, les mâchelières ont la même forme que celles de l'autre mâchoire; la dernière est la plus grande; les trois autres sont semblables sous ce rapport, et la première seule est remarquable en ce qu'elle est coupée obliquement et d'une manière régulière à son côté postérieur.

DANS LEUR POSITION RÉCIPROQUE, la partie antérieure des dents de la mâchoire d'en bas est en rélation avec la partie postérieure de celles d'en haut, de manière qu'elles s'entaillent réciproquement.

(1) Nom que rapporte la fable comme étant celui d'un Grec stupide et indolent.

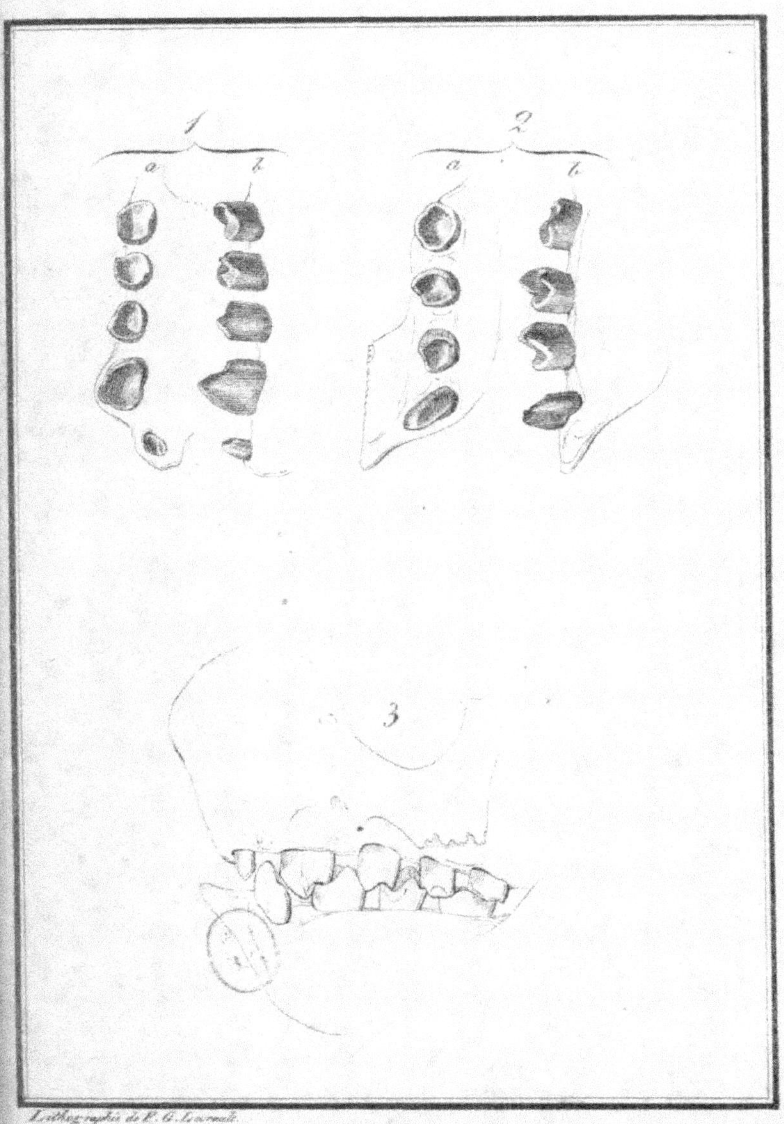

Lithographie de F. G. Levrault.

N.º 78.

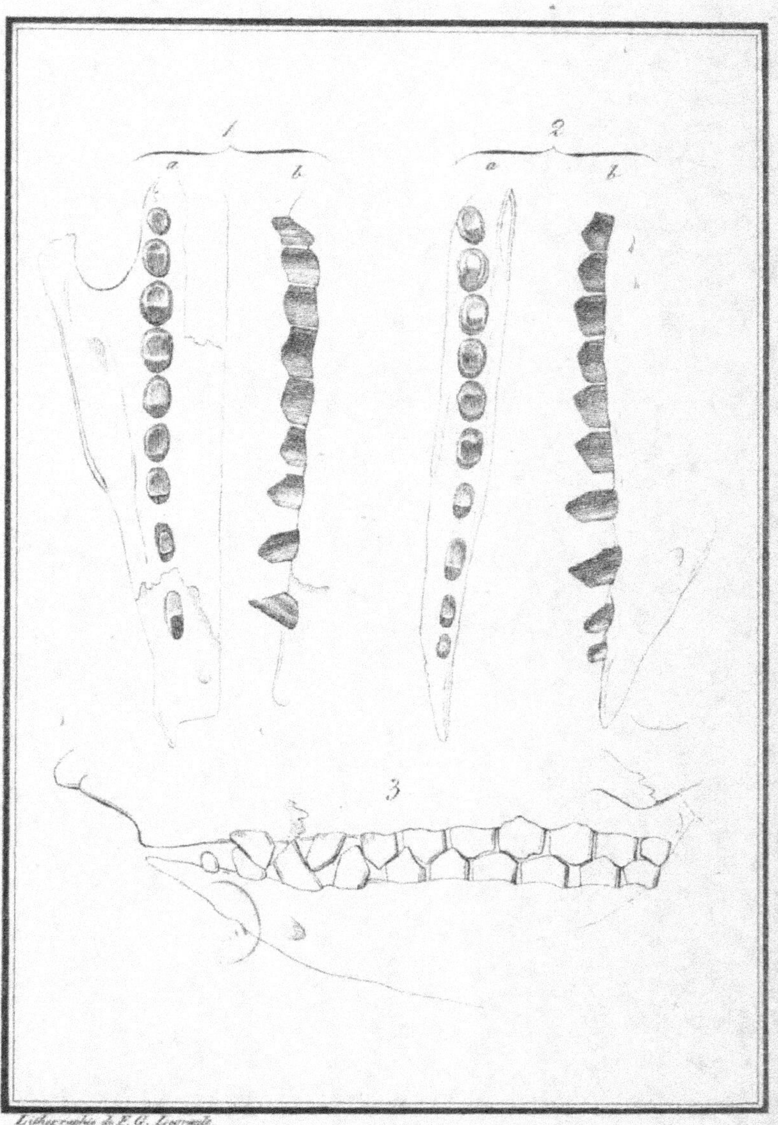

Lithographie de F. G. Levrault.

N. 79.

195

Toutes les dents que nous venons de décrire sont dépourvues de racines.

C'est, ainsi que nous l'avons dit, le paresseux aï qui
nous donne ce système de dentition ; et l'on trouve
dans la différence qui existe entre le mode d'articulation de la mâchoire de ce paresseux, et l'articulation
de celle de l'unau, la raison des différens effets de
l'usure des dents chez l'un et chez l'autre.

N° LXXIX.

TATOUS.

38 DENTS.	**18 Supérieures.**		2 Incisives.	
			o Canines.	
			16 Mâchelières.	
	20 Inférieures.		4 Incisives.	
			o Canines.	
			16 Mâchelières.	

Nous avons fait connaître l'existence de dents dans
l'os intermaxillaire des tatous, en donnant la description d'un encoubert qui nous présentait ce nouveau
type, dans la 38ᵉ livraison de notre Histoire naturelle des
mammifères. Ces dents rendent inexact le caractère que
Linnæus avait donné à ses brutes, caractère qui semble
même être encore le principal de l'ordre des édentés.

A la mâchoire supérieure, l'incisive est obtuse, petite,
comprimée latéralement et sur la même ligne que les
mâchelières ; aussi doit-elle remplir les mêmes fonctions que celles-ci. Les mâchelières vont en augmentant de grandeur de la première à la cinquième, et en
diminuant de la sixième à la huitième. La cinquième
est la plus grande, et la première la plus petite ; sous
ce rapport celle-ci diffère peu de l'incisive ; elle en diffère également très-peu, ainsi que la seconde, sous le

rapport de la forme. Toutes les autres sont plus ou moins cylindriques et ont leur couronne usée plus ou moins obliquement à leur partie antérieure ou à leur partie postérieure, et quelquefois à toutes deux de manière à devenir anguleuses. On voit au centre de ces dents un point brun, et le reste de leur substance est très-homogène, assez dur, et elles paraissent entourées d'émail.

À LA MACHOIRE INFÉRIEURE, nous considérons comme incisives les deux premières dents de chaque maxillaire inférieur, parce qu'elles ne sont en rapport qu'avec l'intermaxillaire en avant de l'incisive supérieure. Ces dents sont petites, obtuses, comprimées sur les côtés, et de peu d'usage à l'animal, d'autant plus qu'elles sont sur la même ligne que les mâchelières. Celles-ci vont en augmentant de grandeur de la première à l'avant-dernière qui est petite, et elles présentent toutes les mêmes formes que celles qui leur correspondent à l'autre mâchoire.

DANS LEUR POSITION RÉCIPROQUE, les incisives inférieures, comme nous l'avons dit, ne sont en rapport qu'avec l'intermaxillaire. L'incisive supérieure communique avec la seconde incisive opposée et la première molaire; ces dents sont alternes comme toutes les autres mâchelières les unes à l'égard des autres, ce qui explique la forme anguleuse qu'elles prennent par l'effet de l'usure.

Toutes les dents des tatous sont sans racines.

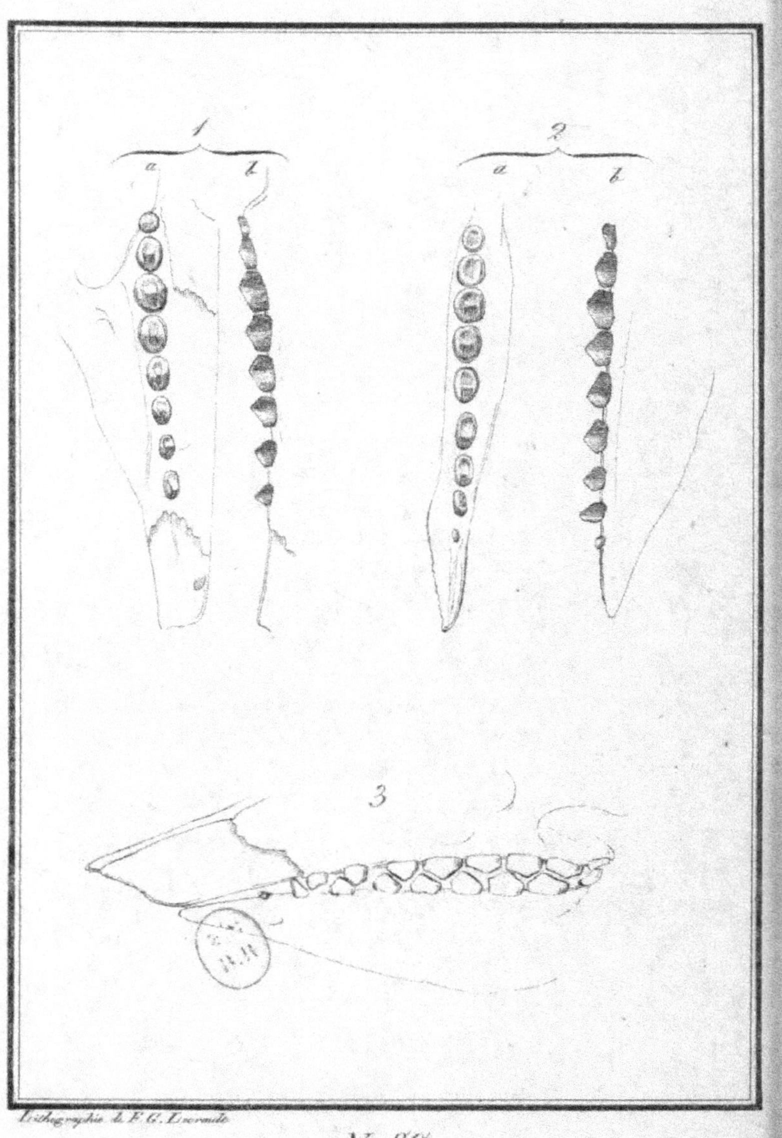

Lithographie d. F. G. Levrault.

N. 80.

N° LXXX.

TATUSIES.

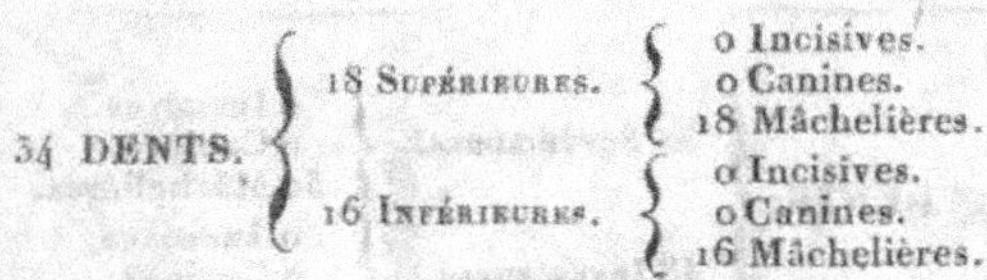

Nous donnons ce nom aux armadilles dépourvus de dents incisives; en effet, ils n'ont aucune dent implantée dans l'os intermaxillaire, ou qui soit en opposition avec lui.

A LA MACHOIRE SUPÉRIEURE, les mâchelières vont en augmentant de grandeur de la première à l'avant-dernière : la dernière est plus petite qu'aucune autre. Ces dents présentent la même forme, la même structure que celles des tatous.

A LA MACHOIRE INFÉRIEURE, les mâchelières vont aussi en augmentant de grandeur de la première à l'avant-dernière. La dernière est la plus petite, mais elle est plus grande que celle de la mâchoire opposée; et toutes ces dents ont la forme et la structure de celles qui leur correspondent supérieurement.

DANS LEUR POSITION RÉCIPROQUE, ces dents sont alternes, et nous n'en voyons point, comme dans le groupe précédent, à la mâchoire inférieure, qui soient antérieures aux premières de la mâchoire supérieure.

Toutes les dents des tatusies sont sans racines proprement dites.

N° LXXXI.

PRIODONTES (1).

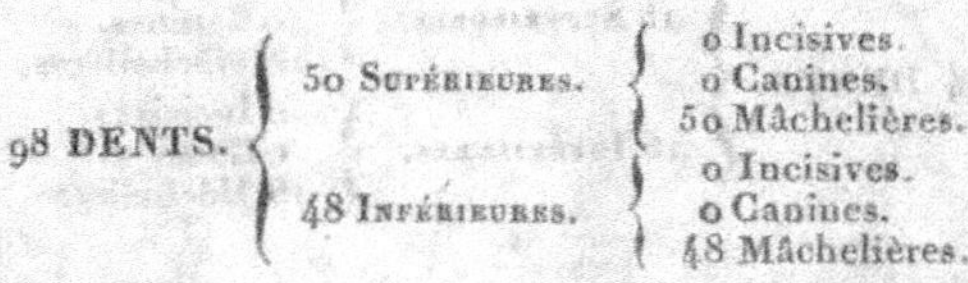

Le système des dents des priodontes est fort singulier, et les nombres que nous donnons pourraient bien n'ê- tre pas très-exacts; car nous n'avons examiné qu'un seul individu, et il paraît que le nombre des dents peut varier chez ces animaux. Un des côtés de la tête que nous avons sous les yeux ne nous présente que vingt- quatre dents à sa mâchoire supérieure, et vingt-six à l'autre, et la mâchoire inférieure nous en présente vingt-trois et vingt-quatre. Nous prendrons donc à peu près les termes moyens.

A LA MACHOIRE SUPÉRIEURE, les mâchelières sont peu différentes pour la grandeur, et toutes sont plus ou moins comprimées latéralement. Les antérieures sont celles qui le sont le plus; elles ressemblent tout-à-fait à des lames terminées par une ligne droite; les posté- rieures se rapprochent un peu plus de la forme cylin- drique; mais les unes et les autres sont divisées longi- tudinalement dans leur milieu par une partie de leur substance plus claire que les autres et demi-transpa- rente.

(1) J'ai formé ce genre dans la livraison de décembre 1822 de mon Histoire naturelle des mammifères.

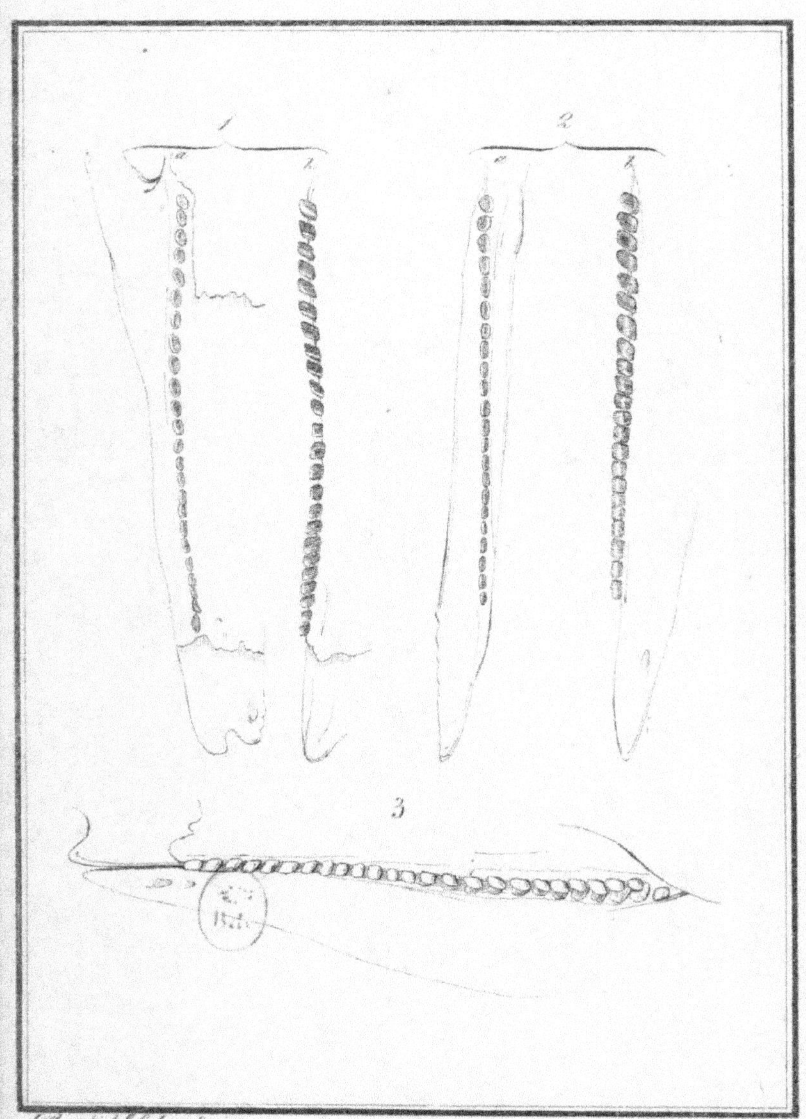

Lithographie de V. G. Lassaulx.

N. 81.

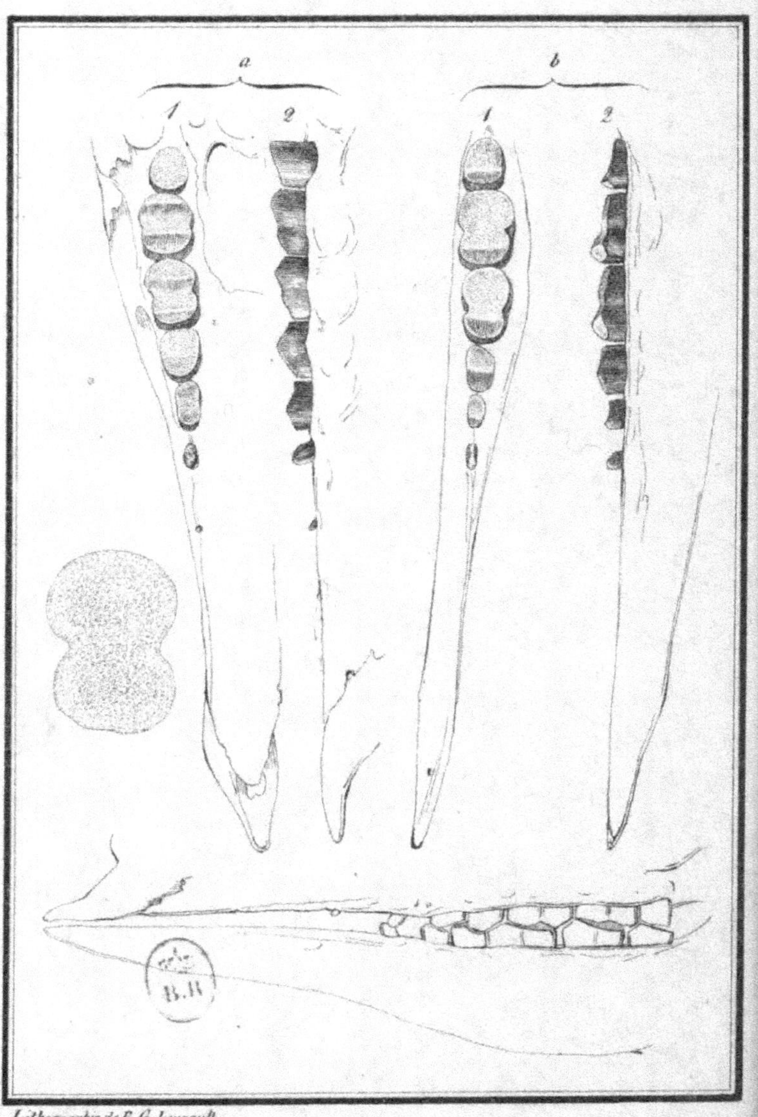

Lithographie de F. G. Levrault.

N. 82.

À la mâchoire inférieure. Les dents de cette mâchoire vont aussi en diminuant un peu de grandeur, de la première à la dernière, mais toutes indistinctement ont la forme de lames, et sont divisées comme les supérieures.

Dans leur position réciproque, les mâchelières inférieures sont opposées par leur face externe à la face interne des supérieures ; et comme l'articulation des mâchoires est analogue à celle des rongeurs, et que l'inférieure n'a qu'un mouvement horizontal de va-et-vient, il en résulte que leur action a de la ressemblance avec celui d'une scie : ce qui m'a déterminé à donner à ce genre le nom de priodonte.

Les dents des priodontes, comme celles des genres précédens ont leur capsule libre à leur base.

C'est l'animal auquel mon frère a donné le nom de tatou géant, qui nous a présenté ce système de dentition.

———

N° LXXXII.

ORYCTÉROPES.

26 DENTS.
{ 14 Supérieures. { 0 Incisives. 0 Canines. 14 Mâchelières. }
{ 12 Inférieures. { 0 Incisives. 0 Canines. 12 Mâchelières. }

À la mâchoire supérieure, la première mâchelière est un point rudimentaire qui ne paraît pas sortir des gencives ; la seconde est aussi une très-petite dent comprimée et obtuse ; la troisième commence déjà à servir à la mastication ; elle est elliptique. La quatrième, plus grande que la troisième, a la même forme générale qu'elle. La cinquième et la sixième sont de même grandeur : l'une et l'autre ont une dépression longitudina e à leur côté interne et à leur côté externe, qui les partage en deux parties égales, et leur donne la forme de deux portions de cylindres réunis. La septième est simple et à peu près de la forme de la quatrième.

Toutes ces dents ont la surface de leur couronne à peu près unie.

À LA MACHOIRE INFÉRIEURE, la première mâchelière est petite, comprimée, obtuse, et semblable à la seconde de la mâchoire opposée. La deuxième et la troisième ressemblent à la troisième et à la quatrième de cette dernière mâchoire. La quatrième est plus petite que la cinquième, mais toutes deux ont la même forme; elles se composent de deux cylindres réunis; enfin, la dernière est semblable à l'analogue d'en haut.

DANS LEUR POSITION RÉCIPROQUE, la première de la mâchoire supérieure n'en a point qui lui soit opposée. Les trois suivantes sont à peu près alternes à celles qui leur correspondent; les autres le sont moins : les supérieures sont, antérieurement des trois quarts de leur couronne, en rapport avec une portion postérieure analogue des inférieures, ce qui fait que le quart restant des unes et des autres présente un léger biseau.

Outre les formes que nous venons de décrire, les mâchelières de l'oryctérope ont une structure qui leur est tout-à-fait particulière; leurs racines ne diffèrent point de leur couronne, mais elles ne présentent point de cavité pour la capsule dentaire, comme font toutes les espèces de dents chez les mammifères; elles semblent présenter un nouveau mode de développement pour ces organes. Comme toutes les dents dépourvues de racines proprement dites, elles paraissent croître constamment; mais, au lieu d'être formées de couches successives et toujours renaissantes, elles le sont, en apparence du moins, de fibres longitudinales, pentagones, et dont le centre serait percé, ou rempli d'une substance de couleur plus foncée que ces fibres.

MONOTRÈMES.

Nous plaçons ici les monotrèmes, jusqu'à présent ces singuliers vertébrés ayant toujours été réunis aux édentés, et sans doute parce qu'on ne pouvait les rapprocher des autres mammifères qu'en rompant encore davantage les rapports naturels.

Il faut cependant convenir que les rapports des monotrèmes et des édentés sont encore bien éloignés, si même les premiers appartiennent en effet aux mammifères, ce qui a été mis en doute par quelques naturalistes. Quoi qu'il en soit, nous dirons un mot des dents qui caractérisent l'ornithorynque, la seule espèce de monotrème qui semble pourvue de ces organes.

N° LXXXIII.

ORNITHORYNQUES.

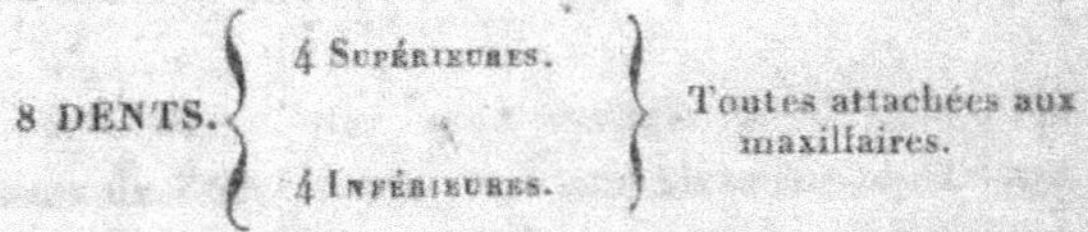

Les dents de cet animal ne semblent, au premier abord, avoir rien de commun avec des dents proprement dites; elles ont l'apparence de callosités par leur forme, et de substance cornée par leur couleur et leur consistance.

À la machoire supérieure, on trouve d'abord, à la partie antérieure du maxillaire, un organe long, étroit,

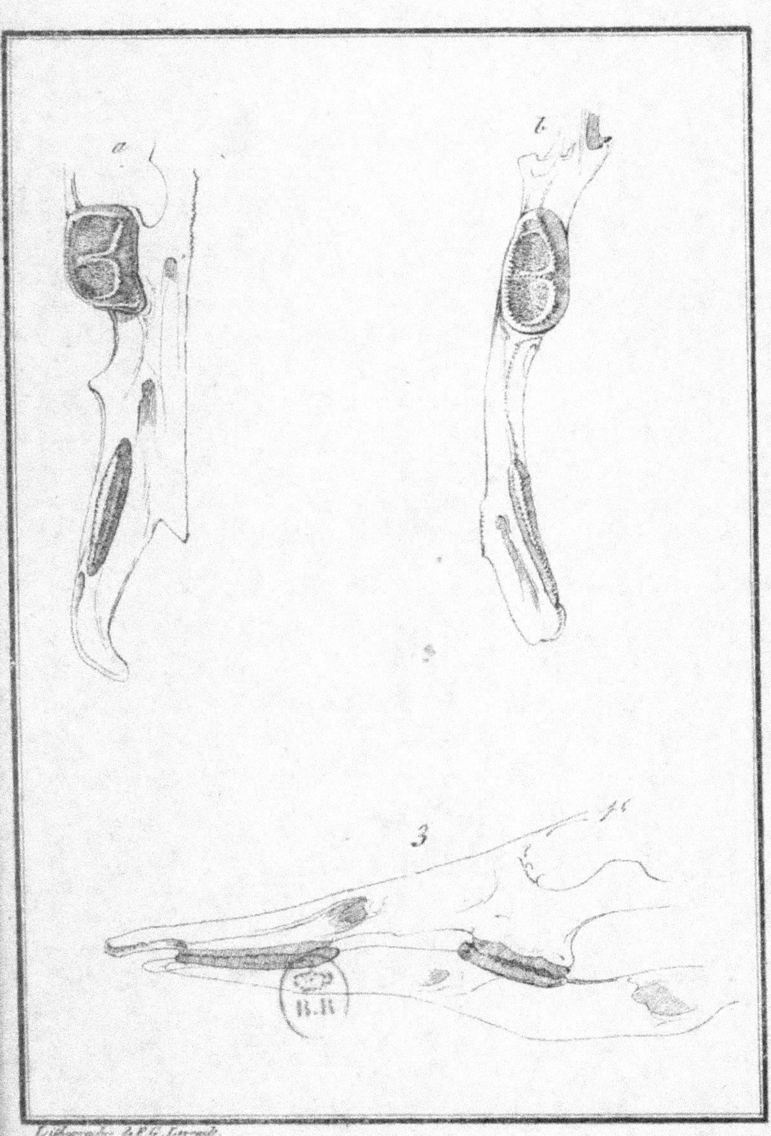

N.º 83.

jaunâtre, et qui a la dureté et la compacité de la corne ; cet organe ou cette dent présente trois côtes longitudinales, une centrale, plus grande que deux autres qui sont sur ses côtés. Fort en arrière de cette première dent, et dans une partie tout-à-fait analogue à la région malaire du maxillaire des mammifères, se trouve un autre organe de mastication, une autre dent, formée d'une substance assez semblable à celle de la première, d'un tiers plus longue que large, circonscrite par une ligne courbe à son bord extérieur et à ses extrémités, et par une ligne droite à son bord intérieur, et dont les bords sont relevés en une crête continue, un peu plus épaisse au côté interne qu'au côté externe.

Ces organes en dessous, à la partie correspondante aux racines, présentent des mamelons qui répondent à la partie centrale et creusée du dessus, mais qui sont beaucoup plus saillans que cette partie n'est profonde.

A la machoire inférieure, on trouve absolument les mêmes organes masticateurs qu'à la supérieure. Tout ce que nous pourrions faire remarquer ici de particulier, c'est que les dents postérieures sont un peu plus arrondies sur leur bord interne, et que leur couronne est partagée en deux parties égales, par une légère colline transverse.

Dans leur position réciproque, ces dents sont opposées couronne à couronne.

C'est l'*ornithorynchus paradoxus* qui nous a servi pour cette description.

PACHYDERMES.

Quoique les animaux qui forment aujourd'hui cet ordre aient toujours été plus ou moins rapprochés l'un de l'autre par les naturalistes qui ont eu quelque idée des rapports naturels, cependant ils n'ont définitivement été réunis que par les travaux de mon frère sur les animaux fossiles, lesquels, ayant fait connaître plusieurs genres nouveaux, ont établi des points d'union qui n'existaient pas, et effacé des lacunes que l'esprit ne pouvait remplir.

Linnæus composait cet ordre des chevaux ; des hippopotames, parmi lesquels il rangeait le tapir ; des cochons, auxquels il réunissait le cabiai ; et des rhinocéros. Erxleben, qui ne forma point d'ordres, mit cependant immédiatement à la suite l'un de l'autre, les cochons ; les hydrocherus, qui comprenaient le tapir et le cabiai ; les hippopotames, les rhinocéros, les éléphans et les chevaux. Plus tard, Storr constitua cet ordre des cochons, du cabiai, des rhinocéros, des éléphans et de l'hippopotame. Cette variation annonçait là difficulté du sujet, sans que les rapports principaux fussent toutefois méconnus ; aussi est-ce ce fonds-là qui a été fécondé par les travaux subséquens. Le cabiai, qui n'est point un pachyderme, a été rendu à l'ordre des rongeurs, et le daman a été tiré de cet ordre, par mon frère, pour être rapproché des rhinocéros. Il a séparé les pécaris des cochons, et moi-même j'en avais tiré les phacochœres. Enfin, cet ordre a pris un grand caractère

de fixité depuis que mon frère l'a considéré comme
devant être composé de la réunion de tous les mammifères qui ne peuvent se servir de leurs pieds que
pour se soutenir, dont les doigts sont immobiles dans
des sabots, et qui ne ruminent point. Ces caractères
ont confirmé des rapprochemens qui n'étaient dus
qu'à un sentiment obscur des rapports naturels ; et aujourd'hui les pachydermes, en comptant les animaux fossiles, constituent quinze genres. Nous nous bornerons
à parler des pachydermes vivans (1), c'est-à-dire des
éléphans, des hippopotames, des cochons, des dicotyles et des babiroussas, des phacochœres, des rhinocéros, des damans, des tapirs et des chevaux.

Considérés sous le rapport des dents, ces animaux
nous présentent de grandes variétés de forme et de
structure. Chez les uns les incisives sont simples et
tranchantes, chez les autres en forme de défenses, d'autres en sont tout-à-fait privés. Il en est de même des canines : elles ressemblent chez quelques-uns aux canines
ordinaires ; elles sont pour d'autres de puissantes et dan-
gereuses défenses ; d'autres, enfin, en manquent tout-à-
fait. Les mâchelières sont à surface large, irrégulières et
propres à broyer. Toutes ces sortes de dents sont tantôt
pourvues et tantôt privées de racines proprement dites,
et rien n'est régulier dans leur nombre, qui, dans plusieurs genres, varie d'une espèce à l'autre ; enfin, les
mâchelières diffèrent quelquefois de nombre avec l'âge
des individus.

Au milieu de tant d'anomalies, on trouve cependant

(1) La description des dents fossiles des pachydermes, ainsi que
celle des dents des autres animaux antédiluviens, se trouve dans les
Recherches de mon frère sur les ossemens fossiles , 5 vol. in-4°.

à former des rapprochemens naturels, et c'est ce qu'a fait mon frère. Nous le suivrons dans ce travail, et parlerons successivement des éléphans ; des cochons , parmi lesquels entrent les hippopotames, les dicotyles, les babiroussas et les sangliers, des phacochœres ; des rhinocéros, qui comprennent le daman et les tapirs , et enfin des chevaux. Nous commencerons par les cochons, sans entrer plus avant dans ces considérations génériques.

N° LXXXIV.

HIPPOPOTAMES.

58 DENTS.	20 Supérieures.	4 Incisives. 2 Canines. 14 Mâchelières.	8 Fausses molaires. 6 Molaires.
	18 Inférieures.	4 Incisives. 2 Canines. 12 Mâchelières.	4 Fausses molaires. 8 Molaires.

A la machoire supérieure, la première incisive est conique, droite et un peu usée sur son côté interne ; la seconde est également conique, mais recourbée en dedans de la mâchoire. La canine est courte , et coupée obliquement par son frottement contre celle qui lui est opposée. Les quatre mâchelières qui suivent la canine sont de véritables fausses molaires. La première est très-petite, tombe avec l'âge, et ne se reproduit plus ; elle est séparée de celles qui viennent après et qui se suivent immédiatement. Celles-ci, à peu près de même grandeur, tombent aussi dans la jeunesse de l'animal, et ces premières dents sont plus compliquées que les secondes ; ce sont des vraies molaires (1). Ce sont celles que nous

(1) Mon frère décrit très en détail ces changemens dans ses Recherches sur les animaux fossiles , t. 1 , p. 288.

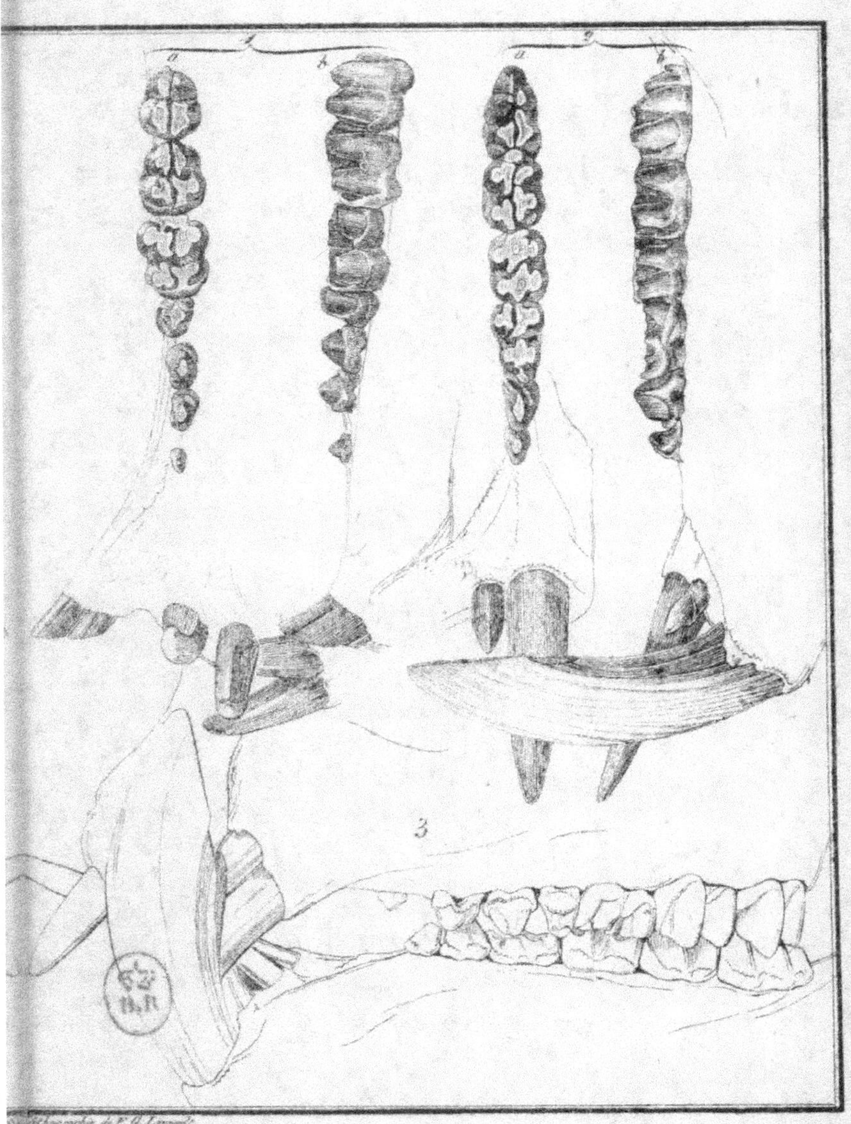
a
b
a
b
3
N.°84.

décrivons qui les remplacent, et lorsqu'elles s'usent elles présentent la forme d'un trèfle. Les trois dernières mâchelières se ressemblent sous tous les rapports; elles se composent de quatre gros tubercules accolés par paires et coniques avant d'être usés par la mastication; après les premiers effets de l'usure, ils présentent chacun, par les contours de leur émail, la figure d'un trèfle, c'est-à-dire trois lobes disposés plus ou moins régulièrement en triangle; et lorsque l'usure va plus loin, chaque paire de trèfle se réunit, et présente alors la forme d'une croix, avec un disque dans son milieu.

A LA MACHOIRE INFÉRIEURE, la première incisive est longue, cylindrique, terminée en pointe, et un peu usée sur son côté externe. La seconde est de même forme qe la première, mais beaucoup plus petite. Les canines sont d'énormes défenses aiguisées en biseau, et dont la coupe représente une ellipse un peu irrégulière dans son contour. Les mâchelières forment une série continue; la première et la seconde sont de fausses molaires; la première est plus petite que l'autre, et elle tombe avec l'âge sans être remplacée. Les quatre suivantes ont les mêmes formes générales que celles de la mâchoire d'en haut; la première, plus petite que les autres, a un tubercule antérieur isolé; les suivantes, à peu près de même grandeur l'une que l'autre, ont aussi un tubercule isolé, mais qui est postérieur.

C'est d'un hippopotame du Cap que cette description est tirée.

208

LXXXV.

SANGLIERS.

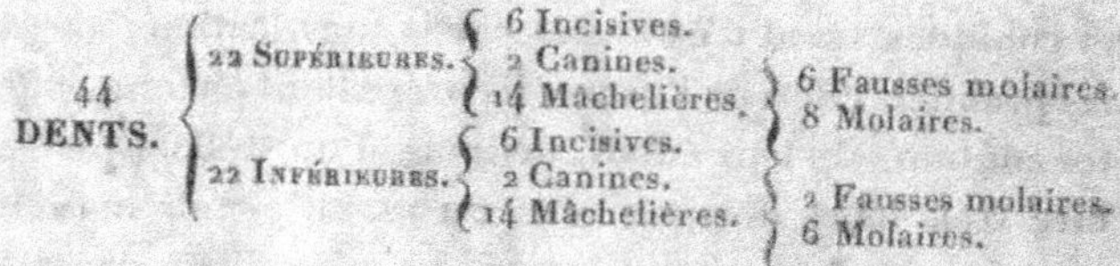

A LA MACHOIRE SUPÉRIEURE, les incisives sont placées
l'une derrière l'autre, à cause du peu de largeur du
museau, et de la grandeur de la première de ces dents ;
elle est crochue, un peu dentelée, et coupée obliquement sur son bord ; un creux longitudinal se trouve au
milieu de sa couronne : la seconde a de la ressemblance avec la première, mais elle est plus petite, et
n'est point creusée à sa couronne : la troisième, plus
petite encore que la seconde, est large, mince et terminée en pointe, lorsque l'usure ne l'a point émoussée.
La canine vient après un intervalle vide ; c'est une
défense qui s'écarte en dehors et se relève ; elle est
conique, avec une arête à son bord postérieur, et une
surface unie en avant vers sa pointe, formée par le
frottement de la canine inférieure. Les mâchelières
commencent à la base de la canine ; elles vont en
augmentant de grandeur de la première à la dernière.
Les trois premières sont de fausses molaires ; mais
leur tubercule principal semble environné, formé même
d'autres tubercules, petits et irréguliers. Cette espèce
d'agrégation de petits tubercules, pour en former de
plus grands, est le caractère des mâchelières du sanglier ; aussi le retrouverons-nous dans toutes les dents
dont il nous reste à parler, et cette structure com-

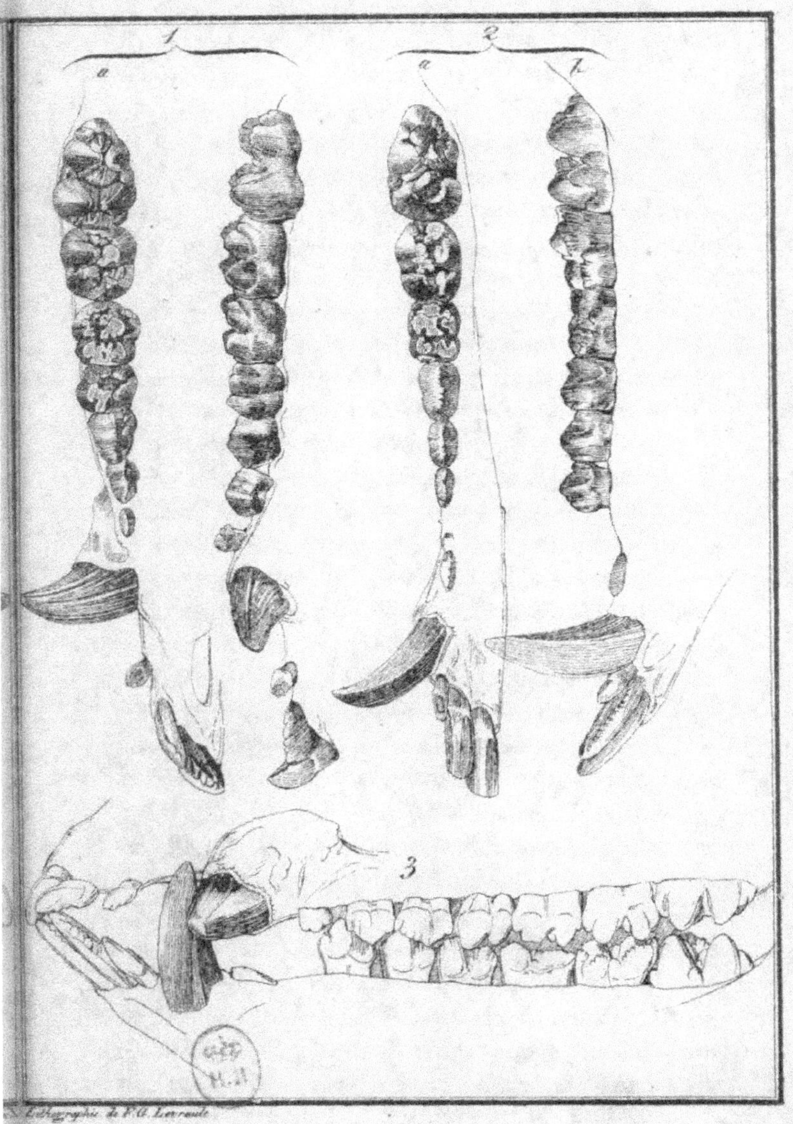

N.º 85.

pliquée en rend impossible une description complète et détaillée. La quatrième mâchelière semble formée de trois tubercules principaux, deux en dehors et un en dedans. Les deux suivantes en ont quatre réunis par paires, une antérieure et une postérieure. La dernière en a un de plus impair postérieurement. A mesure que ces tubercules s'usent, ils présentent des dessins d'émail de plus en plus compliqués, et toujours proportionnellement au nombre des tubercules secondaires, qui ont été atteints par l'usure et se sont réunis, par l'effet de la mastication, au tubercule principal.

A LA MACHOIRE INFÉRIEURE, la première incisive a la forme ordinaire de ces sortes de dents : la seconde est aussi tranchante, mais placée un peu en arrière de la première; son tranchant est oblique : la troisième est une petite dent, placée aussi un peu en arrière de la seconde, et formée de deux lobes, un grand antérieur et un petit postérieur. Toutes ces dents sont couchées en avant, et presque dans le sens de l'axe de la mâchoire. La canine est une défense de forme triangulaire, courbée antérieurement, droite en arrière, et par-là très aiguë; elle se porte en dehors de la mâchoire. La première mâchelière naît presque à la base de la canine; c'est une fausse molaire en rudiment. Après elle vient un intervalle vide, qui est suivi de trois fausses molaires, c'est-à-dire de dents plus grandes d'avant en arrière que d'un côté à l'autre, et tranchantes comparativement aux mâchelières. Les trois suivantes sont de vraies molaires : la première est formée de quatre tubercules principaux réunis par paires; la seconde en a un impair postérieurement, et la troisième est terminée par une paire de tubercules de plus que les autres, c'est-à-dire qu'elle en a trois. Notre dessin ne présente pas cette dernière paire, parce qu'il a été fait d'après un jeune individu dont la dernière molaire avait encore sa partie postérieure cachée dans l'alvéole. Ces dents ont la même structure que les supérieures: leurs tubercules principaux sont couverts de fissures, ou environnés de petits tubercules qui les rendent, dans leurs détails, extrêmement irréguliers. Ces mâchelières vont en augmentant de grandeur de la première à la dernière.

DANS LEUR POSITION RÉCIPROQUE, les incisives sont opposées couronne à couronne; les canines inférieures sont en opposition, par leur face postérieure, avec la face antérieure des canines opposées. Les fausses molaires sont alternes, et les molaires opposées couronne à couronne.

C'est le sanglier commun qui nous offre ce système de dentition.

N° LXXXVI.

DICOTYLES.

$$
38\ \text{DENTS.}
\begin{cases}
18\ \text{SUPÉRIEURES.} & \begin{cases} 4\ \text{Incisives.} \\ 2\ \text{Canines} \\ 12\ \text{Mâchelières.} \end{cases} \\
20\ \text{INFÉRIEURES.} & \begin{cases} 6\ \text{Incisives.} \\ 2\ \text{Canines.} \\ 12\ \text{Mâchelières.} \end{cases}
\end{cases}
$$

A LA MACHOIRE SUPÉRIEURE, la première incisive est crochue et un peu dentelée sur ses bords; la seconde est de même forme, mais bien plus petite. La canine droite et pointue, est très comprimée sur les côtés, et fort tranchante en arrière ; elle s'écarte peu de l'axe de la mâchoire. Les mâchelières vont en grandissant de la première à la dernière, mais toutes se ressemblent par la forme ; elles se composent de quatre tubercules prin-

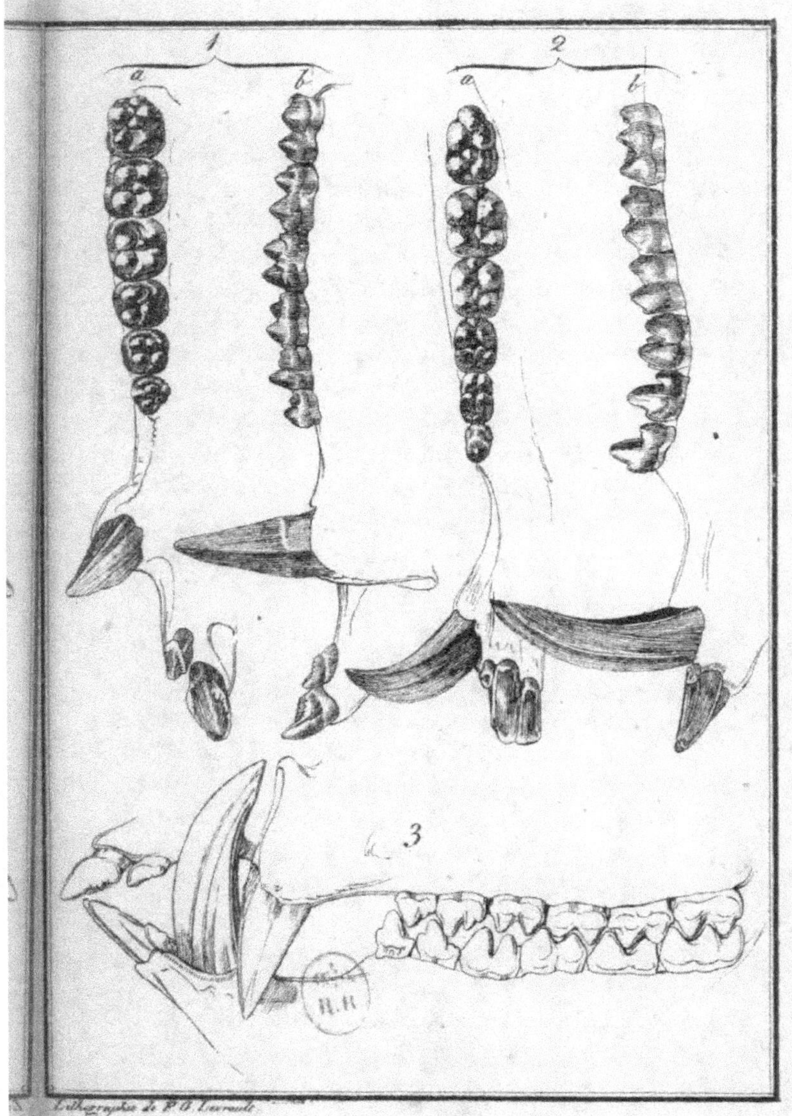

N.º 86.

cipaux réunis par paires, excepté la dernière, qui a un tubercule postérieur impair. Ces tubercules sont couverts de fissures environnées de petits tubercules qui rendent leurs détails infinis et tels qu'un dessin minutieux pourrait seul en donner une idée parfaite.

A LA MÂCHOIRE INFÉRIEURE, les incisives sont semblables à celles des cochons ; et il en est de même des canines, seulement elles s'écartent moins de l'axe de la mâchoire. Les mâchelières vont aussi en grandissant de la première à la dernière ; et, excepté la première, qui est une fausse molaire, et la dernière, qui a trois petits tubercules disposés en triangle de plus que les autres, toutes se composent de deux paires de tubercules qui ont les mêmes irrégularités que chez les cochons et que ceux de la mâchoire opposée.

DANS LEUR POSITION RÉCIPROQUE, les deux premières incisives inférieures sont opposées couronne à couronne à la première incisive supérieure ; les deux suivantes sont opposées l'une à l'autre. La face postérieure de la canine inférieure est opposée à la face antérieure de la canine d'en haut, et les mâchelières sont en partie alternes : celles d'en haut répondent, par leur extrémité postérieure, à l'intervalle de deux dents inférieures, et c'est l'extrémité antérieure de celles-ci qui répond à l'intervalle de deux dents supérieures.

La description que nous venons de donner est tirée du pécari, et notre dessin l'est du tajassu ; nous l'avons fait ainsi à dessein, pour montrer que la molaire postérieure de la mâchoire d'en bas du dernier n'est terminée que par un seul tubercule aussi grand que les autres, et non point par trois petits.

Nº LXXXVI *bis.*

BABIROUSSAS.

34 DENTS. { 16 Supérieures. { 4 Incisives. / 2 Canines. / 10 Mâchelières.
18 Inférieures. { 6 Incisives. / 2 Canines. / 10 Mâchelières.

A la mâchoire supérieure, les incisives sont tout-à-fait semblables à celles des dicotyles. La canine, au lieu d'avoir son alvéole dirigé en bas et de descendre contre la canine de l'autre mâchoire, a son alvéole dirigée en haut, et elle se développe en montant et en se recourbant en arrière sur elle-même. La première mâchelière est une fausse molaire ; les quatre suivantes, qui vont en augmentant graduellement de grandeur de la première à la dernière, ne diffèrent point de celles des dicotyles.

A la mâchoire inférieure, les incisives n'offrent point de différences, comparées à celles des genres précédens. La canine, très-élevée, se recourbe presque autant à sa face postérieure qu'à sa face antérieure. Les mâchelières vont en augmentant de grandeur de la première à la dernière. Les deux premières sont des fausses molaires ; les suivantes ressemblent aux analogues du groupe précédent

Dans leur position réciproque, les incisives ne présentent rien de particulier ; les canines, prenant la même direction, ne se rencontrent point : celles d'en bas seules forment des défenses lorsque l'animal acquiert un certain âge. Les fausses molaires sont alternes. Les molaires sont opposées couronne à couronne.

On ne connaît, comme on sait, qu'une seule espèce de babiroussa.

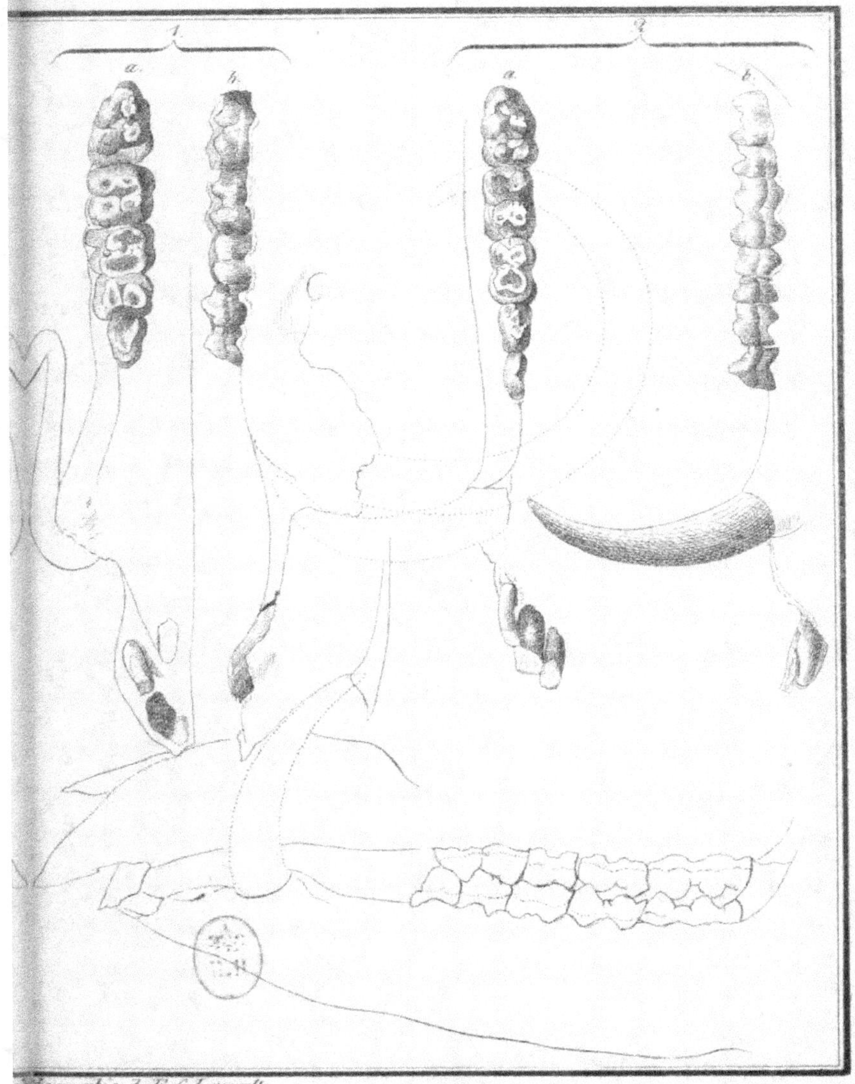

Lithographie de F. G. Levrault.

Nº 86 (bis)

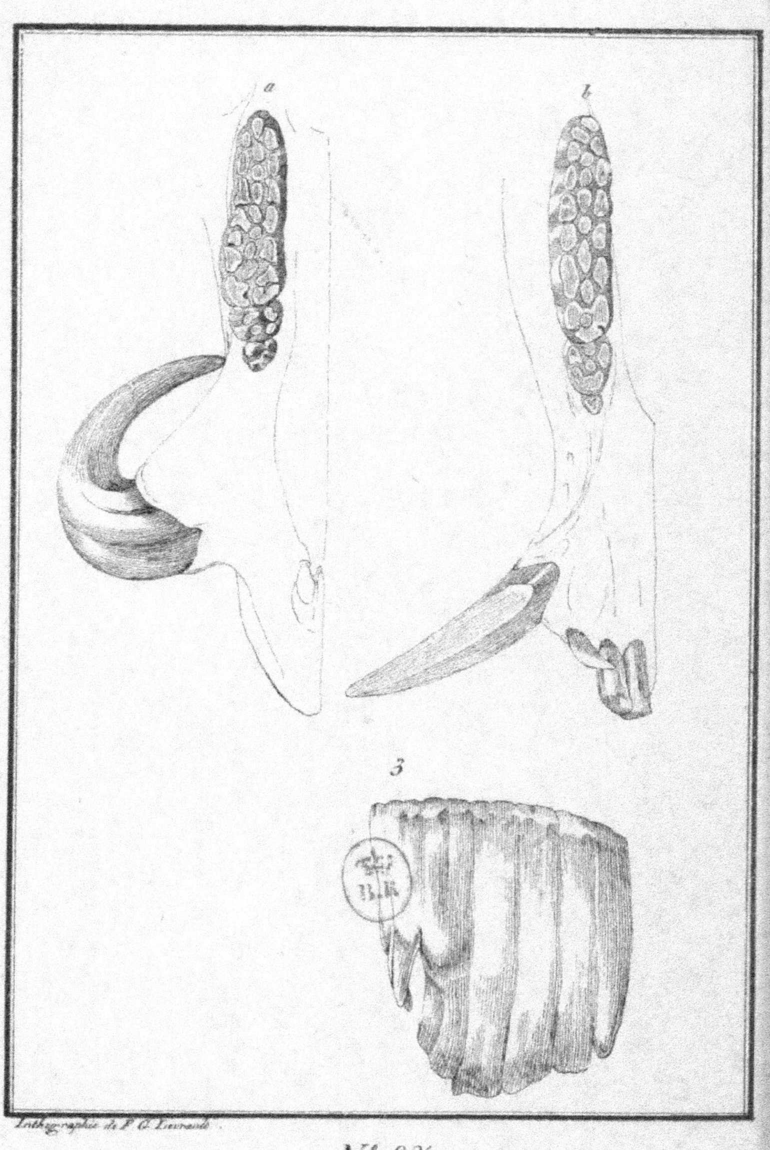

N° 87.

N° LXXXVII.

PHACOCHŒRES.

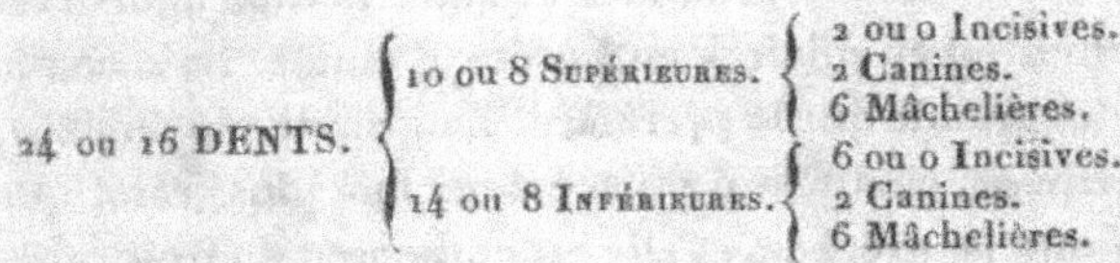

Nous voici arrivés à un système de dentition tout-à-
fait différent de celui des sangliers, et qui annonce des
animaux doués d'un naturel particulier, et beaucoup
plus herbivores qu'omnivores. Cependant, par les organes du mouvement, les sangliers et les phacochœres
ont la plus grande ressemblance; aussi ces animaux
ont-ils été réunis dans le même genre, tant que ces organes ont servi de base principale à la formation des
groupes génériques. Jusqu'à présent on ne connaît
encore que deux phacochœres, et l'un a des incisives
tandis que l'autre en paraît privé. Nous avons vu que chez
les pachydermes il y avait peu de régularité dans le
nombre des dents; cela tiendrait-il à la nature de ces
animaux, ou à des lacunes qu'il ne nous aurait pas été
donné de remplir? c'est ce que je ne déciderai pas.
Aussi ne séparerai-je point ces animaux: c'est une exception aux règles que nous avons suivies, que des observations ultérieures pourront détruire ou expliquer.

A LA MACHOIRE SUPÉRIEURE, l'incisive est crochue et
très-écartée, par sa racine, de sa congénère, mais s'en
rapprochant par sa couronne. La canine est une puissante défense dont l'alvéole est ouvert sur les côtés du
maxillaire, qui se développe en se relevant et en se re-

courbant en arrière, et qui se termine en une pointe
aiguë. La première et la seconde mâchelières sont,
en comparaison surtout de la troisième, de très-petites dents; elles se composent de quatre tubercules
qui, dans l'usure, présentent quatre petites figures elliptiques ou circulaires entourées d'émail. La seconde
est plus grande que la première. La grande mâchelière,
la dernière, occupe un espace deux fois plus grand que
celle qui la précède, et elle est composée de trois rangs
de tubercules, disposés longitudinalement. Ceux des
bords sont placés vis-à-vis l'un de l'autre, et ceux du
milieu sont intermédiaires aux premiers. Lorsque ces
tubercules commencent à s'user, ils présentent autant
de disques d'émail et forment comme trois chaînes
d'anneaux; lorsque les effets de la mastication s'étendent
plus loin, ces disques, ces anneaux s'agrandissent et
se déforment plus ou moins; ceux d'un côté se réunissent à ceux de l'autre, tandis que ceux du milieu quelquefois subsistent; d'où il résulte quelques variétés de
figures dans lesquelles cependant on retrouve ordinairement des indications des premières, et c'est toujours
par la partie antérieure que ces dents s'usent d'abord,
parce que c'est par là qu'elles commencent à sortir de
l'alvéole en poussant devant elles les premières mâchelières qui souvent ne se retrouvent plus qu'en grande
partie détruites dans les vieux individus, et même qui
quelquefois ont tout-à-fait disparu. Ces dents sont fort
long-temps sans prendre de racines; ce n'est que lorsqu'elles cessent de pousser, ce qui arrive très-tard,
qu'elles se terminent par des cônes plus ou moins
alongés, en enveloppant à leur base la capsule dentaire, qui se divise alors et cesse de former un seul organe.

A LA MACHOIRE INFÉRIEURE, les deux premières incisives sont à peu près d'égale grandeur et fortement couchées en avant ; la troisième, très-courte, est tout-à-fait appuyée contre les premières. La canine est une forte défense triangulaire qui s'écarte beaucoup de l'axe des mâchoires. Les mâchelières ne diffèrent point essentiellement de celles dont nous venons de faire la description ; seulement la première est beaucoup plus différente encore de la seconde, pour la taille, que nous ne l'avons vu.

Dans leur position réciproque, les deux premières incisives inférieures sont en relation avec la supérieure. La troisième d'en bas n'est opposée qu'à la gencive. La canine, par sa face postéro-interne, est unie à la face antéro-externe de la supérieure, et ces dents s'aiguisent par leur frottement. Les mâchelières sont opposées couronne à couronne.

Notre dessin est tiré, pour la mâchoire supérieure, d'un phacochœre sans incisives, et pour la mâchoire inférieure, d'un phacochœre pourvu d'incisives ; et nous ferons remarquer que les disques des dernières molaires du premier sont moins grands et moins nombreux que ceux de la dernière molaire des seconds. Serait-ce encore un caractère spécifique ?

N° LXXXVIII.

TAPIRS.

42 DENTS.
{
22 SUPÉRIEURES. { 6 Incisives. 2 Canines. 14 Mâchelières.
20 INFÉRIEURES. { 6 Incisives. 2 Canines. 12 Mâchelières.
}

À LA MACHOIRE SUPÉRIEURE, les deux premières incisives ont la forme ordinaire de ces sortes de dents, et la première est un peu plus grande que la seconde; la troisième est une dent aiguë, qui fait l'effet de canine, et est beaucoup plus grande que les précédentes. La canine, qu'un petit vide sépare des incisives, est de la même forme, mais plus petite que la troisième de ces dernières dents, et elle dépend presque autant de l'inter-maxillaire que du maxillaire. Après un long espace vide, vient la première mâchelière, qui est immédiatement suivie des cinq autres; c'est une dent rudimentaire, plus étroite en avant qu'en arrière, et formée de deux tubercules principaux. Toutes les autres se ressemblent pour la figure; elles se composent de deux collines transverses, réunies, à leur face externe, par une crête étroite qui les déborde, surtout en arrière. Ces collines sont séparées par un sillon profond; et la partie postérieure de chacune de ces dents, plus large que l'antérieure, est encore bordée d'une crête transversale, quelquefois dentelée. La première de ces mâchelières à deux collines est plus petite que celle qui la suit, laquelle est aussi un peu plus petite que la troisième; les quatre dernières sont d'égale grandeur.

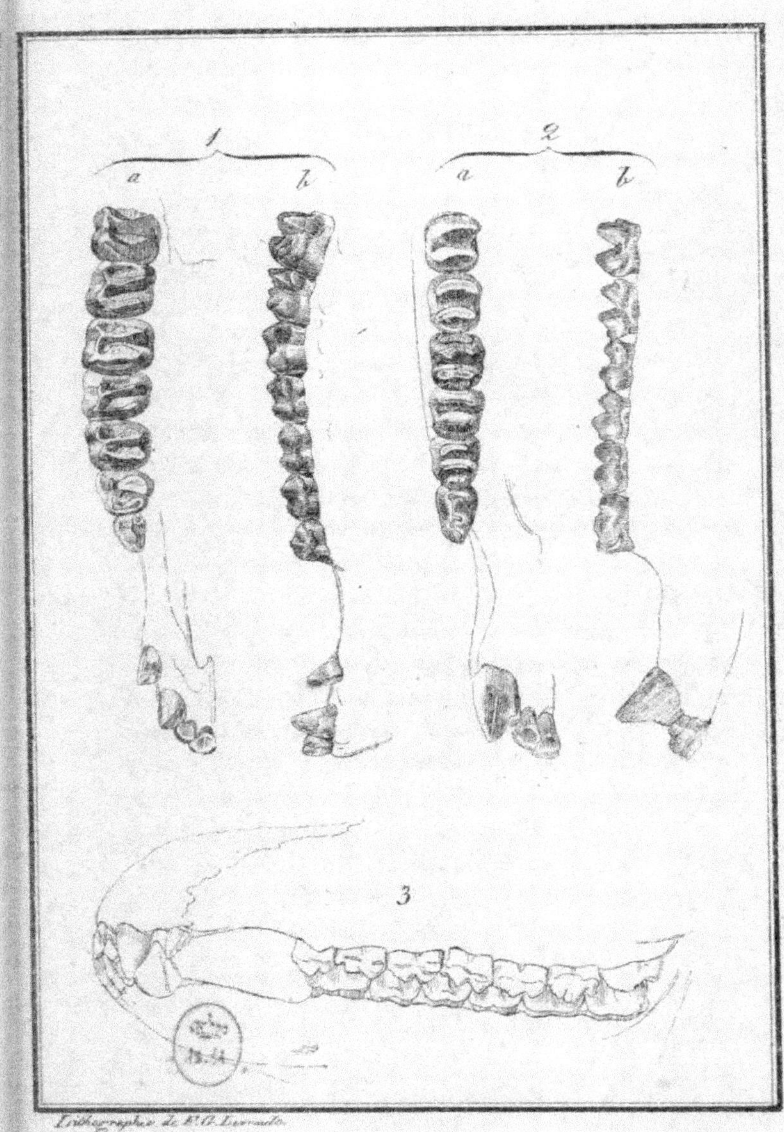

Lithographie de H. B. Leirault.

N.º 88.

À LA MACHOIRE INFÉRIEURE, les trois incisives ont la forme ordinaire des dents de leur espèce ; mais elles vont en diminuant de grandeur de la première à la troisième. La canine est une forte dent cylindrique, terminée en pointe et peu élevée. La première mâchelière est longue, plus étroite en avant qu'en arrière, et formée de trois tubercules principaux, à peu près sur la même ligne. Les cinq qui la suivent se ressemblent, à peu de chose près, pour la grandeur et pour la figure ; elles se composent, comme les supérieures, de deux collines transverses, séparées par un sillon ; mais elles ne sont point réunies à l'une de leurs extrémités, et c'est leur partie intérieure, qui est la plus étendue, qui est bordée par une crête.

DANS LEUR POSITION RÉCIPROQUE, les incisives sont opposées couronne à couronne, excepté la troisième supérieure, qui agit par son côté postérieur sur le côté antérieur de la canine d'en bas; la canine supérieure n'est en rapport que par sa pointe avec l'inférieure. Les mâchelières sont en partie alternes, et en partie opposées couronne à couronne, c'est-à-dire que la colline postérieure des mâchelières d'en haut correspond à l'intervalle des deux mâchelières inférieures, tandis que sa colline antérieure répond du sillon qui sépare les deux principales collines des mâchelières d'en bas.

C'est du tapir de l'Inde, du maïba, que nous avons tiré ce système de dentition.

N.° LXXXIX.

DAMAN.

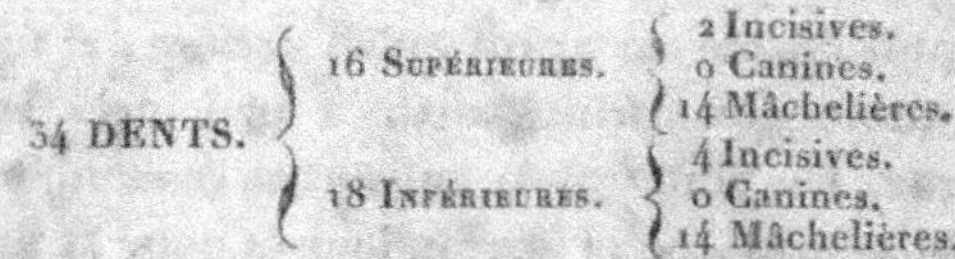

A LA MACHOIRE SUPÉRIEURE, l'incisive est une défense sans racine, arquée, triangulaire et fort aiguë; elle tient lieu de la canine, qui manque. Les mâchelières vont en augmentant de grandeur de la première, qui est très-petite, à la quatrième; les trois dernières sont les plus grandes de toutes, et ne diffèrent point l'une de l'autre sous ce rapport. Toutes ces dents présentent la même forme, et approchent beaucoup, à cet égard, de celles des tapirs; elles se composent de deux collines réunies au côté externe de la dent par une crète; mais cette crète dépasse les deux collines, et celles-ci ont, en outre, une pointe dans leur milieu, qui s'avance antérieurement, et qui forme comme un crochet. Les différences qui s'observent, dans notre dessin, entre les deux dernières de ces dents et celles qui les précèdent viennent de ce qu'elles sont moins usées que les autres; ainsi, la colline postérieure de l'avant-dernière est encore presque entière, et la dernière l'est tout-à-fait, et n'a aucune de ses parties usées par la mastication.

A LA MACHOIRE INFÉRIEURE, la première incisive est plus petite que la seconde, et son tranchant est échancré. La seconde a son tranchant oblique, de manière qu'il forme, avec celui de la première, un angle rentrant

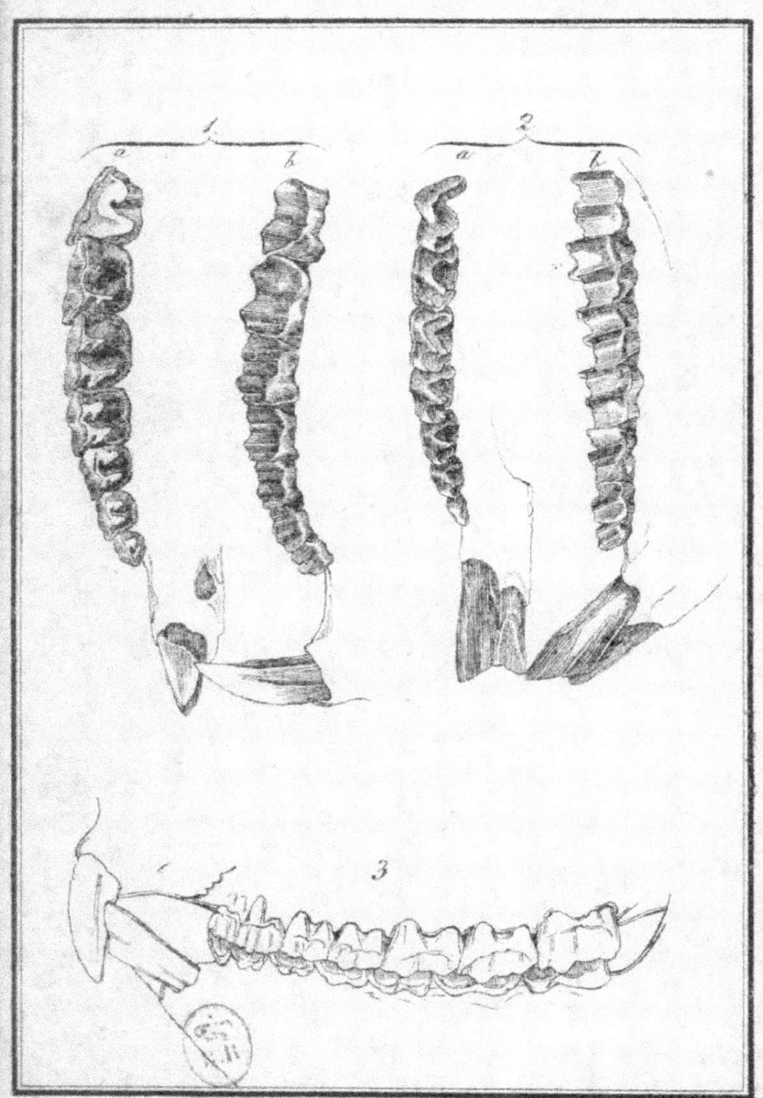

N.° 89.

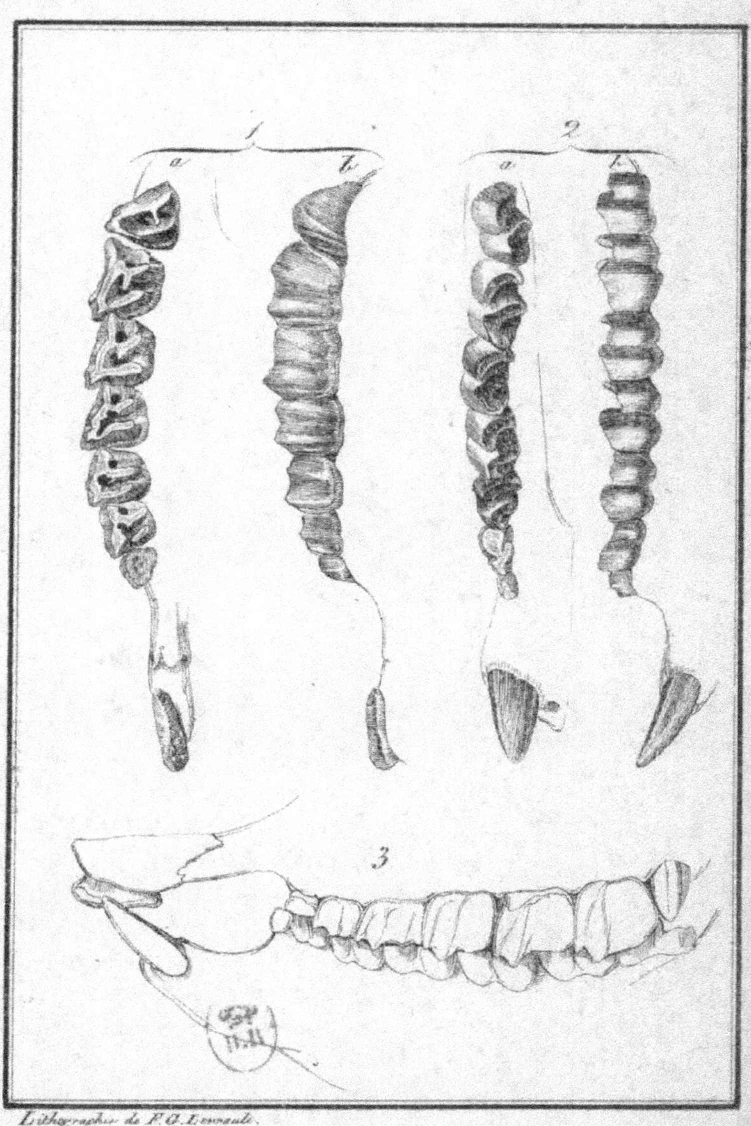

Lithographie de F.G. Levrault.

N.º 90.

ouvert. Il n'y a point de canine. Les mâchelières vont
en augmentant de grandeur de la première, qui est
très-petite, à la dernière; et toutes, excepté la première, se composent de deux croissans, dont la partie
concave fait leur face interne, et qui se tiennent par
une de leurs extrémités. La première n'est formée que
d'un seul de ces croissans.

Dans leur position réciproque, l'incisive supérieure
est en rapport, par son angle saillant postérieur, avec
l'angle rentrant des inférieures. Les mâchelières sont
alternes.

C'est le daman du Cap, *hyrax capensis*, qui donne
ce système de dentition.

———

N° XC.

RHINOCÉROS.

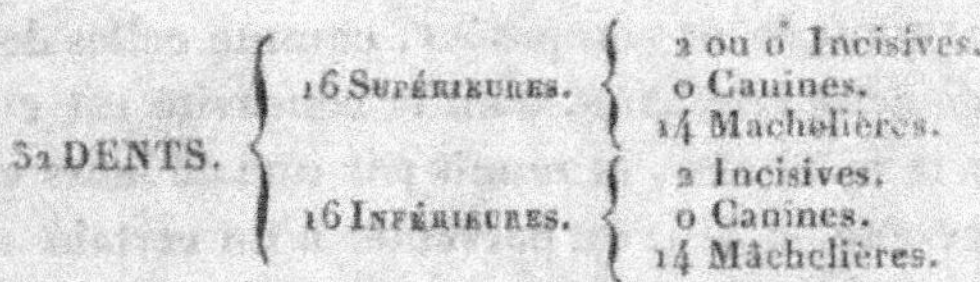

Les rhinocéros nous présentent la même exception que
les phacochœres : les espèces diffèrent par le nombre
de leurs incisives.

A la machoire supérieure, l'incisive occupe presque
tout l'inter-maxillaire; c'est une dent large, épaisse,
obtuse. Il n'y a point de canine. La première mâchelière
est très petite; la seconde, beaucoup plus grande, est
un peu plus petite que la troisième, qui l'est elle-même
plus que la quatrième; celle-ci et les deux suivantes

sont de même grandeur ; et la dernière est plus petite qu'elles. Ces mâchelières se ressemblent par la forme, qui est encore la même que celle des tapirs et des damans ; elles se composent de deux collines réunies par une crête à leur côté externe. Cette crête se prolonge postérieurement, et la colline postérieure présente la pointe, en forme de crochet, que nous avons vue aux deux collines des damans. La dernière paraît être moins complète ; elle a la forme générale d'un triangle, au lieu d'être à peu près carrée, et semble différer des autres, parcequ'elle aurait été privée de leur portion antéro-externe : on y voit encore la colline postérieure avec son crochet, mais l'antérieure ne s'aperçoit plus qu'en partie.

A LA MACHOIRE INFÉRIEURE, l'incisive est une dent conique, droite, pointue et de la nature des défenses, c'est-à-dire qu'elle n'a pas de racine distincte. La canine n'existe point. Les mâchelières vont en augmentant de grandeur de la première, qui est fort petite, à la dernière ; et toutes sont composées, comme celles des damans, de deux croissans, dont la concavité est en dedans de la mâchoire, et réunis par une de leurs extrémités lorsque la dent est parvenue à un certain degré d'usure, mais séparés par une échancrure avant cette époque. La première de ces dents n'est que rudimentaire comparativement aux autres.

DANS LEUR POSITION RÉCIPROQUE, l'incisive supérieure est en rapport, par son côté externe, avec le côté interne de l'incisive inférieure, et les mâchelières sont alternes.

C'est un rhinocéros de Java qui a servi à la description de ce système de dentition.

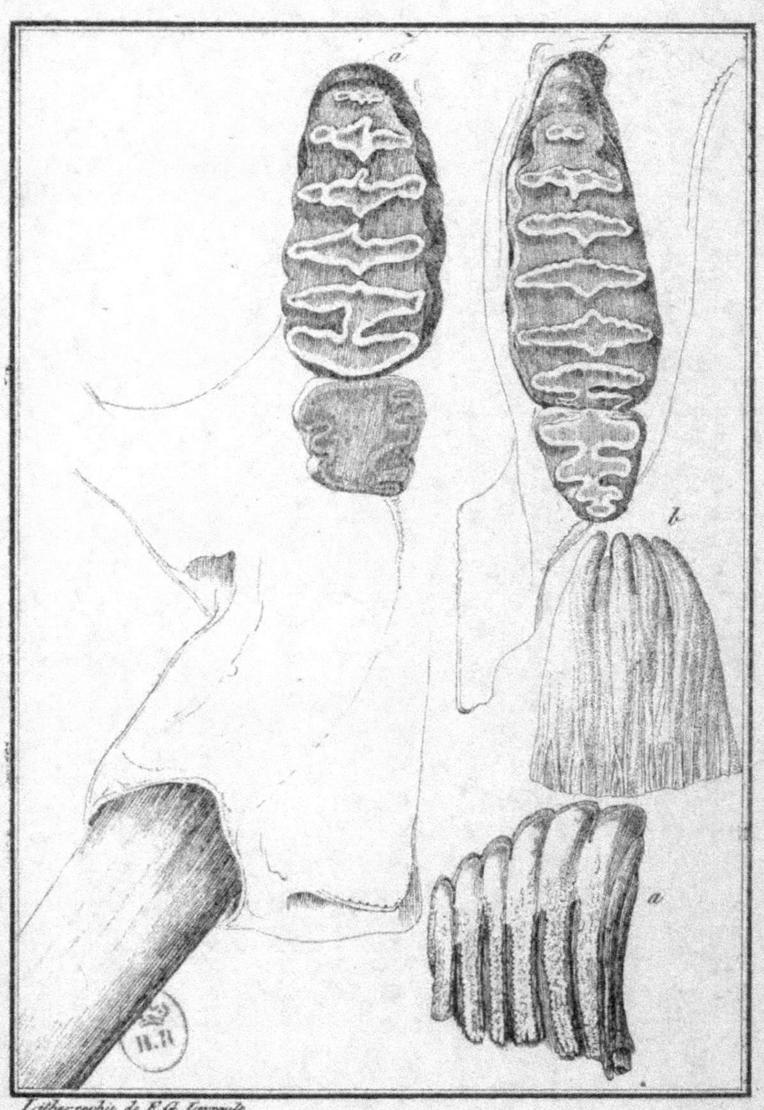

Lithographie de F. G. Levrault.

N.º 91.

221

N° XCI.

ÉLÉPHANT D'AFRIQUE.

10 DENTS. { 6 Supérieures. { 2 Incisives / 0 Canines. / 4 Mâchelières. } 4 Inférieures. { 0 Incisives. / 0 Canines. / 4 Mâchelières. }

La succession des mâchelières chez les éléphans se faisant d'arrière en avant, et la dernière qui se développe poussant devant elle celle qui l'a précédée, et la remplaçant à son tour, il résulte qu'il n'y a jamais plus de deux de ces dents de chaque côté de chaque mâchoire, et que quelquefois il n'y en a qu'une. Ce dernier cas arrive immédiatement après qu'une dent antérieure est tombée, poussée par celle qui croît derrière elle, laquelle sera poussée et remplacée de même. Cette succession d'une et de deux mâchelières paraît avoir lieu plusieurs fois durant la vie d'un éléphant. M. Corse l'a vue se répéter huit fois chez un éléphant des Indes; et comme ces dents se montrent par leur extrémité antérieure long-temps avant de le faire par l'autre, et qu'elles commencent par s'user en avant, il en résulte encore que la dent antérieure, au moment de sa chute, est infiniment plus petite qu'elle n'était auparavant, et que sa forme est tout-à-fait changée.

A LA MÂCHOIRE SUPÉRIEURE, la dent qui se développe dans l'os incisif de l'éléphant est une défense ronde, arquée, terminée en pointe, et dont la capsule reste toujours libre; aussi ne cesse-t-elle point de croître du-

rant toute la vie de l'animal. Sa structure est particulière, et la fait distinguer de toutes les autres défenses ;
elle présente sur sa coupe transverse des stries qui vont
en arc de cercle du centre à la circonférence, et forment
en se croisant des losanges curvilignes, qui en occupent toute la surface. Toutes les mâchelières se ressemblent d'abord, c'est-à-dire qu'elles sont formées
de lames remplies de matière osseuse entourée d'é-
mail, lesquelles présentent dans leur coupe des espèces
de losanges, ou des rubans plus ou moins irréguliers,
élargis dans leur milieu par un ou deux plis anguleux,
ce que notre dessin montre plus exactement que nos
paroles. Dans l'origine de chaque dent, les lames dont
elles se composent, et qu'on n'a jamais vues aller au-delà de dix, sont libres, comme la figure *b* le fait voir. Par
suite de la dentition, ces lames sont attachées parallèlement l'une à l'autre au moyen de la matière corticale
qui se développe, comme elles se voient figure *a* ; et avant
la mastication les dents ne montrent à la surface de leur
couronne que des tubercules mousses. Les premiers effets
de l'usure produisent des cercles d'émail, ensuite les
losanges dont nous avons parlé, et enfin des surfaces
unies bordées par des échancrures plus ou moins profondes. La partie postérieure des secondes mâchelières fait
voir des restes de cercles ; leur milieu montre des losanges, et les premières de ces dents, tout-à-fait usées,
présentent des surfaces unies avec des échancrures sur
leurs bords.

A LA MACHOIRE INFÉRIEURE, il n'y a ni incisives ni canines. Les mâchelières sont tout-à-fait semblables à
celles qui leur sont opposées ; mais nous avons dans
cette mâchoire la première de ces dents moins usée
que dans l'autre, ayant ses rubans réunis par leur mi-

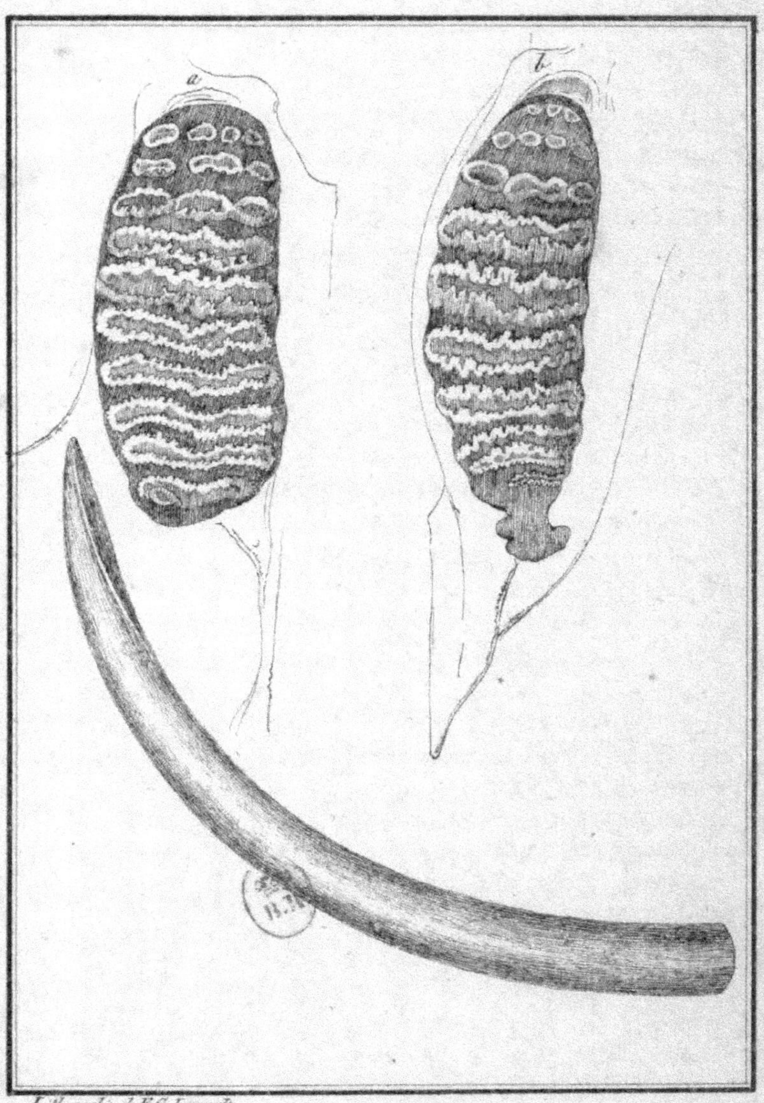

N.º 91 (Bis.)

lieu. Du reste, nous n'avons rien à ajouter à ce que
nous avons dit des mâchelières supérieures.

Dans leur position réciproque, les défenses, n'ayant
aucune dent qui leur soit opposée, grandissent comme
elles croissent ; ce qui, dans le cas contraire, n'arrive-
rait point, parcequ'elles seraient usées à mesure. Les
mâchelières sont opposées couronne à couronne.

On n'a encore distingué qu'une seule espèce d'éléphans, pourvue de dents molaires à losanges, laquelle
est, comme nous l'avons dit, celle d'Afrique.

N° XCI (*bis*).

ÉLÉPHANT DES INDES.

$$6\ \text{DENTS.} \begin{cases} 4\ \text{SUPÉRIEURES.} \begin{cases} 2\ \text{Incisives.} \\ 0\ \text{Canines.} \\ 2\ \text{Mâchelières.} \end{cases} \\ 2\ \text{INFÉRIEURES.} \begin{cases} 0\ \text{Incisives.} \\ 0\ \text{Canines.} \\ 2\ \text{Mâchelières.} \end{cases} \end{cases}$$

Nous présentons la dentition de l'éléphant des Indes,
au moment où il ne se trouve qu'une seule mâchelière
de chaque côté de l'une et de l'autre des mâchoires.
La défense ne diffère point sensiblement de celle de l'é-
léphant d'Afrique pour la forme ; seulement elle ne paraît jamais acquérir le même développement ni en longueur ni en diamètre. Les mâchelières, au lieu d'avoir des
rubans en forme de losanges, les ont droits et finement
découpés sur leurs bords ; les dents que nous donnons en
exemple nous montrent, encore mieux que les précédentes, les changemens que la mastication leur fait
éprouver. En effet, leur extrémité postérieure ne nous

présente encore que des chaines d'anneaux, qui s'a-
longent ensuite pour former des rubans complets ; enfin, ceux-ci disparaissent entièrement, et laissent une
surface unie, mais échancrée à leur extrémité antérieure. Ces dents se composent quelquefois de plus de
vingt lames.

Je n'ai, du reste, rien à ajouter à ce que j'ai dit au
sujet de l'éléphant d'Afrique ; les détails où je suis entré
conviennent tout-à-fait à celui de l'Inde. Mais tout
porte à penser qu'il existe plusieurs espèces d'éléphans
dont les mâchelières sont semblables à celles de l'éléphant des Indes ; et c'est de cette dernière espèce que
se rapproche l'éléphant fossile, qui en diffère cependant
dant par des caractères importans, et qui en font bien
une espèce distincte.

On voit dans cette planche la figure d'une défense.

N° XCII.

CHEVAUX.

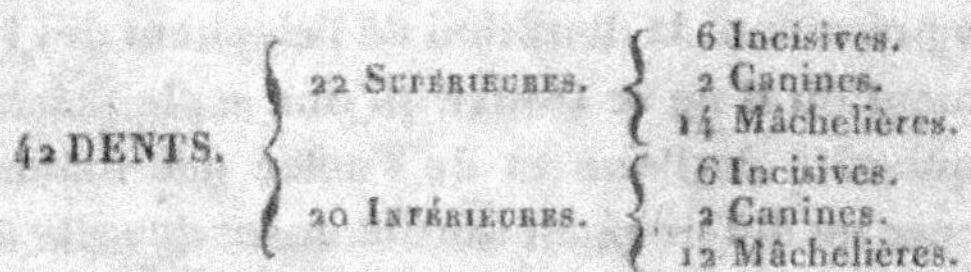

A la mâchoire supérieure, les deux premières incisives adultes sont triangulaires, et la seconde est elliptique ; mais, au lieu d'être tranchante, leur couronne
est creusée, de sorte que, jusqu'à un certain âge, elles
présentent dans cette partie un creux circulaire, qui diminue de grandeur à mesure que ces dents s'usent.
C'est par la première que l'usure commence ; la troi-

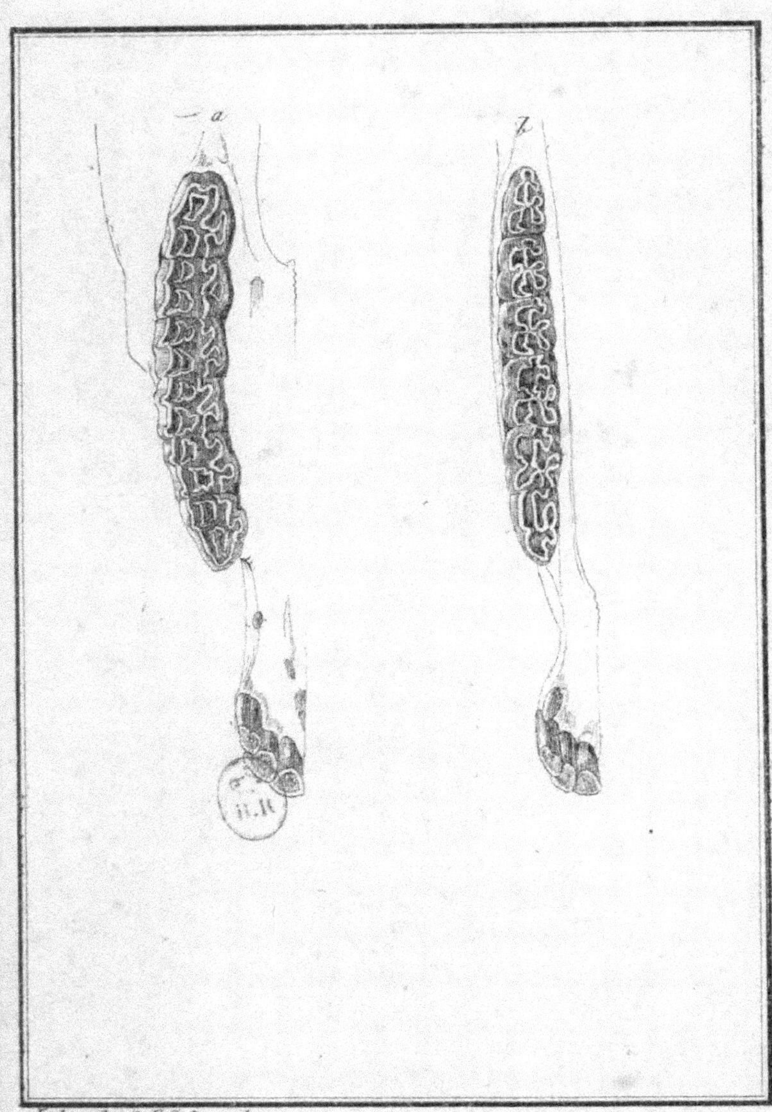

Lithographie de F. G. Levrault.

Nº 92.

sième conserve le plus long-temps les traces des
premiers caractères; et c'est vers sept ans que ces
creux achèvent de s'effacer (1). Ces dents sont placées
sur un arc de cercle. La canine est conique, comprimée,
et toujours très-petite; c'est une dent rudimentaire qui
ne se développe pas toujours chez les mâles, et qui le
fait rarement chez les femelles. La première mâchelière est une fausse molaire, qui tombe bientôt, et qui
n'est pas remplacée; elle ne se trouve pas dans notre
dessin. La seconde est grande et a la forme générale
d'un triangle isocèle. Son angle aigu est en avant, et elle
présente à l'œil, dans tout son contour, une bordure d'é-
mail qui fait deux plis principaux, un à sa face interne,
assez grand, et l'autre à sa face externe, plus petit; on
voit en outre dans son milieu deux croissans entourés
d'émail, ou dessinés par elle, et placés sur la même ligne,
dans le sens de la longueur de la dent. Les quatre mâchelières suivantes sont carrées; mais elles présentent
exactement les mêmes figures que la première. La
sixième ressemble encore aux précédentes par les dessins que forme l'émail, et elle n'en diffère que parcequ'elle est plus étroite à son extrémité postérieure qu'à
son extrémité antérieure. Ces dents ne prennent leurs
racines qu'à un âge assez avancé.

À la mâchoire inférieure, les incisives ressemblent à
celles de la mâchoire supérieure, et il en est de même
de la canine. La première et la dernière mâchelière ont
la forme d'un triangle isocèle, et leur angle aigu est en
avant chez la première, et en arrière chez la seconde.
Les quatre intermédiaires sont de même grandeur,

(1) Les incisives de lait sont minces et larges, et leur bord interne
est beaucoup moins élevé que l'externe, ce qui en fait en réalité des
dents tranchantes.

carrées, et un peu plus longues que larges ; mais toutes
indistinctement présentent les mêmes figures ; l'émail
dessine sur chacune d'elles les mêmes contours ; et ces
contours sont tels, qu'il est beaucoup plus facile de les
représenter que de les décrire : c'est une suite de plis,
formant des lobes arrondis ou anguleux, sortans ou
rentrans, sans qu'il y ait interruption dans le ruban
qui les présente. En partant du bord antéro-externe
de chaque dent, et en suivant l'émail extérieurement,
on le voit former un pli antérieur, puis revenir sur le
bord antéro-interne pour se courber et former un lobe
en rentrant et en formant un pli aigu à la face interne
de la dent ; de là il ressort, se courbe de nouveau, et
forme un second lobe en rentrant dans l'intérieur de
la dent, et en formant un troisième pli, qui vient presque se réunir à l'extrémité du premier. De ce point l'é-
mail forme à peu près une ligne droite parallèle à la
longueur de la dent, et revient ensuite sur lui-même,
en formant un quatrième pli, et en s'arrondissant de
manière à donner naissance à un nouveau lobe ; arrive à
l'extrémité postérieure, un quatrième lobe se forme,
mais beaucoup plus petit que les autres ; enfin il suit
une ligne droite sur toute la face externe, et ne présente qu'un pli assez étroit dans le milieu de cette ligne.
Ces figures, dessinées par l'émail sur les molaires, diffèrent un peu suivant le degré d'usure de ces dents : dans
les vieux animaux, les replis diminuent de profondeur,
et finissent par s'effacer presque entièrement ; dans
ceux chez lesquels la mastication n'a point encore eu
lieu, ces lobes sont représentés par des tubercules.

Dans leur position réciproque, toutes ces dents sont
opposées couronne à couronne.

Elles sont décrites d'après celles d'un âne.

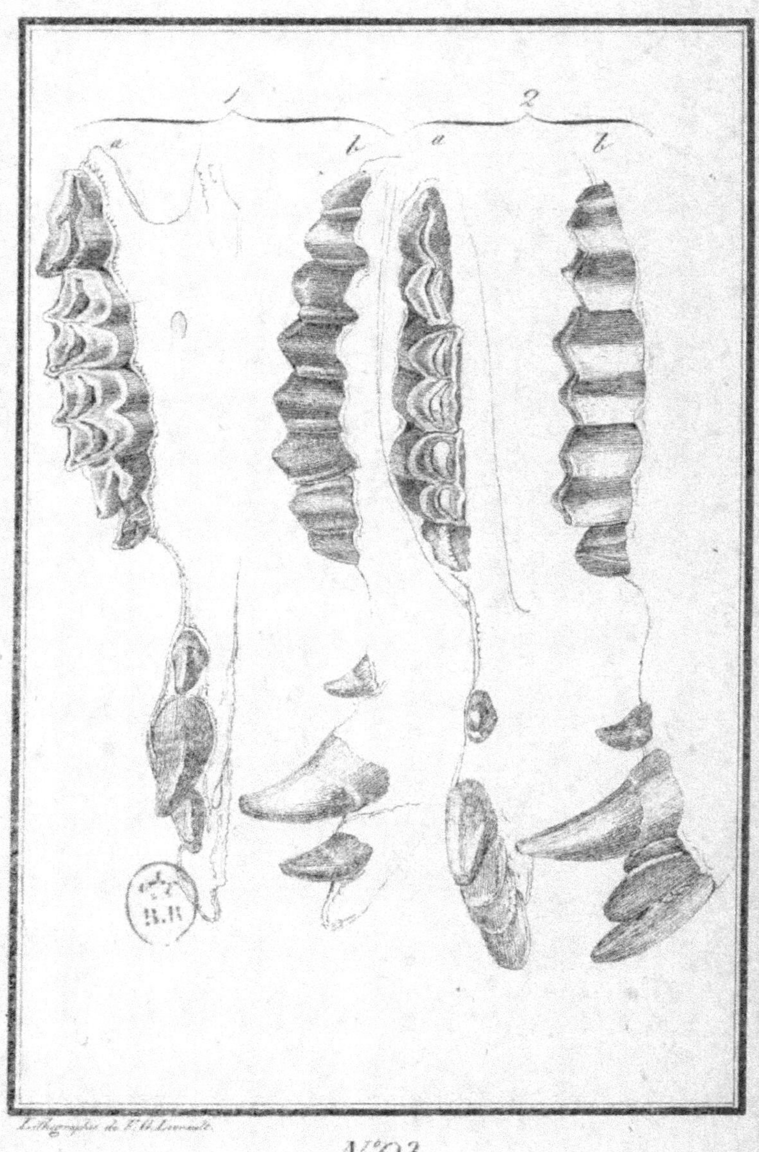

N.º 93.

RUMINANS.

Cet ordre est sans contredit le plus naturel de tous ceux qui constituent la classe des mammifères, et l'intimité des rapports qui s'établissent entre les espèces qui le constituent n'est pas moins marquée par les dents que par les autres parties de l'organisation; aussi, en ne considérant les ruminans que sous le rapport de ces organes, ils ne se répartiraient qu'en trois ou quatre genres. Excepté les chameaux et les lamas, tous ont les mêmes incisives et les mêmes mâchelières, et quelques uns seulement ont une ou plusieurs dents crochues de la forme des canines. Ce sont les chameaux qui se rapprochent le plus de l'ordre précédent, et qui forment la liaison des paquidermes et des ruminans.

N° XCIII.

CHAMEAUX.

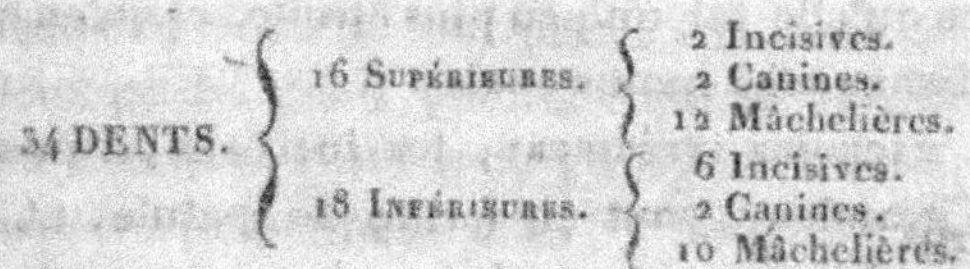

A LA MÂCHOIRE SUPÉRIEURE, l'incisive a beaucoup de ressemblance avec une canine; c'est une dent conique, comprimée sur ses côtés, terminée en pointe, et crochue. La canine a de même ces formes coniques comprimées et crochues. Après un intervalle assez grand, vient une première mâchelière qui a aussi les formes de la canine, sans être aussi grande qu'elle; à la suite de cette première mâchelière est un second intervalle jusqu'à la seconde, qui est une dent étroite, formée d'un seul tubercule ayant deux crêtes en avant, une du côté externe, qui se termine subitement; l'autre du côté interne, qui descend jusqu'au milieu de la hauteur de la dent, et se relève ensuite pour se réunir au bord antérieur du tubercule principal; cette crête laisse entre elle et ce tubercule un creux. Lorsque le tubercule commence à s'user, il présente une portion de cercle étroit bordé d'émail. La troisième mâchelière a la même forme fondamentale que la précédente; seulement sa crête interne s'est épaissie, et s'est élevée presqu'au niveau du tubercule principal ou externe; et comme celui-ci a pris aussi de l'épaisseur, l'usure fait qu'ils représentent deux croissans, dont la convexité est en dedans, séparés par un vide, l'interne un peu moins élevé que l'externe. Les deux mâchelières suivantes sont constituées de deux parties, dont chacune a la forme que nous venons de voir dans celle qui les précède; elles semblent être celle-ci doublée; seulement elles ont pris beaucoup plus d'épaisseur. La dernière ne diffère des deux précédentes qu'en ce qu'elle est un peu plus étroite, et qu'en ce que ses croissans sont moins épais.

A LA MACHOIRE INFÉRIEURE, les incisives, à peu près d'égale grandeur, sont en forme de spatule, et fortement couchées en avant. La canine est grande, crochue, et terminée en pointe. La première mâchelière est une petite dent pointue qui se développe au milieu du large intervalle qui sépare la canine des molaires proprement dites. La première de celles-ci est une dent mince, recourbée en dedans à sa partie antérieure, épaisse à la partie opposée, avec un creux irrégulier. La troisième et la quatrième se ressemblent, et présentent les mêmes formes que celles qui leur sont opposées ; elles se composent de deux paires de croissans ; seulement la convexité de ceux-ci est en dehors. La dernière ne diffère des précédentes que parcequ'elle est plus mince, et qu'elle est terminée par un talon postérieurement.

Dans leur position réciproque, les incisives inférieures correspondent à l'inter-maxillaire supérieure. Les mâchelières sont alternes.

C'est d'un dromadaire que nous avons tiré la figure et la description que nous donnons de ces dents.

LAMAS.

$$30\ \text{DENTS.}\begin{cases}14\ \text{SUPÉRIEURES.}\begin{cases}\text{2 Incisives.}\\\text{2 Canines.}\\\text{10 Mâchelières.}\end{cases}\\16\ \text{INFÉRIEURES.}\begin{cases}\text{6 Incisives.}\\\text{2 Canines.}\\\text{8 Mâchelières.}\end{cases}\end{cases}$$

Les lamas paraissent différer des dromadaires et des chameaux en ce qu'ils sont privés aux deux mâchoires des deux petites dents pointues qui se trouvent chez ces derniers dans l'intervalle qui sépare les canines des mâchelières proprement dites ; c'est-à-dire qu'ils ont quatre fausses molaires de moins ; et cette différence est si peu importante, qu'elle ne nous a pas paru rendre une planche nécessaire.

N° XCIII bis.

CHEVROTAINS.

$$34 \text{ DENTS.} \begin{cases} 14 \text{ SUPÉRIEURES.} \begin{cases} 0 \text{ Incisives.} \\ 2 \text{ Canines.} \\ 12 \text{ Mâchelières.} \end{cases} \\ 20 \text{ INFÉRIEURES.} \begin{cases} 8 \text{ Incisives.} \\ 0 \text{ Canines.} \\ 12 \text{ Mâchelières.} \end{cases} \end{cases}$$

Ces animaux se distinguent des genres précédens en ce qu'ils sont privés d'incisives supérieures et de canines inférieures; en ce qu'ils ont deux incisives de plus à la mâchoire d'en bas, la première en forme de spatule, les autres très étroites, et la quatrième un peu plus large que celles-ci; et en ce qu'ils ont six mâchelières de chaque côté des deux mâchoires. Les trois antérieures sont de fausses molaires, qui ne diffèrent entre elles qu'en ce que les deux premières sont sans crêtes à leur face interne, et ne semblent se composer que d'une partie analogue à l'externe de la troisième.

C'est le musc qui nous a donné ces dents.

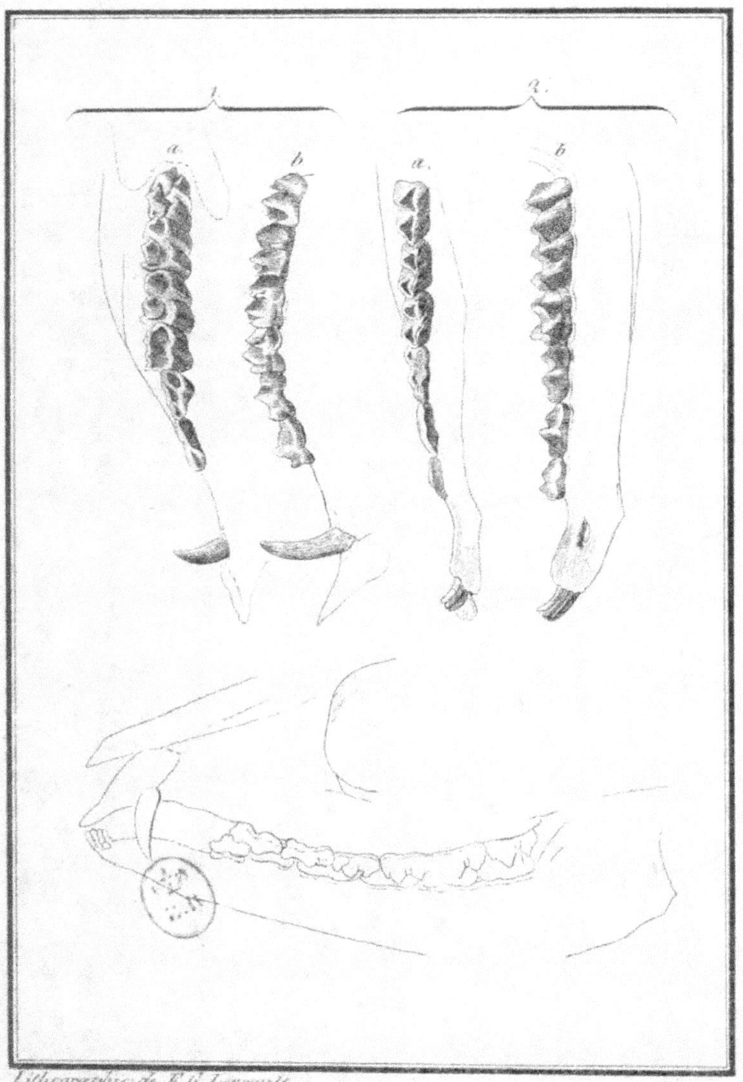

Lithographie de F. G. Levrault.

N.º 93. (bis.)

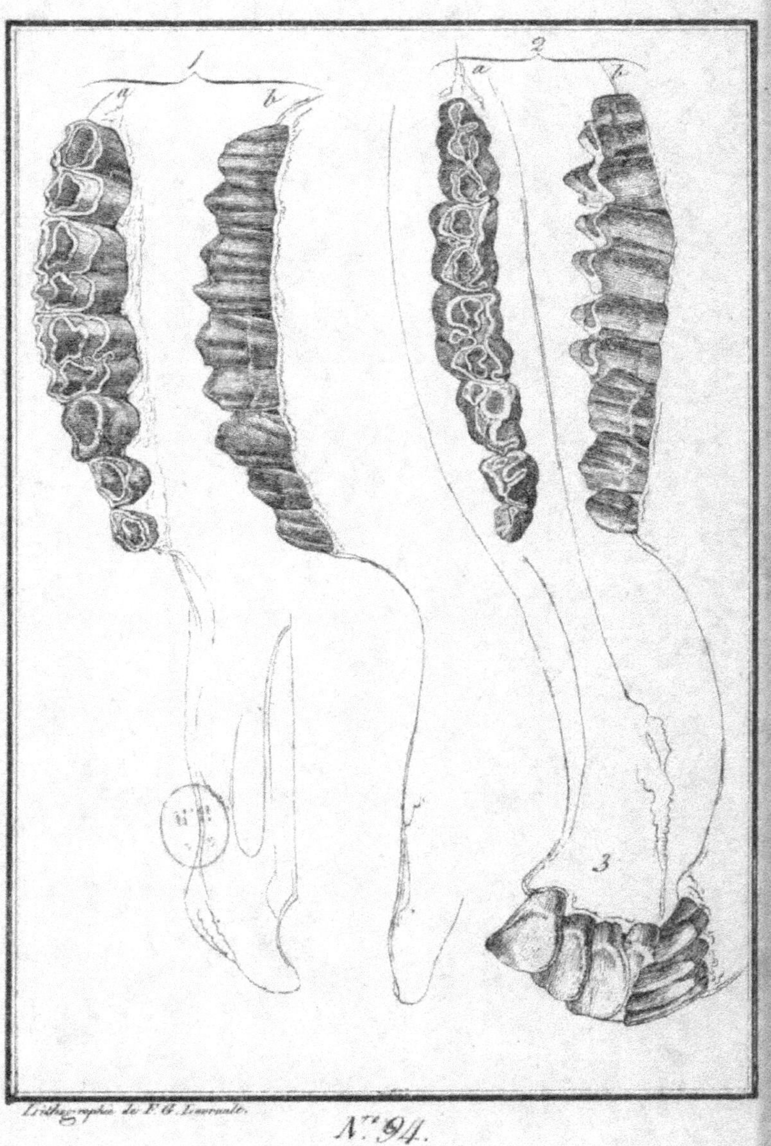

Lithographie de F. G. Levrault.

N.º 94.

N° XCIV.

GIRAFES, CERFS, BOUCS, ANTILOPES, BREBIS, BOEUFS, etc.

$$32 \text{ DENTS.} \begin{cases} 12 \text{ SUPÉRIEURES.} \begin{cases} 0 \text{ Incisives.} \\ 0 \text{ Canines.} \\ 12 \text{ Mâchelières.} \begin{cases} 6 \text{ Fausses molaires.} \\ 6 \text{ Molaires.} \end{cases} \end{cases} \\ 20 \text{ INFÉRIEURES.} \begin{cases} 8 \text{ Incisives.} \\ 0 \text{ Canines.} \\ 12 \text{ Mâchelières.} \begin{cases} 6 \text{ Fausses molaires.} \\ 6 \text{ Molaires.} \end{cases} \end{cases} \end{cases}$$

A LA MACHOIRE SUPÉRIEURE, les trois premières molaires sont bordées d'une crête épaisse à leur face interne ; les trois suivantes ont tous les caractères que nous avons reconnus aux mâchelières des dromadaires.

A LA MACHOIRE INFÉRIEURE, la première incisive est la plus large ; la seconde et la troisième le sont un peu moins l'une que l'autre, et la dernière est très petite. Toutes sont tranchantes, couchées en avant, et elles vont en s'écartant un peu en dehors de la ligne moyenne. Les deux premières fausses molaires sont simples ; la troisième a un talon à sa partie postérieure, et les trois autres ne diffèrent pas plus que celles de la mâchoire opposée, des mâchelières analogues des dromadaires.

DANS LEUR POSITION RÉCIPROQUE, ces dents nous présentent encore les relations où nous les avons vues dans les genres précédens.

On sait que quelques cerfs ont des dents analogues aux canines supérieures des chevrotains. Le montjaik présente surtout ce caractère d'une manière bien remarquable ; mais il manque à plusieurs espèces, et les femelles en sont ordinairement privées. Il en est de même de quelques autres particularités, dans lesquelles nous ne pouvons entrer parcequ'elles paraissent tout à-fait spécifiques.

MORSES.

Nous avons vu que les phoques, sous le rapport de
leur système de dentition, se rattachaient d'une part
aux carnassiers, et de l'autre aux cétacés. Les morses,
très voisins des phoques par les organes du mouvement,
s'en éloignent beaucoup par les dents. Ils semblent à
cet égard présenter un système tout particulier, qui ne
paraît pas plus convenir pour broyer des matières végétales que pour couper des substances animales. On dirait que les dents de ces amphibies sont spécialement
destinées à briser, à rompre des matières dures ; car
elles semblent, par leur structure et leur rapport, agir
les unes sur les autres comme le pilon agit sur son
mortier. Ils forment un de ces groupes isolés qui rom-
pent la série nécessairement continue des classifications
et qu'on peut rapprocher presque indifféremment, suivant le point de vue sous lequel on les considère, de
l'une ou de l'autre des branches du système général que
l'on admet. Nous aurions pu les placer à la suite des
phoques, qui laissaient un large vide entre eux et les
marsupiaux frugivores ; mais, entraînés par des analogies qui avaient aussi quelques fondemens, nous sommes amenés à n'en parler qu'après les ruminans. Au
surplus nous devons faire remarquer que nous com-
mençons chez ces animaux à voir le nombre des dents
varier avec les individus par celles qui sont rudimentaires, et qui disparaissent plus ou moins promptement.
On dirait que ces organes tendent à perdre de leur importance, et qu'ils ne doivent plus être autant considérés par leur nombre que par leur forme et leur structure.

N° XCV.

MORSES.

A la machoire supérieure. La première incisive, séparée par un espace vide assez grand de sa congénère
dans une espèce, tandis qu'elle en est très rapprochée
dans une autre, est une très petite dent conique et crochue lorsqu'elle sort de l'alvéole, mais qui s'use et disparaît bientôt tout-à-fait; c'est une dent rudimentaire.
La seconde, beaucoup plus grosse que la première,
est cylindrique et coupée obliquement du dehors au dedans de la mâchoire. La canine est une défense très
grande qui se dirige en bas en se recourbant du côté du
corps, est arrondie à sa face externe et marquée d'un
sillon longitudinal à sa face interne; elle est sans racine
et prend naissance dans le maxillaire, à la hauteur des
narines. La première mâchelière, séparée par un vide de
la seconde incisive, et beaucoup plus grosse qu'elle, est
coupée obliquement comme celle-ci, mais cette surface
oblique est un peu creusée. La seconde, du double plus
grande que celle qui la précède, est coupée de même,
mais elle a dans cette partie deux dépressions, deux
creux, l'un antérieur et l'autre postérieur, séparés par
une colline obtuse et étroite à son sommet. La troisième
a beaucoup de ressemblance avec la seconde; et la quatrième n'est qu'une petite dent rudimentaire qui tombe

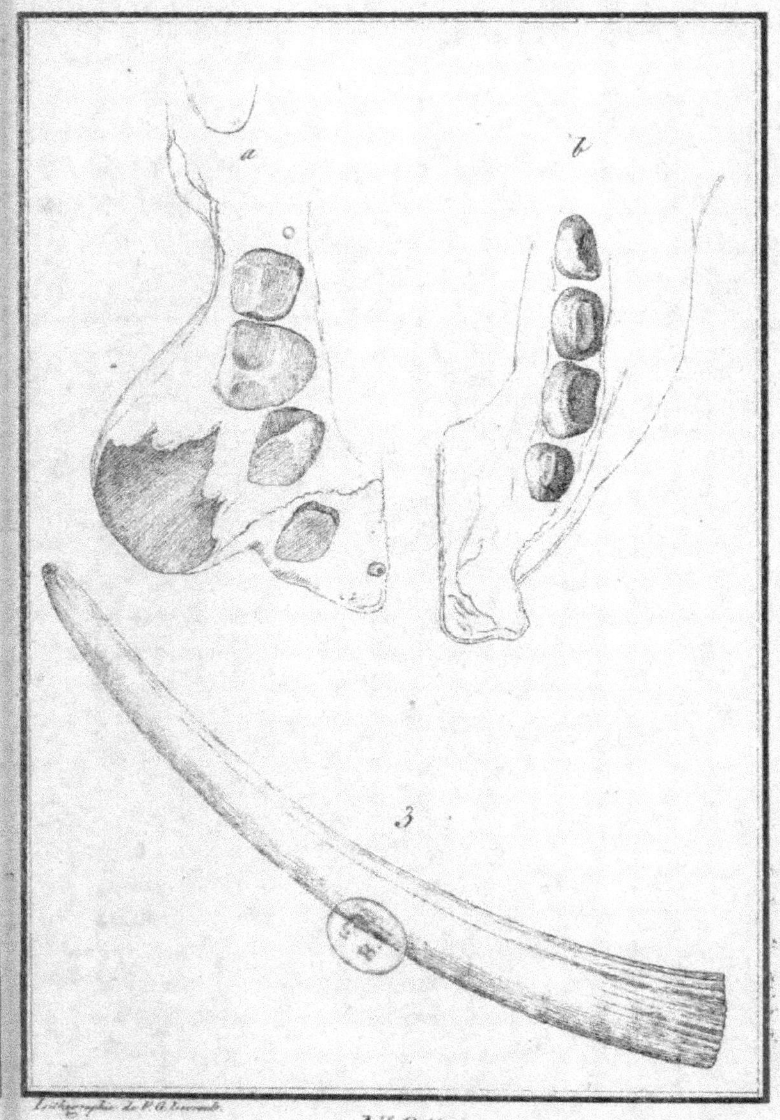

Lithographie de P.G. Legrand

N.º 95.

avec l'âge. Toutes ces dents n'ont qu'une racine conique fort courte, et elles sont entièrement formées
d'une seule substance très dure, très compacte, qui est
analogue à celle des défenses.

A la mâchoire inférieure. Il paraît que, dans le premier âge, la première dent de cette mâchoire est une
incisive rudimentaire qui ne tarde pas à s'oblitérer et à
disparaître; c'est pourquoi nous ne l'avons pas fait entrer
en compte avec les autres. Les quatre mâchelières paraissent avoir la même forme, elles sont plus étendues
de devant en arrière que de droite à gauche, et la surface
de leur couronne est légèrement convexe. La dernière
est un peu plus petite que les autres, qui sont d'égale
grandeur. Ces dents sont de la même nature que celles
de la mâchoire supérieure.

Dans leur position réciproque, les premières mâchelières paraissent opposées couronne à couronne, les secondes paraissent alternes.

Ces dents ont été décrites d'après plusieurs têtes qui
semblent avoir appartenu à deux espèces, à en juger
du moins par les proportions de quelques unes de leurs
parties, et non pas seulement par l'étendue de leurs
défenses, caractère qui avait déjà fait soupçonner à
Shaw l'existence de deux espèces de morses.

CÉTACÉS HERBIVORES.

Les deux genres qui composent cette famille se rapprochent des cétacés par les organes du mouvement, mais ils s'en éloignent à beaucoup d'autres égards; ils ne se rapprochent aussi l'un de l'autre que par ces organes, et un peu par la forme générale des têtes; mais ils n'ont rien de commun sous le rapport des dents, et peuvent être considérés, à cet égard, comme des types tout-à-fait isolés et indépendans l'un de l'autre.

N° XCVI.

LAMANTINS.

34 DENTS.
18 SUPÉRIEURES.
2 Incisives.
0 Canines.
16 Mâchelières.
16 INFÉRIEURES.
0 Incisives.
0 Canines.
16 Mâchelières.

Les lamantins, par leur système de dentition, ou plutôt par la forme de leurs mâchelières, se rapprochent de certains pachydermes plus que d'aucune autre famille de mammifères; il y a même peu de différences au premier aspect entre ces dents et celles des tapirs. Sous le rapport des organes du mouvement ces animaux semblent servir de passage entre les morses et les cétacés proprement dits; car on trouve encore des vestiges d'ongles à l'extrémité de leurs nageoires ou de leurs

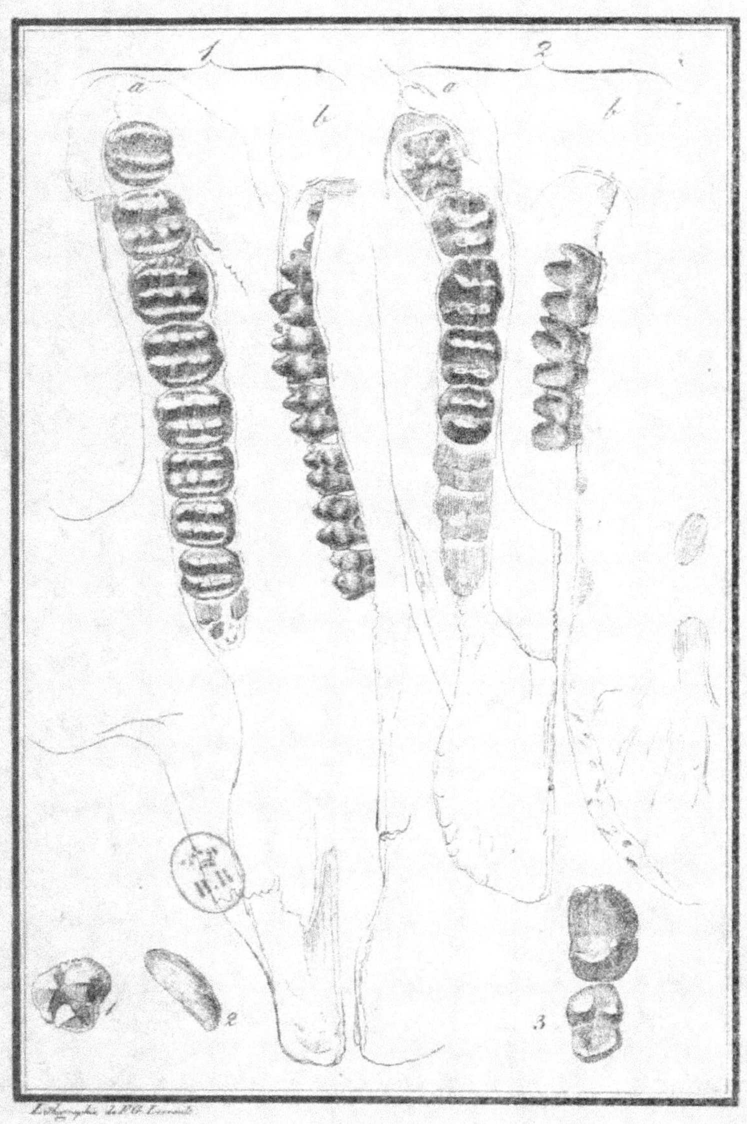

Lithographie de P.G. Toussaint

N.º 96.

membres antérieurs. Leur canal intestinal est fort compliqué.

A la mâchoire supérieure, dans les jeunes individus, on trouve une petite incisive pointue, assez semblable à celle des morses. Il n'y a point de canine. Les huit mâchelières se ressemblent ; elles ont une forme générale carrée, et présentent toutes deux collines transverses, formées de trois tubercules, et sont séparées l'une de l'autre par un sillon profond ; toutes ont trois racines divergentes, une du côté interne, et deux du côté externe ; enfin elles vont en grandissant de la première à la dernière, mais d'une manière presque insensible.

A la mâchoire inférieure, il ne paraît jamais y avoir d'incisives ni de canines, et les mâchelières ressemblent à celles de la mâchoire supérieure, seulement elles ont postérieurement un talon, ou une troisième colline, mais beaucoup plus petite que les autres. Ces dents ont deux racines, une en avant, l'autre en arrière, simples d'abord, mais qui s'élargissent et se bifurquent à leur extrémité.

Dans leur position réciproque, les collines d'un côté correspondent aux sillons et à l'intervalle des dents du côté opposé ; et, à en juger par la conservation des crêtes des collines, il semble que ces dents triturent les alimens plus qu'elles ne les broient.

C'est d'après un lamantin d'Amérique que cette description a été faite.

238

N° XCVII.

DUGONG.

30 ou 32 DENTS.
{
14 SUPÉRIEURES. { 4 Incisives. / 0 Canines. / 10 Mâchelières.
16 ou 18 INFÉR. { 6 ou 8 Incisives. / 0 Canines. / 10 Mâchelières.
}

Ces animaux, sous le rapport des dents, ne rappellent, à bien dire, aucun de ceux dont nous avons parlé jusqu'à présent : leurs mâchelières ont quelque ressemblance de forme avec celles des oryctéropes, mais elles ne les rappellent que de bien loin. On trouve aussi quelques points de rapprochement entre les formes de leur région cérébrale et celles des parties analogues de la tête des lamantins ; et leurs organes du mouvement ne diffèrent plus, par aucun point, de ceux des cétacés proprement dits ; il semblerait même que les évents de ces derniers commencent à se montrer dans les narines des dugongs, ouvertes au sommet de la mâchoire supérieure, et non point à l'extrémité du museau.

Le nombre des molaires varie, suivant l'âge, de cinq à deux de chaque côté de l'une et de l'autre mâchoire. C'est ce dernier nombre qui paraît être celui de l'âge adulte, et c'est celui que nous avons fait représenter. Nous n'avons indiqué que les alvéoles des incisives inférieures, parce que ces dents ne se rencontrent déjà plus dans de très jeunes individus ; ces dents ne paraissent jamais acquérir un développement tel que l'animal en puisse faire usage. M. Home, qui en a vu, dit que ce sont de petites dents pointues.

A LA MACHOIRE SUPÉRIEURE, l'incisive est une défense

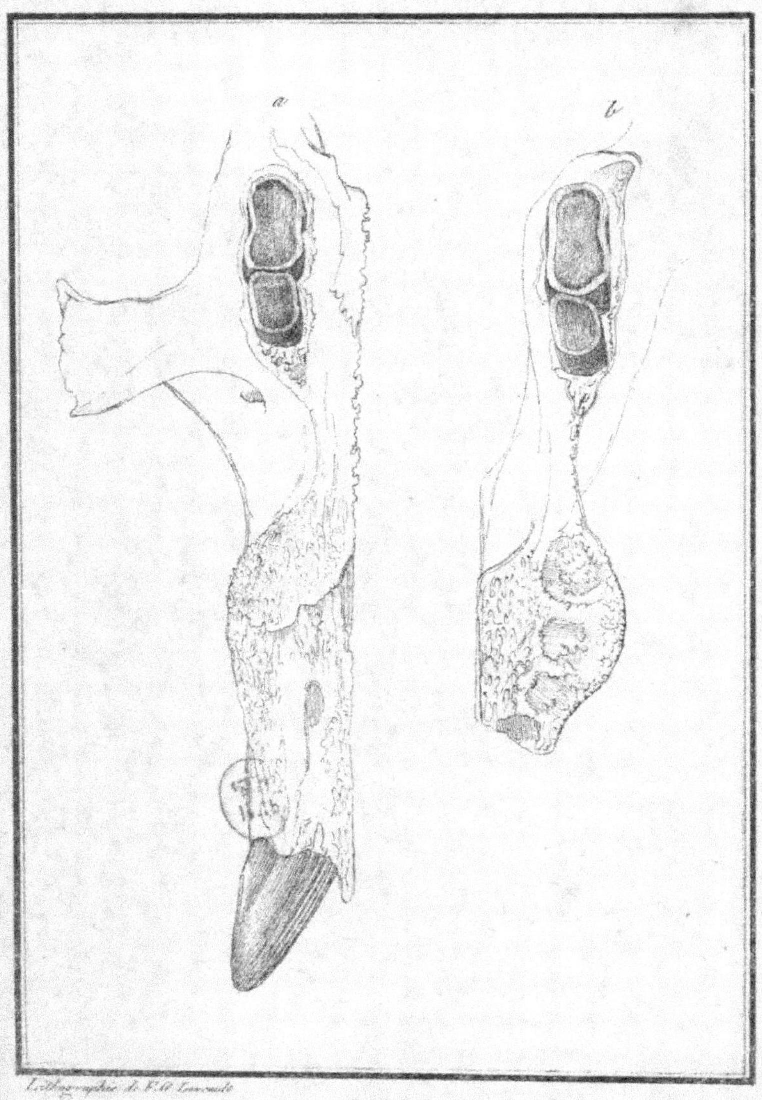

Lithographie de F. G. Levrault.

N.º 97.

très forte, droite, comprimée sur les côtés, divergente
d'avec sa congénère, et usée sur le côté externe, de
manière à rendre son extrémité tranchante. Derrière
cette défense, et à sa base, se trouvent, dans les très
jeunes individus, une petite dent pointue qui ne parait
jamais sortir des gencives. Les trois premières mâchelières sont simples et coniques avant d'être usées, mais
elles prennent bientôt des surfaces plates par l'effet de
la mastication. La quatrième ressemble à deux des premières qui seraient réunies, l'une antérieure, l'autre postérieure ; enfin la cinquième est simple et de la forme
des premières. Ces dents sont très profondément enracinées.

A LA MACHOIRE INFÉRIEURE, les trois ou quatre incisives,
implantées l'une derrière l'autre à la partie antérieure
de cette mâchoire, sont, comme nous l'avons dit, de
petites dents pointues et rudimentaires, qui ne sortent
peut-être jamais des gencives, et qui tombent dès les
premières années de l'animal. Les mâchelières ressemblent à celles de la mâchoire opposée sous tous les rapports.

DANS LEUR POSITION RÉCIPROQUE, les incisives inférieures sont opposées à la partie descendante des maxillaires supérieures ; les mâchelières le sont couronne à
couronne.

A en juger par la tête représentée et décrite par Dau-
benton, et par celle que l'on doit à MM. Duvaucel et
Diard, on pourrait conclure qu'il existe deux espèces
de dugongs.

240

CÉTACÉS PISCIVORES.

Les animaux par lesquels nous allons terminer la description des dents des mammifères ont entre eux, sous
le rapport de ces organes, la plus grande ressemblance.
Leurs dents ne semblent en effet différer l'une de l'autre
que par le nombre; toutes paraissent avoir la même
forme: elles sont coniques et un peu crochues; seulement
les plus grandes espèces ont des dents plus grandes que
les petites, et lorsque la série de celles-ci est nombreuse,
les antérieures et les postérieures sont plus petites que
celles du milieu. Aucunes d'elles n'ont la partie alvéo-
laire divisée, n'ont de racines multipliées; la capsule
dentaire reste long-temps libre à leur base; mais pour
cela ces dents ne croissent pas toujours, car cette capsule paraît finir par s'oblitérer. Alors un autre phénomène se présente: le travail de l'ossification des mâchoires se continue dans les alvéoles, et comme ces
dents ne sont point opposées l'une à l'autre, qu'aucune
force ne les maintient à la place qu'elles occupent, elles
en sont bientôt chassées, et disparaissent tout-à-fait.
C'est ce qui explique le nombre très variable de dents
que l'on trouve chez les dauphins d'une même espèce, et
à plus forte raison chez ceux d'espèces différentes. Aussi,
n'observant entre les dents des dauphins aucune différence essentielle de forme, et leurs différences de nombre n'ayant rien de fixe, dans certaines limites du moins,
on n'a plus que la forme des têtes de ces animaux pour
établir leurs caractères génériques. Ce serait une confir-
mation des principes que nous avons établis dans notre

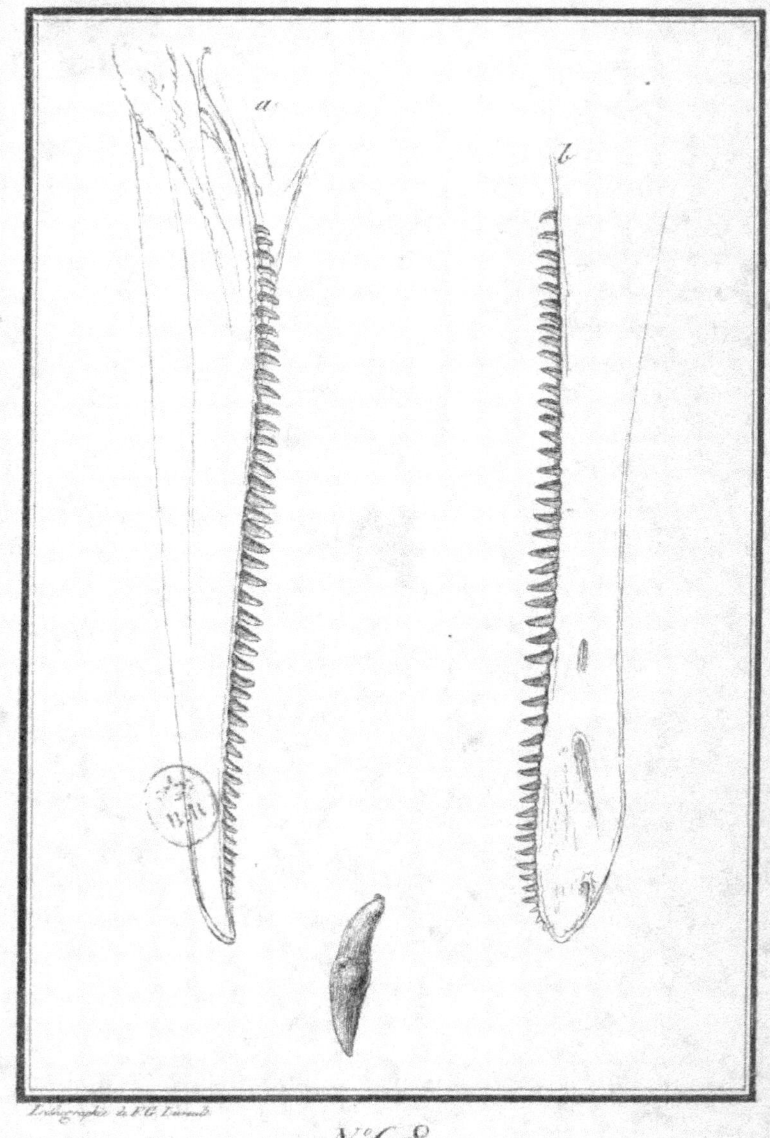

a
b
Lithographie de F.G. Levrault
N.° 8

mémoire sur les marmottes (*Mémoires du muséum d'histoire naturelle*, t. ix.) si ces animaux étaient certainement soumis aux mêmes lois organiques que les autres mammifères, si les analogies applicables aux uns étaient également applicables aux autres; dans ce cas je pourrais former des genres et les nommer; mais, dans l'incertitude, je me bornerai à indiquer les divers systèmes de dents, sous les noms des espèces de dauphins qui les présentent; et, relativement à ce dernier point, je suivrai le travail de mon frère dans ses *Recherches sur les fossiles,* tome v; je réduirai aussi les dessins au nombre strictement nécessaire pour faire saisir les légères différences de formes indiquées dans nos descriptions.

N° XCVIII.

DAUPHINS.

De 168 à 190 DENTS. { De 84 à 95 Sup. / De 84 à 95 Inf. } Toutes Molaires.

Toutes ces dents sont coniques, minces et recourbées légèrement en dedans de la mâchoire; les antérieures et les postérieures sont un peu plus petites que celles du milieu.

D. TURSIO. D. FRONTATUS.

De 84 à 92 DENTS. { De 42 à 46 Sup. / De 42 à 46 Inf. } Toutes Mâchelières.

Ces dents sont semblables, pour la forme et les rapports de grandeur, à celles du système précédent, mais elles sont un peu plus épaisses, le cône qu'elles forment est moins alongé.

———

D. CORONATUS.

78 DENTS. $\left\{\begin{array}{l}\text{30 Supérieures.}\\\text{48 Inférieures.}\end{array}\right\}$ Toutes Mâchelières.

Je n'ai point sous les yeux la tête de ce dauphin, mais, d'après ce que rapporte M. de Freminville des dents de cet animal, on doit croire qu'elles ne diffèrent point des précédentes.

———

N° XCIX.

D. GANGETICUS.

120 DENTS. $\left\{\begin{array}{l}\text{60 Supérieures.}\\\text{60 Inférieures.}\end{array}\right\}$ Toutes Mâchelières[*].

Ces dents, coniques et pointues, comme celles de tous les dauphins, ne se font remarquer que par le grand élargissement et la forme irrégulière de leurs racines, dont quelques unes sont de plus fort aplaties sur les côtés.

———

[*] Nous ne les donnons toutes pour mâchelières que par analogie avec celles des autres dauphins, n'ayant pu vérifier sur la tête osseuse ce qu'elles furent en effet.

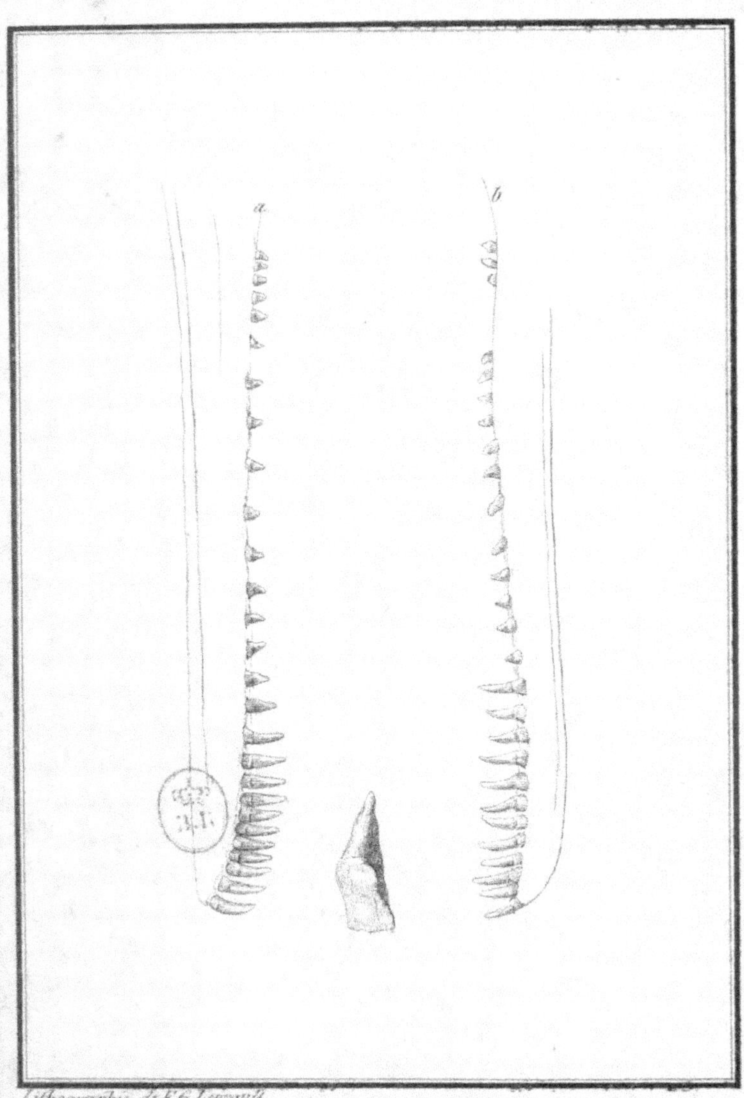

Lithographie de F. G. Levrault.

N.º 99.

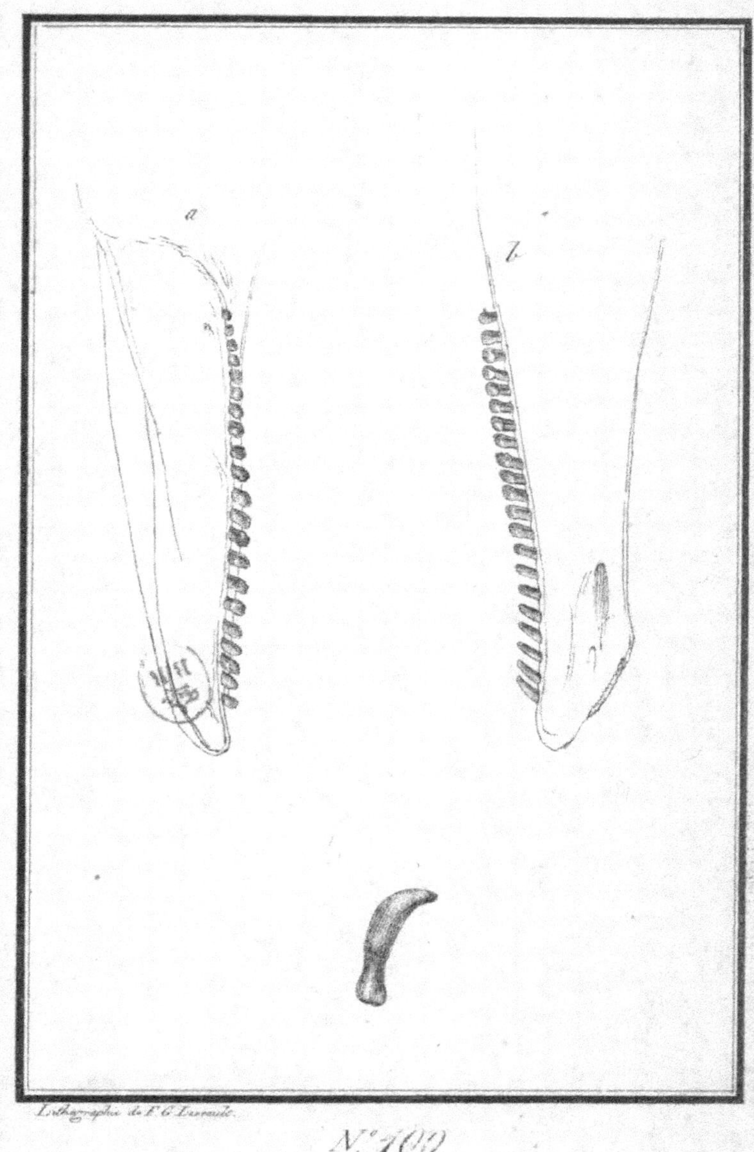

Lithographie de F. G. Levrault.

N.º 100.

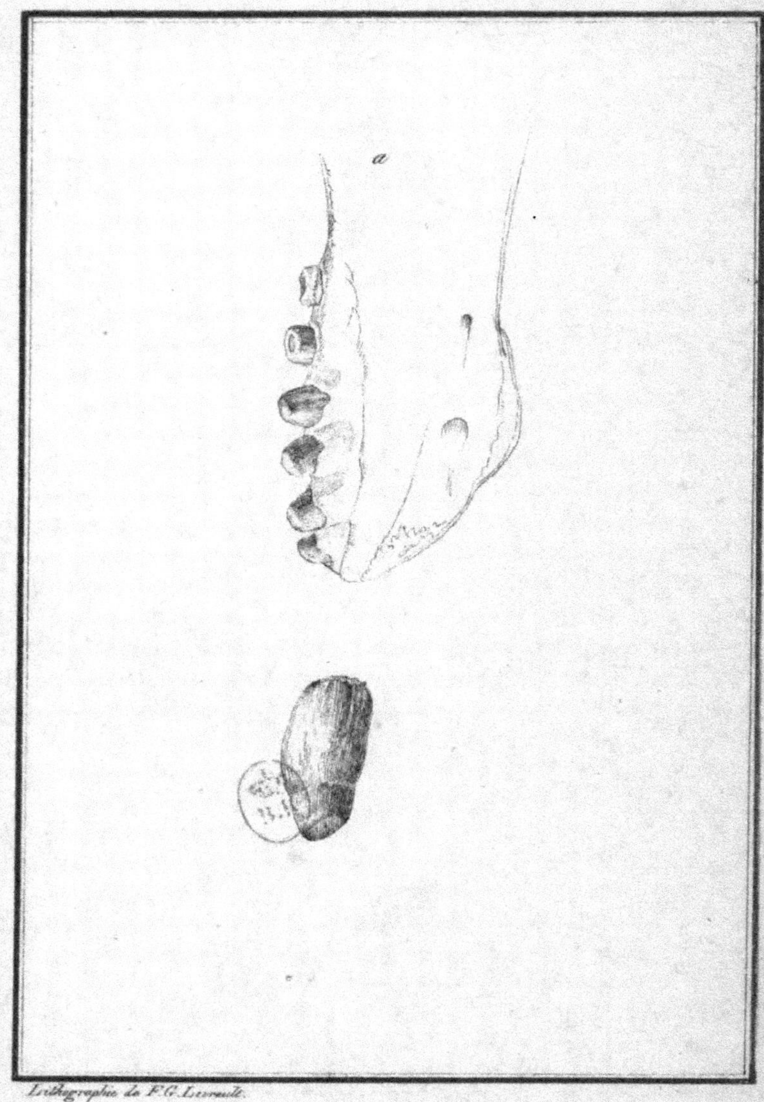

Lithographie de F.G. Levrault.

N.º 101.

N° C.

MARSOUINS.

De 80 à 92 DENTS. $\left\{\begin{array}{l}\text{De 40 à 46 Sup.}\\\text{De 40 à 46 Inf.}\end{array}\right\}$ Toutes Mâchelières.

Ces dents sont comprimées latéralement, plus larges à l'extrémité de leur couronne qu'à leur partie moyenne et tranchante; elles se recourbent d'avant en arrière, en s'introduisant dans l'alvéole, et l'extrémité de la racine est plus large que son collet.

———

EPAULARDS.

44 DENTS. $\left\{\begin{array}{l}\text{22 Supérieures.}\\\text{22 Inférieures.}\end{array}\right\}$ Toutes Mâchelières.

Les quatre premières dents de chaque côté de la mâchoire inférieure sont des cônes tronqués par l'effet de l'usure; toutes les autres ont la forme générale des mâchelières dont nous avons parlé au sujet des dauphins proprement dits.

———

N° CI.

D. GRISEUS.

De 4 à 10 DENTS. $\left\{\begin{array}{l}\text{0 Supérieures.}\\\text{4 à 10 Inférieures.}\end{array}\right\}$ Toutes Mâchelières.

L'individu que j'ai sous les yeux n'a que deux dents

de chaque côté des maxillaires inférieurs, et toutes deux sont des cônes tronqués.

BELUGA.

34 DENTS $\left\{\begin{array}{l}\text{18 Supérieures.}\\\text{16 Inférieures.}\end{array}\right\}$ Toutes Mâchelières.

Ces dents ont encore, comme toutes les autres, la forme de cônes; mais elles sont obtuses, et sans doute par l'effet de l'usure.

D. GLOBICEPS.

De 40 à 56 DENTS. $\left\{\begin{array}{l}\text{De 20 à 28 Sup.}\\\text{De 20 à 28 Inf.}\end{array}\right\}$ Toutes Mâchelières.

Chez les jeunes individus elles sont courtes, épaisses, coniques, pointues, et deviennent obtuses chez les vieux.

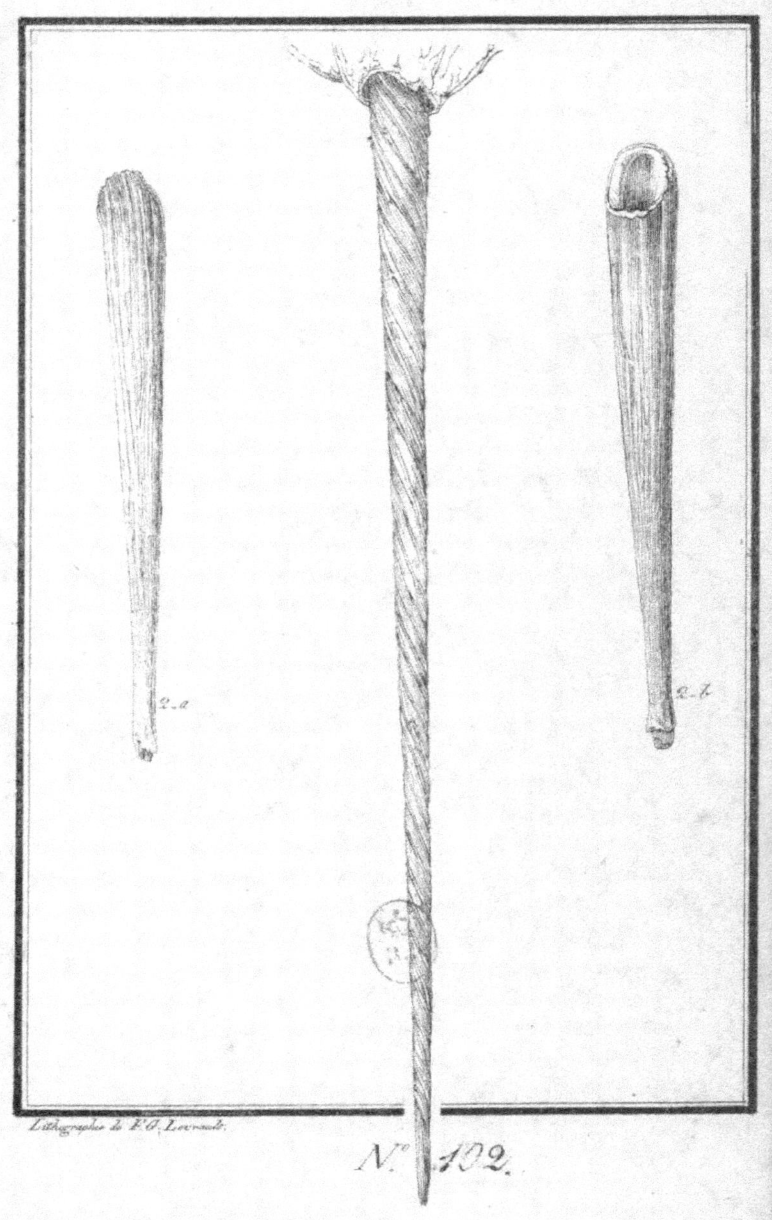

2.a
2.b
Lithographie de F.G. Levrault.
N° 102.

N° CII.

NARWALS.

Le narwal, qui se rapproche des dauphins par ses formes générales, dont la structure de la tête est la même que la structure de la leur, qui a les mêmes membres qu'eux, en diffère cependant beaucoup par les dents. Il paraît être tout-à-fait privé de mâchelières, et réduit à deux défenses dirigées en avant, et implantées parallèlement l'une à l'autre dans des alvéoles communes au maxillaire et à l'inter-maxillaire. Ces dents, qui servent à l'animal d'armes offensives ou défensives, qui n'ont aucun rapport avec les alimens dont il se nourrit, ni avec les fonctions de la mastication et de la nutrition, ne doivent sans doute pas occuper, dans l'ordre de la dépendance des organes, un rang aussi élevé que les dents des autres mammifères. Quoi qu'il en soit, ces armes très puissantes sont des cônes de dix à douze pieds de long, sillonnés en spirale; il est extrêmement rare de voir ces deux dents se développer à la fois, une seule ordinairement prend toute sa croissance, et la capsule productrice, qui pénètre jusqu'à son extrémité, est toujours libre à sa base; l'autre défense reste à l'état rudimentaire parce que sa capsule, s'oblitérant petit à petit, est détruite bientôt après la naissance de l'animal; aussi voit-on cette défense décroître graduellement dans son alvéole à mesure que la capsule décroît elle-même, et se terminer enfin presque en pointe.

N° CIII.

CACHALOTS.

Les cachalots s'éloignent beaucoup plus des dauphins que les narwals, par les formes de la tête; mais ils s'en rapprochent davantage par les dents, étant comme eux pourvus de mâchelières coniques; cependant ces animaux sont si imparfaitement connus qu'on n'est pas assuré qu'ils soient réellement privés de mâchelières supérieures, quoiqu'on les ait distingués des dauphins par ce caractère négatif. On ne sait pas non plus si les différentes espèces de cachalots, qu'on a cru reconnaître dans les descriptions imparfaites qui ont été données de ces animaux, sont réelles, et si toutes ne se réduisent pas à une seule, comme mon frère est porté à le penser. Dans cette incertitude, nous nous bornons à donner les dents de la seule espèce qui soit bien connue sous ce rapport, c'est-à-dire de celle dont le cabinet d'anatomie du muséum possède le squelette; elle a cinquante-quatre dents en tout, vingt-sept sur chacun des maxillaires inférieurs; ces dents ont une forme ovoïde, et se recourbent en dedans de la mâchoire; les cinq ou six premières et les cinq ou six dernières sont un peu plus petites que les autres; mais toutes ont la même figure; et la partie qui est renfermée dans l'alvéole, la racine, est de la même forme générale que celle qui est en dehors, que la couronne.

———

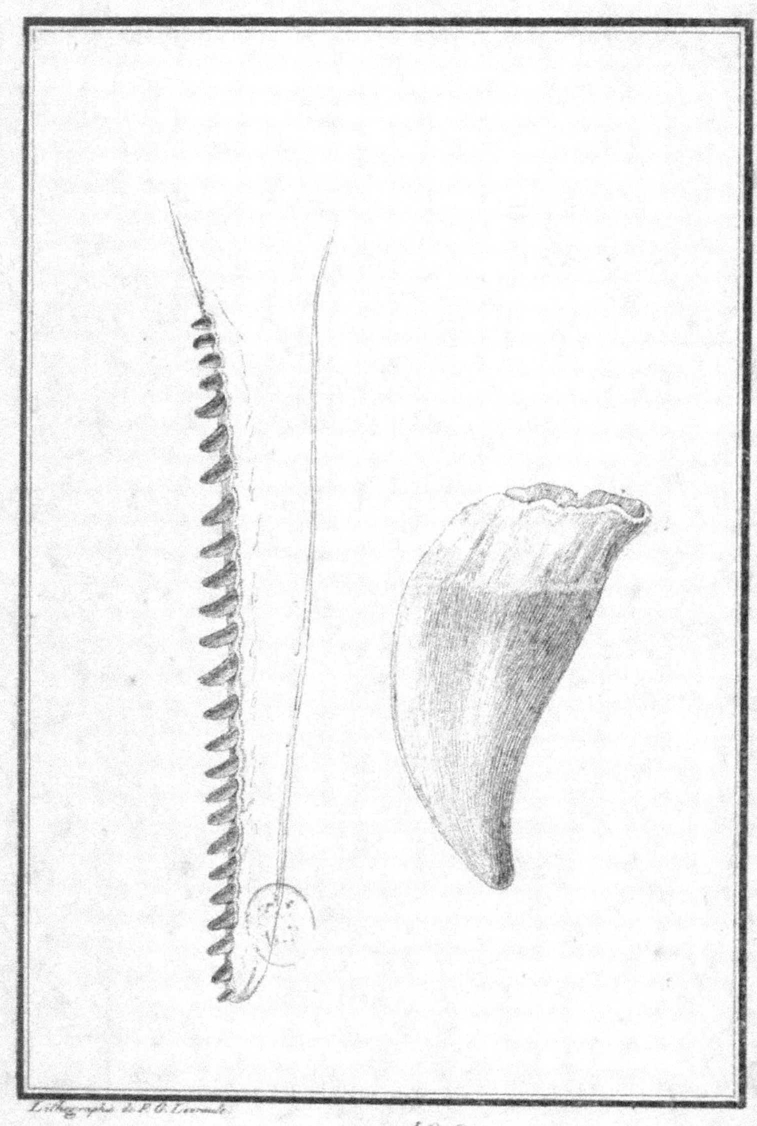

Nᵒ 103.

TABLE MÉTHODIQUE

DES ORDRES, GENRES ET ESPÈCES QUI SONT NOMMÉS
DANS CET OUVRAGE,

AVEC UNE SYNONYMIE LATINE.

———

(1) Ces numéros sont ceux des planches.

ERRATA.

Page 40, substituez au tableau du Macroglosse le tableau suivant :

34 DENTS.
- 16 SUPÉRIEURES.
  - 4 Incisives.
  - 2 Canines.
  - 10 Mâchelières.
    - 4 Fausses molaires.
    - 6 Molaires.
- 18 INFÉRIEURES.
  - 4 Incisives.
  - 2 Canines.
  - 12 Mâchelières.
    - 4 Fausses molaires.
    - 8 Molaires.

Page 41, ligne 5, *effacez ces mots :* d'être tout-à-fait privé de fausses molaires.